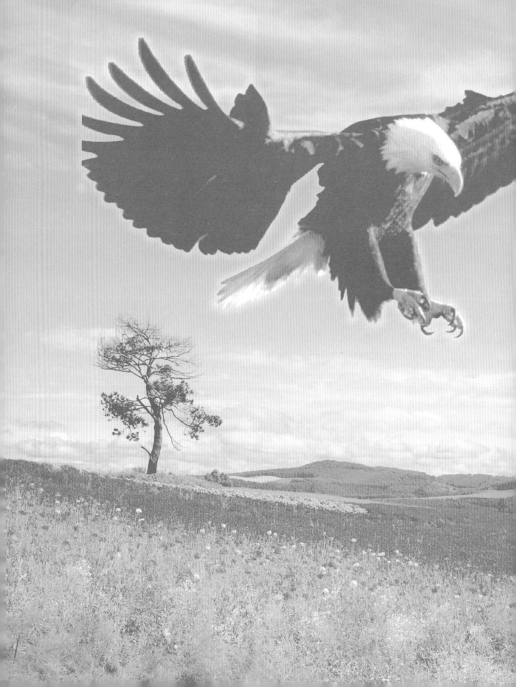

大展好書　好書大展
品嘗好書　冠群可期

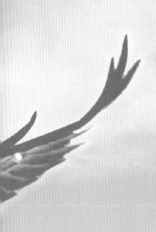

大展好書　好書大展
品嘗好書　冠群可期

壽世養生⑪

氣功藥餌療法與救治偏差手術

救治偏差手術

周潛川　著

品冠文化出版社

國家圖書館出版品預行編目資料

氣功藥餌療法與救治偏差手術／周潛川著.
一初版，一臺北市，大展，2013〔民102.12〕
面；21公分一（壽世養生；11）
ISBN 978-957-468-993-4（平裝）
1. 氣功 2. 藥物治療
413.94 102020631

氣功藥餌療法與救治偏差手術

著　　者／周潛川
責任編輯／劉文哲
發 行 人／蔡孟甫
出 版 者／品冠文化出版社
社　　址／臺北市北投區（石牌）致遠一路2段12巷1號
電　　話／（02）28233123，28236031，28236033
傳　　真／（02）28272069
郵政劃撥／19346241
網　　址／www.dah-jaan.com.tw
E - m a i l／service@dah-jann.com.tw
登 記 證／北市建一字第227242號
承 印 者／傳興印刷有限公司
裝　　訂／承安裝訂有限公司
排 版 者／菩薩蠻數位文化有限公司
授 權 者／山西人民出版社
初版1刷／2013年（民102年）12月

定價／300元

寫在前面

在黨中央的中醫政策正確指導之下，從事挖掘、整理、繼承和發揚中國的醫學遺產，為創造新中國的新醫學而作各方面的努力，是有必要的。

氣功療法，是中國醫學的一部分，從事挖掘整理等工作，自然不能例外。因此，我寫這本冊子，以貢獻一得之愚，或於研究工作，不無小補。又因為氣功療法尚未經科學證明和徹底的整理，為了給科學家們提供研究資料，所以採用「和盤托出」的寫法，保存它的原貌，以供深透的鑽研。又間取「反正對襯」的寫法，而揭破它的迷信外衣，以純潔它的本質。這樣，或者可能達到「去其糟粕，取其精華」的要求。又為了使氣功療法很好地為保健事業和生產建設服務。因此，又採擇了養生家的服餌方法，內中有部分服食品，雖然目前不盡合大眾的需要，也因為提供研究資料，留待將來人民物質生活提高後，適當採用，相信也有用處。所以採取「並蓄兼收」的原則，一齊寫出來。關於進一步的專門研究，當另寫成冊，以供同好。

這本冊子，非常膚淺，希望研究的同志們，予以指正！

周潛川敬白於太原
山西省中國醫學研究所
時在一九五九年三月二十日

重版前言

    本書作者周潛川先生，已於一九七一年病逝，生前曾在山西省中醫研究所任中醫師多年，對氣功及藥餌療法有較深的研究，《氣功藥餌療法與救治偏差手術》、《氣功療法峨眉十二莊釋密》和《峨眉天罡指穴法》等書，就是他多年從事氣功研究的成果。

    這幾本書分別初版於一九五九年和一九六〇年，曾得到廣泛的好評。應廣大讀者的要求，現將這幾本書重新修訂出版，並將陸續出版周潛川先生的《內經知要述義》等其他著作，以饗讀者。

山西人民出版社

二〇一三年三月

目　錄

第一章　緒　言 ……………………………………009

第一節　寫作的目的和原則 …………………009

第二節　材料的搜集和我的經驗體會 ………021

第二章　介紹現行氣功療法的正確參考書 ………024

第三章　氣功與藥餌合一的辯證理論 ………029

第一節　總　論 ………………………………029

第二節　藥物療法的配合 ……………………033

一　引　言 …………………………………033

二　心臟病的舉例 …………………………033

三　肝臟病的舉例 …………………………035

四　脾臟病的舉例 …………………………037

五　肺臟病的舉例 …………………………039

六　腎臟病的舉例 …………………………040

七　胃與十二指腸潰瘍病的舉例 …………041

八　風濕性關節炎病的舉例 ………………043

九　其他——失眠症、高血壓症等病舉例 …048

第三節　服餌療法的配合 ……………………049

一　引　言 …………………………………049

‧古代的食醫技術 …………………………049

‧丹道家攝生服餌方法與近代營養學 ……050

‧食醫的五味、五臟調配原理 ……………053

‧服餌的發展與食譜的流弊 ………………055

二　心臟病的食譜 ……………………………058

三　肝臟病的食譜 ……………………………082

四　脾臟病的食譜 ……………………………099

五　肺臟病的食譜 ……………………………138

六　腎臟病的食譜 ……………………………155

七　其他病症食譜的舉例 ……………………175

第四章　介紹舊式的氣功療法與評價 ………196

第一節　練功的禁忌事項 ……………………202

第二節　動　功 ………………………………211

一　總　論 ……………………………………211

二　分　類 ……………………………………218

（一）武當派的太極十三式 …………………218

（二）少林派的達摩易筋經十二式 …………219

（三）華佗的五禽圖 …………………………236

（四）太陽宗的火龍功 ………………………237

（五）叫化功 …………………………………242

（六）虎步功 …………………………………244

（七）峨眉宗的十二莊 ………………………248

（八）其他雜修術 ……………………………253

第三節　靜　功 ………………………………256

一　總　論 ……………………………………256

二　分　類 ……………………………………262

・保健性的氣功口訣 …………………………262

‧心臟病的練功方法 ……………………………278

‧肝臟病的練功方法 ……………………………281

‧脾臟病的練功方法 ……………………………282

‧肺臟病的練功方法 ……………………………284

‧腎臟病的練功方法 ……………………………286

‧胃病的練功方法 ………………………………287

‧神經衰弱病的練功方法 ………………………289

‧高血壓症的練功方法 …………………………290

‧睡功練法與適應症 ……………………………291

第五章　介紹練功出了偏差的救治常識 …………294

第一節　總　論 …………………………………294

第二節　頭　部 …………………………………297

　一　前　額 ……………………………………298

　二　顛　頂 ……………………………………299

　三　後　腦 ……………………………………300

　四　兩　鬢 ……………………………………300

　五　搖　頭 ……………………………………301

　六　俯　仰 ……………………………………301

　七　昏　沉 ……………………………………302

第三節　肩、胸、背、手部 ……………………303

　一　搖　肩 ……………………………………303

　二　手　舞 ……………………………………304

　三　背胸寒熱 …………………………………305

四　胸膈呼吸，氣的上沖或下竄……………306

第四節　腰、腹、腿、足部……………307

一　扭腰左右搖轉……………307

二　腹下丹田鼓蕩……………307

三　前陰後陰漏氣……………308

四　興　陽……………309

五　盤腿麻木……………311

第五節　附　言……………311

第六章　舊社會中氣功療法被人利用的真象和破解方法與科學批判……………312

第一節　南功和劈空勁……………313

一　內容舉例……………313

二　破　法……………314

三　科學批判……………316

第二節　祝由與符咒……………317

一　內容舉例……………317

二　破解方法……………318

三　科學批判……………319

第三節　結　論……………319

第七章　附　錄……………321

第一節　經絡探知器對氣功初步測驗記錄……………321

第二節　答　問……………322

第三節　舊醫案的選錄……………352

第一章
緒　言

第一節　寫作的目的和原則

　　提起了氣功療法，人們並不陌生，從實踐中得到了氣功療效，深信不疑地瞭解它是有物質基礎的治病方法的人，固然不少；可是不瞭解它而對它發生疑問，或者過甚其詞地貶斥氣功療法的人，卻也不在少數。這種矛盾的由來，難道是偶然的嗎？不！不！其中是有它的因素的。因此我先從這點說起。

　　這種矛盾的因素在哪兒呢？據我初步的瞭解，可以分作兩大類；

　　第一，因為它在舊社會裏，被某些少數人所壟斷，披上了唯心論的外衣，染有濃厚的迷信色彩，利用它來欺人惑世，號召徒子法孫。同時又把歷代先民遺留的寶貝，獨佔私有，父不傳子，夫不傳妻，極其保守地利用它作創立宗派門戶與爭奇鬥勝的工具。因而使這門本來合乎科學原理的保健與治療的醫學，反而埋沒了優良的本質，穿上了迷信的外衣，使人誤認為含有唯心論毒素的空談。因此，

一些人不經深切瞭解，就用貶斥的觀點和論調，否定了它的價值。

第二，氣功療法固然經過了初步總結，肯定了它有獨特的療效，是中國醫學遺產中可貴的部分。然而在練功期中，確實有少數人因練功而出了偏差。這偏差是客觀存在的實際問題。這問題得不到解決，彼此流傳，以訛傳訛，所以，使人們反而忘卻了它確有多種療效的正面，單單看見它少數出了偏差的反面，誤認為練功反而病上加病，因而對它提出了貶斥的意見。

其實，這矛盾問題是可以解決的。因為氣功療法這項專門的醫療學問，是建立在物質基礎上的，是有它獨到的理論體系的。亦即是中國醫學遺產中，最精湛最深邃的「氣化論」和「經絡論」，統屬在「陰陽」、「五行」的理論裏面，是中國醫學較別國醫學豐富多彩的一個方面。

古人的經典著作，對氣功療法的發現和理論的建立，叫做「內視功夫」。所謂「內視功夫」，是與「外象解剖」相對而言的。

按「外象解剖」，也就是解剖人物的屍體，考其歷史，自有文字記載，遠在商代的殷紂王朝，就有敲骨驗髓、剖腹辨胎的萌芽事例。漢代的王莽時候與唐代宋代諸王朝，都有正式的「敕旨」，令太醫院解剖罪人，繪製銅人圖等著作傳世。又考對禽獸的解剖，遠在周秦之際，就有很高明而又完善的方法，總其大成的人當推伯樂了。

自此以後逐漸發展，繼承他的傳授，有《中經》、《療馬記》、《六畜譜》等專書傳世。他不但掌握了禽獸

的生長規律和生活特性，能夠「相馬」，辨識出好壞的特點，而且掌握了禽獸的生理解剖體系，能夠施行各種外科手術，醫治禽獸的一切癱、疽、癀、丹毒等等疾病，和施行「宮」、「閹」人、獸、禽的開刀截除手術，這些一直流傳到現在。

在開刀手術上，對生理解剖是富有研究價值而非常精美的科學。例如「閹雞」，在腋下第三四肋間開刀（或季肋），施行睪丸截除術，既不出血，又不化膿，不但不損害雞的健康，而且閹雞特別肥壯。閹割了的牛、馬、騾亦是如此，都是有力的證明。

以上所概說的外象解剖，正和西醫解剖人的屍體是一樣道理。古人對這種方式方法又叫做「外求」。它在中國醫學理論中，在整體觀和統一運用原則之下，並不居重要的地位，因為「外求」是與「內視」而向「內求」的道路相對而言的。也就是「內」「外」兩條道路基本不同之處。因此，「內視」的「氣化論」、「經絡論」的理論體系與西醫的單純屍體解剖就「內」、「外」攸分，「同而不同」了。又因融匯了氣功的獨特實踐和理論，就建立了中國醫學獨特的理論體系。

瞭解上述的概說，回頭再認識「內視功夫」和氣功療法，以及針灸療法所謂的「氣化論」，「經絡論」，就容易接受了。

究竟「內視功夫」是啥呢？它是唯心論的迷信玩意還是合乎唯物辯證法的科學產品呢？讀者們！請看下面分解，再行批判吧！

從有人類以來，我們的祖先，經過若干萬年的實踐，經歷了千辛萬苦，與疾病作鬥爭，逐漸累積了一套適應保健和治療的完整方法。除了藥物療法、針灸療法、外科截除療法之外，就要推頌氣功療法。這種法術是世界無匹的獨門科學。

我們的祖先，在原始時代的茹毛飲血生活中，在與大自然環境接觸洞悉「天時」、「地理」、「人事」的基礎上，經過不斷的客觀觀察和實踐體會，知道了空氣的厚薄，氣壓的高低，氣溫的寒暑，氣候的燥濕，風向的西、北、東、南，一年節氣的春、夏、秋、冬，一日計時的子、午、卯、酉，地理的高低燥濕，經緯的方向度數，晝夜的明、晦、長、短，氣象的晴、雨、陰、雲，人事的喜、怒、哀、樂、貪、瞋、癡、妄，飲食的生冷、油膩、辛、甘、酸、苦、鹹，這一切的一切，都直接影響了人體的健康，而且發現了疾病的傳入和死亡的規律，因此掌握了這許許多多的經驗。由於經驗的累積，創造了保健和治療的方法。

所謂「未病」和「已病」的兩大分類，統一了天、地、人的體驗而建立了以「陰陽」、「五行」為綱的「內景理論」——「氣化論」、「經絡論」，包括了「六氣司天在泉」、「十二經」、「奇經八脈」、「虛實寒熱」等等醫藥體系的理論，以及氣功療法裏面「河車搬運」、「歸一清淨」等養生之術和祛病延年的方法。

我們的祖先，在經驗的累積中體會出的道理，從天、地、人三者客觀條件與實踐體會來的理論和方法，是否正

確呢？雖然，時代在發展著，歷史是過去了。然而，古人和今天的我們，同在一個宇宙，同是一個人類，在生理和智慧兩方面，都是相對的相同，而知識則有落後和進步的分別。那麼，古人能夠體會出來的東西，我們在今天當然更能體會出來的，否則，不合乎邏輯，不是科學的東西了。

例如古人在氣候炎熱的條件下，從實踐裏得到經驗，要使人體達到涼爽的目的，「平心靜氣」地臥下來，或「靜坐」在椅凳上，把四肢舒展開來，「輕鬆地納涼」，這樣就會特別感到涼爽。古人在氣功方法裏，叫做「開法」。所謂開法，在科學觀點上看它，是一種「面有擴大」，「放散熱度」的物理作用而已。

又例如：氣候寒冷，要達到溫暖抗寒的目的，則把四肢蜷縮攏來，「抱肩弓腿」，「納氣丹田」，呼吸時口念「嘶」字訣，這樣就會使體內溫暖，抵抗寒氣的侵襲。古人在氣功方法裏，這叫做「真氣內斂」法，又叫做「合」法。所謂「內斂」、「合」法，在科學觀點上看它，因為四肢蜷縮，可以使筋骨肌肉緊張，配合「嘶」字訣，可以使肺量增大，加快血液循環的速度，因而使人體增長了「卡路里」的強度，足以抗寒而已。

氣功的舊術語叫做「文武火候烹煎」；又叫做「起火」，又叫做「叫化蹲功」。我們試根據這兩種例子去試驗，就可以證明古人這種體會，不是偶然得來，是正確的方法。都是從生活中生理與自然界的接觸，經過長期經驗的累積，而創造出這種練功方法的。

又例如：古人中了刀斧箭鏃傷感到疼痛時，在經驗累積中，發現人體有自發性的「能」、「所」作用，受傷的人會自動對準傷處「吹氣」，這樣會收到「定疼」和「止血」的作用，因此在氣功療法裏，有一種「噓」字口訣，對傷處口念「噓」字訣，會使疼痛程度減輕或全消失，並能「止血」。因為「諸疼皆責之於肝」，「血分亦責之於肝」，「噓字訣」是治肝氣和放鬆肝木的法子。

在科學觀點上看它，「噓」字訣的氣是冷的，據物理學的定律「冷則凝縮」，生理學所說的微血管的纖維部分遇著了冷氣的刺激，因物理的奪熱作用，而會加速凝縮，所以會止血，血止而痛也定了。我們留心觀察和體會，看來也是正確的。

又例如：古人在勞動中，要達到氣力增加，加強負擔重量的要求，在工作實踐中，體會到了念「嘿」字訣，這樣能使氣力暴漲，舉重容易，不疲勞，更收到輕鬆愉快的效果。在氣功療法裏，尤其是「運氣」、「叫力」的方法中完全運用「嘿」字訣。

我們在勞動鍛鍊中完全可以試驗證明這法子的正確。又從勞動的工作中也可以從客觀方面觀察出來，試看碼頭搬運工友們和木船纖纜工友們，從事建築的石工們開石方，泥工們築土方，他們在勞動工作中，幾乎都口念「嘿喲！」「嘿！嘿！喲！」的「號子」。這些方法，古今同轍，都是在生活中使生理與自然條件結合的妙訣。

又例如：人患了熱症，會張口「哈氣」，狗熱了也會張口「哈氣」，同時吐舌外出，因出汗而瀉熱（狗身上不

出汗，它的汗腺全在舌根）。古人由於自身經驗和客觀觀察，才得到了總結，所以氣功療法訂下了一種「哈」（有作「呵」字的）字口訣。可以瀉心熱，又可以使「氣機」下降，在氣功方法裏叫做「降」法。我們試用這一口訣，可以證明氣下降說是正確的。

又例如：人一旦暴怒，面紅耳赤，毛、髮、鬚、眉，倒豎起來，所謂怒髮衝冠。古人在經驗中，體會了「怒氣上升」，因此在氣功療法裏，用「哈」字訣來「瀉火降氣」。相反的，人體「氣虛」或「陽虛」的病人，則用「嘶」字決（有作「呬」字）來「升氣」，用「嘿」字訣來「起火」。我們試驗起來證明它也是正確的。

又例如：關節疼痛的病人，在氣候變晴變暖或變雨變冷的前幾天，他會先期感覺天氣要晴或要下雨了，因為在與疾病抗爭的經驗中，他的關節疼痛有減輕或加重的感覺，古人經過長久的經驗累積，就體會到氣候與人體的關係，從而掌握了這種規律，發現了使用增厚衣服和服餌藥物的方法。

又在氣功療法中，使用「搬運」法，使氣血循環加速和調整血脈流通的規律達到平衡，則痛止而病去了。我們細細體會和試驗也是正確的。

又例如：因腸胃消化不良，古人在生活中體驗出脾胃陽虛的病人，吃了苦、辛辣味或甘溫的東西，就會感覺到食慾增加，消化好轉，因而掌握了這規律，定出了「苦辛化陽」、「甘溫益氣」、「溫胃」、「補中」、「益氣」一系列的醫藥理論和方法；又體會出這種病在呼吸的時

候，要如此如此，這般這般地呼吸，能夠使腸胃蠕動，適應動力增強或者減低。因而創造出了「吐納」、「導引」的方法，訂出了「練中宮」、「練黃婆」一類的口訣。像唐山氣功療養院劉貴珍掌握的「強壯功」、「內養功」，對腸胃潰瘍和消化不良症，經過總結和科學的證明，是肯定有療效的。

又例如：古人在生活中吃了甘、酸味道的東西，就會使人津液增加，神清氣爽，因而定出了「酸甘化陰」、「陰生陽長」、「滋陰壯水」、「養陰潛陽」一系列的醫藥理論和方法。古人又體驗到，在勞動中或炎熱氣候裏或空氣乾燥的環境中工作時，會使人「口乾舌燥」，「心煩意亂」，在長久的經驗裏，發覺「舌抵上腭」會使人體的內分泌在口腔內增加起來，能夠「生津」解渴，解決煩躁口乾的問題。因而在氣功療法中創造了「舌抵天地穴」、「擾赤龍」、「扣金梁」、「甘露降於華池」、「玉液還丹」等一系列的「煉津化精」的內景功夫口訣，對人們養生之術是基本的方法。我們試驗這方法，百發百中，也證明是正確的。

又例如：古人在男女性生活中，發現了「縱慾無度」對人體的健康是有害的，但「交之有道」，反而對人體氣血的調和、內分泌的排泄是有利的。因而創造了「春一夏三秋二冬藏」的合理理論，訂出了「斬白龍」、「斬赤龍」、「納氣還精」、「男授女納」等一系列的練功方法。在生理學觀點來看它，是非常合乎科學的。

不過，這一套方法自從發明以來，反被封建的帝王和

士大夫統治階級所獨佔，同時不許公開，用「禮教思想」來縛束人民的需要，又被某些人利用來作為「縱慾」的工具，以投反動階級之所好，更披上迷信的外衣曲解經典著作，捏造出「房中術」、「採補陰陽」、「指穴靈台會陰」等等的謬論，把合理有益的東西，變成了害人的毒素，使有些人墮其術中，自趨死路而甘之如飴。這是應該徹底批判糾正過來的，純潔古人對性交生理的正確觀點，以合乎科學的邏輯。

　　以上所舉一些粗淺的事例，都是我們的祖先在客觀的條件下，在實踐的體會中，在物質基礎上初步發現的樸素的唯物辯證真理。進而又經過若干年代的發展，於是掌握了一套完整的規律，創造了一套精細的氣功療法，即所謂的「內景功夫」。

　　古人在日常生活中，更進一步地體會到「動」、「靜」的作用，於人體健康有很大的關係。他們既熱愛勞動，也喜歡靜養，個別地掌握了「動」、「靜」的優點，使二者不有偏廢而互相調劑，充分地發揮矛盾統一的作用，運用樸素的唯物辯證法，解決了人體「勞」、「逸」的問題，提出了「戶樞不蠹，流水不腐」的口號，以處理「過逸的毛病」，以說明「動」的優點。又提出了「寧靜致遠，凝神聚氣」的口號，以恢復「過勞」的精力，以說明「靜」的優點。

　　這些道理，都是從實踐中體會出來，累積成了完整精細的一套「動功」和「靜功」的理論與方法。

　　古人在勞動中，用手用腳，使肩使背，發現了每一部

分的筋、骨、皮、肉，都有它一定的反應和作用。根據這些體會，創造了「動功」中的各樣各式的「莊子」、「架子」，又在客觀方面觀察了動物中禽飛獸走，每一種運動的作用，也採取模仿它們的方式。一齊歸納起來，隨著時代的發展不斷地改進，於是後來總結其成果，創造出「五禽圖」、「太極十三式」、「少林十段錦」、「峨眉十二莊」等等優越的動功方法，用來增進人體的健康。古人叫做「外練筋骨皮」，是動功的獨特效用。

古人在「寧靜」的休息時，「雜念皆忘」，做到了大腦真正的休息，而與休息「息息相關」的東西，只有呼吸一項，在人體上仍然存在著。因此古人對「靜」的作用，首先在呼吸上發現了所謂「眾妙之門」、「天地之根」的道理，體會出一呼一吸，一升一降，上會眩中，下沉丹田，氣脈運行，周遍全身的「景象」。更精細地體驗和觀察，統計呼吸與循環作用，「一呼一吸脈行六寸」、「一晝一夜，呼吸一萬三千五百通，脈行八百一○丈」。又發現了呼吸要握手盤足才對頭；又觀察禽獸休息皆縮頭蜷腳。因此歸納起來，又創造了一套完整精細的「靜功」方法，而這方法的基本功夫，必須從呼吸著手，即所謂「息道」的道理。制定了「內外九氣」統一配合和分別運用的方法，統一配合的要領是「大小周天，河車搬運」、「五氣歸元」、「還丹內斂」、「九轉還丹」、「黃庭真人」等等的口訣。

分別運用的要領是：「口呼口吸」、「鼻呼鼻吸」、「鼻吸口呼」、「口吸鼻呼」、「單吸不呼」、「單呼不

吸」、「不呼不吸」、「神厥呼吸」、「呼吸無礙」九種口訣，這種練靜功的方法，古人叫做「內煉精氣神」，是以求得大腦真正的休息為目的的。古人在「靜」的當中，既已體會出了呼吸與氣脈循環息息相關，又經歷了若干年代的經驗累積，由粗淺的「升降開合」的「境界」發展進步，提高到精細幽微的境界。這種發展和提高的體會，古人叫做「證悟」，又叫做「證得」。

古人把一呼一吸的細微作用，又分做兩大類：第一類是「練氣」的方法。第二類是「修脈」的方法。

呼吸出入的方法有如上述九種，是專門「練氣」用的。因練氣而影響全身的循環作用，這叫做「修脈」。這脈的循環運轉，有它一定的規律，有它經常不變的道路，密佈如蜘蛛網一般，「經」、「緯」、「系」、「絡」交會錯縱，井井有條，毫不紊亂。這種脈道流通的路線，古人叫「經絡」，全身的經絡又分做「十二正經」。十二正經彼此有縱橫關係，交會流通，盈虧消長，互相調劑，全身循環，保持平衡。這調劑平衡的流通路線，也有它一定的經常道路，猶如江河之於湖澤，具備灌溉和蓄存水量的作用一樣，這些匯通的路線，叫做「奇經八脈」，二者仍是相對而言，是「奇」、「正」互用的。統計全身共有「二十部奇正相因」的脈道。每一條脈道又有轉折屈曲和大會小交的地方，這些地方名叫「穴道」，把許多穴道連綴起來，就成了某一經絡的穴道。二十條奇經、正經的脈道，又分做陰陽兩性。陰陽諸經道的各個出入路線，又是相逆相反，顛倒運行流轉的。這樣的脈道在人體內遂產生

了「陰陽水火相推」、「如環無端，莫知其紀」、「周天運行」的作用。這陰、陽、奇、正的脈道，五臟六腑又各有所主，有似行政機關一樣，各有它的行政範圍，然而又是有橫的關係和縱的系統的；而不是各自為政。

古人又發現了「氣脈」在「陰陽十二時中」，運行流轉，各有旺時，互相傳遞承授，自寅時由肺經起運，到丑時肝經終止，叫做「子午流注」。這種理論在氣功療法中，成為子、午、卯、酉四正的練功法。

古人摸清了活著的人在清靜休息中，從呼吸一直到臟腑的氣脈運行情況，從而掌握了它的規律，於是創造出了光耀古今的「氣化論」、「經絡論」。研究這種學問古人叫做「內景」，用「練氣修脈」的方法，主動地支配人體氣脈的平衡，叫做「內景功夫」。

根據這些方法，在實踐中去體驗它和觀察它，所發現的各種「動觸」景象「動觸」的規律，這叫做「內視法」，然而不是「望文生義」的內視意義。這也是中國醫學理論出發點的基礎。

古人用「內視法」，發現了人體在活著的時候的「內景」情況與屍體完全不同；不同之處就在「氣」、「脈」二端。氣與脈表現在活人的七情六慾方面，更是複雜離奇；死了的軀體，就完全沒有這些特徵。因此中國的醫學理論的出發點主要是根據「內視法」而探討建立的，尤以針灸學和氣功療法在理論上表現得特別突出，因此創造了這獨特的理論體系，與西方解剖死屍的醫學理論體系，截然兩途，因而在辨證論治的方面創造了整體觀點的醫藥理

論和豐富多彩效用突出的方法。並不採用頭痛醫頭、腳疼醫腳的單純法則。

上述舉例，在氣功療法裏是起碼的常識。

在黨中央的中醫政策正確指導之下，對中國醫學遺產進行挖掘、整理、繼承、發揚的工作，並適當融匯西醫，以達到中西醫合流的目的，這一偉大任務的完成，是一切為人民的保健和治療事業而努力的人們的光榮任務。我為了這任務而盡我的所知所能，採用「捨其糟粕，取其精華」的原則寫作這些淺近易懂的氣功道理，介紹簡易能行的練功方法，並以此獻於愛好氣功的人們，對氣功療法初步的認識和發展，以及對初步學習練功或者有些小補，這是我寫作氣功療法的目的。

第二節　材料的搜集和我的經驗體會

關於氣功療法的材料，在中國醫學的經典著作裏面，雖然有很多記載，但漫無系統，方法也不完善翔實。諸家所述，尤嫌支離籠統。我們要做好挖掘、整理、繼承、批判、發揚一系列的工作，就須展開挖掘的面積，而這面的擴展方向，首要的步驟，還得挖掘道家和佛家的經卷典籍，向各宗各派的前輩們去請教。

因為氣功這獨特的科學，保存在宗教裏面的是很豐富多彩的。雖然宗教賦有唯心論的觀點，然氣功療法這一部分，卻是屬於「小乘」、「有部」的經論。所謂有部也者，即是有物質基礎的，而歸諸於唯物辯證法裏面的東

西，因為它一切以存在對象，存在的價值是要實事求是地兌現的。用氣功來治病或者保健，因為它有療效，才能獲得幾千年來廣大人民的認可和愛好，也才能流傳到今天。

我們在「捨其糟粕，取其精華」的原則之下，去進行挖掘、整理，先繼承下來，再從而求得深透的瞭解，以唯物辯證法的觀點，著手作科學的批判，是合乎邏輯的。因此，我寫這本小冊子的材料，廣泛地搜集了佛、道、醫三家的經典著作所載，更作反正兩方面的對稱寫法，剔除了迷信的外衣，糾正了唯心論的觀點，以純潔氣功療法的本質，恢復我們祖先彼時創作的氣功療法的本來面貌。

以上所述，是關於文獻的應用安排問題。

其次，我就這多年來，向各宗各派的前輩先生們，叩問請教所得的材料，配合經典著作的記載，截長補短，作個綜合性的敘述，其最高的原則和最大的目的，主要在介紹這些練功方法的正確性，要求練功不會出偏差，解除病上加病的流弊，假定出了偏差，我們也掌握得了，有方法可以解決問題，並知道不是什麼了不起的大事。

再其次，我不瞭解的材料，或者我沒有經驗過體會過的材料，我並不願胡亂寫在這裏面，因為當「文抄公」是有害於人的，而且是有關醫德的問題。何況寫作氣功療法是一件極其鄭重的大事呢！

因此，我所寫的內容，只限於初練的基本功夫和一般使用的常識，自然遺漏很多，也很膚淺了。敬請研究的讀者們，予以諒察和指正！

我對於氣功療法，原來一點也不懂，壓根兒是一個門

外漢。我在青年時代，身體很壞，所謂「先天受氣不足」。在那段期間，就從事於練動功，糊糊塗塗地拖混過將近二十年，也沒體會出氣功有啥道理。

後來在壯年時代，尤其是在抗日戰爭時期，身體愈拖愈壞，我的肝臟受了損傷，一場大病百藥無效，於是放下一切，專心去練氣功，作萬一回生的希望，果然，在堅持與疾病作抗爭之下，竟從九死一生的病海裏，掙扎出來，一直堅持到現在。我已接近垂暮之年了，仍能主要依靠氣功來維持體力，同年輕的人們比賽幹勁，我還勉強能幹十二小時工作。這是我個人的經驗和收穫，可以說我是得到氣功好處的一分子。

我在練動功和靜功的過程中，深深地體會到氣功這項學問，確是很科學的東西。在實踐中認識它具備生理學、物理學、氣象學、力學、幾何學、生物電流學、心理學、原子能學等等很複雜又很豐富的科學價值。特別是對中國醫學獨特的氣化論和經絡論從內視功夫去體會它，更饒有趣味，進而認識到中國醫學的獨特風格，有史以來增進了廣大人民的健康，作出了輝煌的成績，解決了西醫所不能解決的很多治療問題，實在不是偶然的事。

在黨中央中醫政策的正確指導之下，願為中西醫合流，創造中國新醫學而努力的人們，對這藏之深山的寶貴遺產——氣功療法的挖掘工作，更不能放鬆。希望人們協作起來，交流經驗，加速前進，以期早日完成這光榮而艱巨的任務。

第二章

介紹現行氣功療法的
正確參考書

　　關於氣功的參考書籍，屬於經典著作者，在佛藏的密宗部裏，在道藏的經和口訣，以及詩詞、歌、曲體裁的著作裏，豐富極了。至於國外的氣功，如印度的瑜伽派，大有可採，唯日本崗田氏、崗村氏等人的一家之言，以及近來國內所發行的某些單行本，其內容都嫌不合要求，有它或多或少的缺憾。

　　我這意思，不是說佛道兩家的經典以及私家撰述，都可一概抹殺，當然，各有長短，而在唯物辯證法的尺度衡量之下，等於「X光」透視人體一樣，連骨頭也會瞧出好壞來。諸家著作的或長或短，我們是眼裏有數的。因此，我肯定地說：有很多書籍所載，對於我們企圖達到治療和保健的目的來說，是不必要的，尤其對於病員們初步的學習或者研究，都不切合需要。

　　沒有透過科學整理、實驗、證明的東西，我個人的意見，只採取挖掘的做法和研究的態度，而不同意輕率地介

紹推薦。

　　根據上述理由，我考慮再三，向初學氣功療法的讀者們，鄭重地提出，介紹三種近來出版的新作品，配合我所寫的這本小冊子，三者匯通起來，就容易搞通了。

　　因為我介紹這三種新氣功書的內容，是有科學根據的，從實踐中總結出來的，而不是說玄的。在科學方面我想寫的話，這三種書裏已初步寫了，真是「先得我心」。因此，我寫的這本書裏，就不必再寫出來，而側重挖掘舊的東西，作舊的解釋，採用「和盤托出」的寫法，以免頭上安頭、屋上架屋的重複，而浪費了時間和篇幅。所以，我建議愛好氣功的人，匯通起來研究。這樣倒符合了一句古話，「借他山之玉」了。

　　現在讓我介紹這三種新氣功書吧！

　　1.《氣功療法實踐》──劉貴珍著，河北人民出版社出版。

　　2.《氣功療法講義》──上海氣功療養所編著，科技衛生出版社出版。

　　3.《氣功科學常識》──陳濤著，科技衛生出版社出版。

　　劉貴珍寫的《氣功療法實踐》一書，是經他艱苦學習自身實踐得來的成果，如果沒有黨的支持，也不會有這輝煌的成績。

　　在這本書裏，我只提出一點意見，以供劉貴珍和練功的人們參考！

　　著作裏第五十七頁，所附的九次呼吸法和丹田練氣

法，所概述的兩種練功方法，按其內容，是西藏佛教密宗裏面的東西，這兩種方法固然是好的，因為它的內容還包括有「脈輪的俯仰」、「明點的交融」等等的名堂，並不那樣簡單，須要精通的人來指導才行。同時對初步學習練功的人，用這兩種方法，的確不十分合適。因為它的操作看來簡單，掌握卻不容易。

我的意見，初學的人不必練它，還是練內養功、強壯功穩當，一直到練功有了基礎的時節，所謂「火候」到家了，為求進一步的探討鑽研，那時再行練習，才會有新的發現。我這不成熟的意見，敬請參考。

《氣功科學常識》和《氣功療法講義》兩種書，是上海氣功療養所陳濤主編，會同全所工作人員，以及上海第一醫學院的科學家們大協作的產品，在科學上用儀器測量證明了氣功在物質基礎上的作用和規律，提高了氣功在科學領域內的地位，這一點是非常成功的。雖然只是初步的探討，但它已給予了我們一個很大的啟發。

這書的內容在練功方法上，有一個最精湛、最獨到、最效驗的方法，是值得介紹推廣的，尤其是關係初練的人，或者練功出了小偏差的人，有莫大關係和作用。書裏明確指出了「鬆靜為主」的基本原則，同對又明確說明了「放鬆功」的操作方法和方式（見原書第十頁、第十三頁）。這個主要原則，這個方式方法，據舊式的理論而言，的確是得到了氣功療法的「個中三昧」。

尤其是能大膽地革新，富有創造性，創造了這套「放鬆功」，不特名立得妙，而所用的「鬆！鬆！鬆！」的口

訣，更是妙極了，靈驗極了，非真正實踐或沒有體會的人肯定寫不出來。

單就這一點，我提出我不成熟的意見，請陳濤以及練功的人們參考和選擇，不妨試驗，探討它對與不對？

按「鬆」字的音，在小五行的「五聲」裏面是歸納於「音」的，在「音符」學說方面，則屬於「二冬」韻的，但仍屬貫通「一東」的「符變」範圍之內。又就陰陽理論方面而言，分析這「鬆」字的音，是「陽」性，是「平聲」，是「剛音」。因此念這「鬆」字音的時候，根據舊說，它發的音符，是有「陽剛」的「霸性」。

陽性主升，剛性主強，所以它的「音符」發出的「關竅」，仍在頭部（因頭為諸陽之首），起始在「額中」而賦有鼻音，其「音符」和「聲波」上散的成分多，一直在前額「陽明經」氣機的領域裏，上至「督脈」的「泥丸宮」為止。這樣，就不會十全十美地收到「以柔制剛」調氣下降的作用了。因為這「鬆」字音是用對了的，所以有效。又因為陰、陽、剛、柔的區別，用得不明晰準確，所以效用恐不十全。

就科學觀點而論，念「鬆」字音，是在前額顧起「共鳴」作用的道理，與舊說理論是符合的，不違背辯證法則的。

這「鬆」字既承認是用對了頭的，而又說有意見，豈不矛盾嗎？不！一點也不矛盾。然則究竟該如何念呢？

我的意見，把這「鬆」字的剛音，轉折成「送」字的柔音就行了。而且「送」字的含義，又可加強「鬆」字本

義的威力。在心理學上有雙重的作用。因此，由「平」聲轉折為「入」聲或「去」聲都可以。但決不能捨去了「鬆」字本來的「平聲」，而直接去念「送」字音。那樣又會不合原理了，這樣念氣機全部會下「膻中」，而鬆到全身和足下了。

茲以舊說的五音理論用下圖示意表示「鬆」的「滋味」。試看這音符轉折的距離差額和下降的度數就可以意味「鬆」的滋味了。

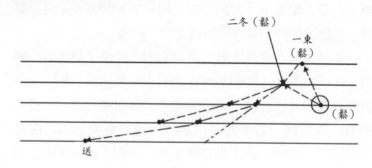

圖 2-1

氣功藥餌療法 與救治偏差手術

28

第三章

氣功與藥餌合一的
辯證理論

第一節　總　論

　　有些人對氣功的療效，體會很深，因而強調氣功萬能說，主觀地主張完全以練功夫來治病，而否定藥物和服餌的配合。又有些人站在純醫藥的觀點上，也主觀地強調醫藥萬能說，對氣功的療效發生懷疑，或者反對它，以為是迷信的，開倒車的！

　　這兩種不同的觀點和論調，雖然發自主觀的觀點，然而也各有各的一部分客觀根據，不能說哪一種對或者不對。因為堅執氣功萬能說者，係根據客觀的事實，使用氣功療法治病，一點藥也不用，確實治癒了很多的患者，是有事實根據的。強調醫藥萬能說者，也是根據客觀的事實，不用氣功療法，而單使用藥物治病，的確解決了很多病症問題，也是有事實根據的。

　　單就這兩種說法，個別來看，似乎並無軒輊，各有千秋。其實，我們根據矛盾統一的法則來處理這問題，就會

發現這兩種觀點和論調，都有很大的片面性。假定，氣功是萬能的話，那麼從古到今，精通氣功的人，就應該長命百歲，不病不死而永遠活著了。

古今流傳的佛、菩薩、神仙之流，都是講經說法的氣功專家，他們而今安在呢？在客觀的條件下，一切事物在不斷地變化著，發展著，既然有生，必然有死，違反這規律，是不可能的，這證明氣功的療效是相對的而不是絕對的。又假定，醫藥是萬能的話，為啥從古到今，仍有很多不能治療的病症還存在著呢？同時做大夫的人就該不會病死了。中國醫學分析「四百四病」中，有四分之一是不可治的絕症，是合乎唯物辯證規律的。

這證明藥物療效，也是相對的，而不是絕對的。即使氣功藥餌合一的方法，也只是可以大大提高治療和保健的水準，而不能使人長生不死。

又考據氣功的經典著作和百家的立言，例如：醫家的《內經》所記載的「道生」之文，是與藥物相提並論，而統一運用的，不是孤立而片面的說法。再如，佛家的密部經典，道家的內景和服餌諸經論，更豐富多彩，明確地說明養生之道，一面依靠氣功，一面依靠服餌。大概可以歸納成兩大類：

第一是屬於無病保健的方面。四時服餌，各有宜忌，體魄盛衰，滋補以常。所謂的「外丹」服餌方法，是與練功配合的。其細緻的程度，連飲茶喝水，夏秋採取百花和百草的露，冬春採取岩石伏流的泉，烹煎的火候，都有規定，所謂蝦鬚沸、蟹眼沸等等。

第二是屬於已病治療方面。吐納導引，各視所宜，調伏中節，佐以藥石，所謂三分用藥，七分內養，統一的配合原則。其用藥的廣泛，包括了膏、丹、丸、散、湯等等。

綜合這些經論的主要原則，都是統一運用氣功和藥餌服食的，並且是根據客觀事實的需要，而靈活運用的，決不固執偏見，機械執拗，強調一方面的說法。以這些文獻的根據而論，也證明了氣功萬能說和醫藥萬能說，是不合乎實際的。

再用數學的公式打個比喻來證明氣功與藥餌合一的理論的正確性，也是不能動搖的。我們試用代數的學理來證明它，例如：「x＋y＝G」。根據這個公式，可以寫成代入如下的公式：「氣功＋藥餌＝氣功，藥餌合一」。就這個公式來看，x和y單獨個別地說，是兩個不同的因數，雖然可以個別運用，可以代數多端，但終歸於是個別發展的，形成偏差的矛盾現象，如不統一起來，則絕對不能等於二數之和「G」的結果。

單說氣功，不配合藥餌的觀點，也同此理。所以要按照氣功加藥餌等於氣功、藥餌合一的公式，才合邏輯。

氣功、藥餌合一的理論，據上述的辯證方法在客觀的條件下，可以很明確地看出它的作用，肯定是「相得益彰」的。我們能夠在臨床上靈活地運用它，某些病是只用氣功，不用藥石，某些病是該用氣功，配合藥石，某些病是不能用氣功（例如癲狂症氣功就無從練起）而只用藥石。這一切的一切，在合一的原則之下，針對個別不同的

對象而運用靈活了，則療效的品質和數量，肯定地能提高，療程的縮短也肯定有把握。

解決了氣功、藥餌合一的問題，還得進一步地對藥餌作一個解說，分析藥、餌的本質和作用。在合一→分析→再分析→再合一的公式之下，運用起來，才不致有錯誤，才可能掌握古人所說的「劍膽琴心」，「妙手回春」的「上工」本領。

據舊經典的說法，藥，餌，是「體同而用別」的。其意思是說藥、餌都以治病為原則，而二者的方式方法，則大不相同。按：藥是指藥石祛病而言，包括膏、丹、丸、散、湯劑等等。其使用的範圍，限於「對症下藥」，「中病即已」，而「不可以為常」的。其意義等於說某種藥石治療某種病，病好了就該適可而止，不該再服那種藥石了。餌是指服食營養品而言，其作法大概包括糕點、酥酪、膏露、清蒸、紅燴、粉蒸、烤炸、溜炒、醃燻、燜燉十大項目。其材料大概分為血肉品、草木品、菜蔬品、靈芝品、香料品、金玉品六大類。又從植物油和動物油的作法性質來分類，則分做葷腥門和素淨門。

這是中國醫學屬於「食醫」方面豐富多彩、價值頂高的一套完整的營養學和烹飪學。

古代的「食醫」，就是掌握這套學問的專家。可惜「食醫」這套本領技術，有的逐漸失傳，有的流為後來士大夫階級、資產階級、地主階級大吃大喝講究食譜的濫觴，而失去了古代「食醫」服餌食譜的本質。反面從客觀條件來看它，不特不能療養補益，反而造成「肥甘之所

積」，變成「不內不外因」的病因之一了。

第二節　藥物療法的配合

一　引　言

這裏所提的藥物療法，是從配合的角度舉例的，仍然是以氣功療法為主體，並不是從專門藥物治療為出發點而提出的。

雖然在配合的原則之下而舉例，仍不夠全面，但所介紹的方劑，據我的經驗，確無流弊，有它的療效價值，以供讀者們的參考。領導方面和病員們，對我過事獎譽的原因，也因為我掌握了這點規律。

二　心臟的舉例

心臟這個部位，據中醫學經典理論稱，是生不得病的，一旦生了病，是歸納在難治症的範圍之內的。因為它是「君主之官」，「其臟堅固，邪不能容」。經論著作加強了對心臟的重要觀念。一直到現在，中西醫對這個病，都感到難治。茲將經驗方，介紹如下：

（一）真心痛症：

自覺心臟抽疼，時作時止，掌心時熱出汗。手足又時厥冷，雙足困重。面如被酒，心煩意亂，不能安睡，口苦，太淵脈弦急，時或間隙。神闕氣脈大動，如蛇吐信。

這種症候，大約相當於西醫的心臟內膜炎症。中醫學則認為是熱症。我經驗有效湯劑如下：

生白芍五錢　　酒炒白芍五錢　　焦梔子五錢

九節菖蒲一錢，後入煎　　生甘草三錢　　水炒甘草一錢

廣木香五分，煎成靡汁兌服，不入煎　　萬年青五錢

紫石英一兩，杵

先熬上方，對病勢日久的人，加當歸三錢，鮮生地五錢搗汁兌服。

又有一種症候，叫做寒症，自覺心臟抽痛，面色慘白，手足反溫，掌心反熱。太淵脈沉細，亦見聞息。離經脈反不出井。神闕氣脈大動。分水有動氣如「聚蚓」。則當用下方：

麻黃二錢　　上肉桂一錢　　炮附片一兩先熬　　炮黑薑二錢

鮮豬心一個，合水煎燉服

（二）風濕性心臟病：

自覺心臟怔忡，氣短特甚，全身關節時疼，眼瞼及腳時常浮腫。胃納不佳。太淵脈遲濡而微散。亦見間隙。神闕氣脈動如「蝦游」。我經驗方如下：

九節菖蒲一錢　　遠志肉二錢　　生龍骨五錢，包，先熬

生牡蠣五錢，包，先熬　　桂圓肉一兩　　硃茯神三錢

生乳香一錢　　生沒藥一錢　　炒棗仁五錢　　柏子仁五錢，炒

山萸肉五錢　　紫石英一兩，生用，杵，先熬

本方口苦者加黃連一錢、鮮生地汁三錢。

關於風濕性的心臟病，據我的經驗，對於氣短似喘，特別嚴重的人，不從心臟施治，而著眼於腎臟。作心腎不交的大虛之症來治療，每收奇效。我常用下方：

西洋參二兩　大熟地一兩　山萸肉三錢　淮牛膝三錢
麥冬五錢　破故紙三錢，淡鹽水炒　甘枸杞三錢
核桃肉五錢　五味子二錢

又關於婦科方面，風濕性心臟病的症候，都完全具備。另外加上白帶長期漏下，有似行經的人，名叫「白崩症」。我對於這類型的病者，不專門從心臟去治它，而從母子相傳的理論去用藥，著眼治脾臟。臨床經驗證明，這原則用得很成功。經驗方如下：

土炒於潛朮一兩　生淮山藥一兩　生甘草梢三錢
大西洋參二錢　酒炒白芍五錢　酒炒車前子三錢
炒茅蒼朮三錢　川陳皮五分　荊芥炭五分　柴胡首五分
九節菖蒲一錢　遠志肉一錢

（三）熱症的真心痛症，可配合金針療法，用毫針刺神門雙穴。急瀉之。

三　肝臟病的舉例

肝臟這個部位，據中醫學理而論，很容易受病，而很多病與它有密切的關係，大概分類，仍以虛實二者來歸納

它。主要的現象，「虛則恐，實則怒」。以及面色青蒼，爪甲枯，兩脅下疼，痛引小腹。肚臍的右方肝臟本位有「動氣」，捫診發生壓疼感覺，又覺有物「牢固」觸指，四肢脹滿，小便淋澀，大便乾燥，腳小肚轉筋，胸膈氣滿，心中煩而善怒，肩項身熱，這些都是肝病症狀的常態。中醫經典所載最精的理論說：「肺傳之肝，病日肝痹」。這相當於西醫所診斷的慢性肝炎症，肝臟長大了幾橫指的說法。根據中醫學的理論和氣功療法的理論與經驗，對於肝臟本臟的病變，不宜用大攻大破一類的藥物，把它當作症瘕去硬攻。如用攻補兼施的方法，比較好些。當以「虛者清補」、「實者清瀉」為總原則。

　　我在臨床經驗上，也做過用攻破藥的對比觀察，治例的證明，這理論是合理的。相反的，作客觀觀察，如果施用大攻大破的方法，治療慢性肝炎，則肝臟消縮到一橫指的程度，大都不能再消縮，而壓痛也不時存在。尤以病者的脈象十分之八的人，都變得沉細微弱了。將會引起陰陽兩虛的後果。

（一）肝經血虛怒火方：

酒炒白芍五錢　　川芎二錢　　當歸二錢　　柴胡一錢半
焦梔子一錢半　　丹皮一錢半

（二）肝血虛，壓按牢固疼痛方（慢性肝炎）：

酒白芍五錢　　鮮生地汁三錢　　當歸三錢　　川芎三錢
防風一錢半　　羌活一錢半　　三角風三錢　　黃酒一兩，引
茵陳蒿一錢半

本方於口苦甚者加酒炒龍膽草一錢半，大便乾燥結秘者加煨大黃二錢。

（三）肝虛血燥，寤而不寐方（即失眠症）：

鮮生地五錢，搗汁去渣兌服　酒白芍五錢　當歸身五錢

大熟地一兩　白菊花三錢　山萸肉二錢　甘枸杞二錢

生甘草三錢

本方對有心臟怔忡現象者，加炒棗仁五錢。

（四）肝脾併病，引起腹水症，當從專門治法，這裏不提出。

（五）肝陽虛、變生肝癌的陰毒惡症方：

這症候最顯著的症狀：全身發黃如敗土。皮膚甲錯，大便白色。這藥方能收抑制癌毒發展的作用。減少痛苦，延長一段生命時間。

炮附片一兩，先熬　焦白朮八錢　西洋參一兩

白乾薑一錢半　炮黑薑一錢半　水炒甘草三錢

大金錢草三錢　三角風五錢

黃酒一兩合水三大碗，先熬三角風附片。

四　脾臟病的舉例

脾臟這部位，一旦受了病，很容易與胃病相混淆，用一個很簡切的法子，可以作為鑒別脾病或者胃病的一種常識。「知饑而食不納者」，這是胃病。「能納食而不知饑者」，這才是脾臟病。至於脾病的症狀，大約可以分作下

列的幾項：

脾臟的陽氣有餘，陰氣不足，則發生腹中作熱，容易饑餓。陽氣不足，陰氣有餘，則發生腹中作寒，作疼，腸鳴轆轆。面色焦黃，臆氣下氣，圍繞肚臍的周圍，自覺有股氣流在走竄作痛。肚腹脹滿。消化不良。大便小便不爽利。身體沉重，四肢疲乏怠惰，關節時疼。

另外有一種病，「肝傳之脾」名叫「脾風」。發生高熱，肚腹疼痛，心煩，全身發陰黃。這個病有點類似西醫的黑熱病，不知是與不是？又有一種腹水症，也是肝脾並病而引起的。

（一）脾臟虛寒，嘔吐，泄瀉，消化不良方：
煨草果仁三錢　炮黑薑三錢　白茯苓三錢　潞黨參五錢
水炒甘草五錢　生麥芽五錢　生稻芽五錢　薑厚朴二錢
陳皮二錢　土炒白朮五錢

（二）脾臟虛寒，繞臍作疼，泄利溏稀方：
陳皮二錢　炒青皮一錢　煨訶子肉一錢　水炒甘草一錢
公丁香五分

（三）脾臟水濕下注，暴瀉清水不止方：
土炒於潛朮一兩　酒炒車前子三錢，包煎　茯苓三錢
本方濃煎一汁，一次頓服下，立止。

（四）脾臟實熱，口瘡，口臭方：
焦梔子一錢半　鮮藿香一錢　生甘草一錢
生石膏五錢，搗，包，先熬　防風六分　薄荷三分

蘆薈一錢　黃連三分　桑白皮一錢半　茯苓二錢

清半夏五分　高粱酒半兩，合水入煎　白蜜一兩，煎成兌服

五　肺臟病的舉例

肺臟這個部位生了病，與其他臟腑部位生了病，有一種特別不同之處。按諸臟諸腑受損，皆發疼痛，唯有肺臟，即使損壞成了空洞，吐膿咳血，也不會疼，只覺得脹滿、喘急、難過而已。

肺臟病的症狀，可以歸納成如下的幾項：

肺臟受了損傷氣分壅塞的人，勞倦了則咳，吐血或唾血。切診太淵脈細、緊、浮、數都有。又有種病，熱在上焦，咳吐濁垂涎沫，寸口脈數，這是肺痿症。又有種口燥鼻乾，咳嗆時胸中隱隱微痛。切診太淵脈反見滑而兼數，這是肺癰症。其他例如皮膚痛，氣喘急，少氣，耳聾，汗出，咳動肩背痛，面色白而毛敗，善嚏，灑淅寒熱等症狀都納於肺臟病的。

（一）肺氣虛，自覺氣少，甚至氣欲絕方：

野山人參一兩

隔水燉濃湯，作隨意飲料。如無野山人參，改用西洋參，或移植參亦差可。

（二）補肺方：

阿膠珠二錢　鼠粘子一錢炒　秫米三錢　馬兜鈴七分炒

水炒甘草五分　苦杏仁一錢，杵，去皮尖　糯米五錢，炒

（三）肺感外邪咳嗽方：

兔耳風三錢　肺金草二錢　五匹草三錢

（四）肺結核病當從專門治療。

六　腎臟病的舉例

腎臟這部位受了病的症狀，大概可歸納成下述的幾點：陰痹骨痛，所謂陰痹者，即按壓它而又不覺得疼處。肚腹脹滿，腰部疼，大便秘難，背肩頸項都作疼。頭部時眩，溺白尿如米湯一樣，名叫出白，又名白蟲。面色黑而牙齒枯焦。時常呵欠，小腹的丹田部分覺有氣動，按它似覺有物，而且作微痛，足脛骨寒。

（一）補腎命火不足而虛寒，腰脊重疼方：

熟地黃三錢　淮牛膝一錢半　淡蓯蓉一錢半　五味子一錢半
巴戟天一錢半　麥冬肉一錢　炙甘草一錢半　茯神一錢
炒杜仲一錢　乾薑一錢

（二）補腎水不足陰虛火動方：

酒炒龜板一兩，先熬　酒炒黃柏三錢　乾薑二錢
酒炒知母三錢

（三）慢性腎臟炎，水氣各半，周身浮腫腹鼓脹方：

土炒白朮五錢　茯苓一兩　生甘草五分　炒枳殼五分

西洋參一錢　淮山藥五錢　車前子一錢，酒炒　萊菔子一錢

薏苡仁根一兩　蟲筍乾一兩　炒神麴一錢

炒螻蛄七枚，炒香，去頭足胸部，只用肚腹，研末，分兩次沖吞。

七　胃與十二指腸潰瘍病的舉例

胃腸潰瘍症，最普遍而又最難治療，氣功療法治療這種病症，在唐山和北戴河氣功療養院裏，已經總結出來，肯定它的療效能達到百分之八十二。如果我們根據唐山先進經驗，再進一步配合藥物和飲食療法，療效必然還要提高。茲將胃腸分類的藥物配合，概舉如下：

（一）胃潰瘍大出血，嘔血不止，血色鮮紅和烏紫成塊，面色慘白，昏暈仆地。用此方施行急救。

真秦當歸一個，選大個的約重一兩至二兩，搗破

無灰黃酒二兩，合水先熬當歸　水一碗。

合共先熬濃汁。童溲半碗。煎成兌入和勻。

這個救急胃潰瘍嘔血方，係由師傳，上自老師的老師，下到我和我的徒弟，在臨床上用都經驗過不少的病例（可惜過去沒有存醫案）。施用起來，能一起頓服更好，否則先服幾口，再緩緩服下，每見療效，而無流弊。

服用方法，俟將酒、水煎當歸成濃汁，再兌入童溲半碗，趁溫熱服下，不可過熱過冷。又須在嘔吐血勢見緩和的時候，將最後一口血，含在口中，不可吐出，同時即喝一口藥汁，將含在口內的血，略為嗽化，融合在藥汁之

內，再從容地吞咽下去。而後繼續喝藥。

　　曾有人問我，亡血家都要忌酒，你卻反而用酒去止血，是啥道理？我曾作過簡要的答覆說：你細細研究無灰黃酒的藥物性味，就會瞭解它與有灰的黃酒和高粱酒大不相同。同時再研究治血必治氣，才能收引血歸經的作用，又止血必兼化淤，才能血止而無後遺症，這樣體會，自然就明白了。

　　（二）胃潰瘍嘔吐血，配用金針，施行救急處理，針藥並進，效果更好。用三棱針，刺氣街雙穴，先刺右後刺左。皆令出血。如針之而血不出，是病勢危險的徵兆。

　　（三）慢性胃潰瘍疼痛脹滿方：

酒炒白芍五錢　當歸三錢　柴胡二錢　茯苓三錢

生甘草一錢　土炒白朮三錢　白芥子二錢

三七粉二錢，分兩次沖吞

　　（四）胃口疼痛，尚無潰瘍出血症候，不論寒熱虛實、日期久暫，皆用本方有奇效。

法羅海八兩　無灰黃酒二斤

　　共煎濃汁，去渣。每次視人的酒量和疼痛的程度，可用酒一兩至三兩，頓服。服下大約一刻鐘之久，疼痛即止。大約服完三料，可能根除。

　　按：法羅海係雲南土產，昆明市上，偶爾可以收購，它的形狀，有些類似桔梗、泡參、薺苨，不過皮帶微黑

色，裏面白黃色。無異常的氣味。這藥服下，沒有什麼副作用，值得介紹推廣，並且值得採種培植。

（五）胃腸潰瘍潛血簡易方：

香椿樹根皮三錢　據《本草綱目拾遺》所載煎湯服。

（六）十二指腸潛血，大便黑色方：

當歸一兩　鮮生地一兩，搗汁去渣兌服　地榆炭三錢

黑木耳五錢　三七粉二錢，分兩次沖吞

日久不癒，潛血不盡，可用下方：

生黃耆五錢　淮山藥五錢　當歸五錢　防風一錢

藏茜草一錢　綠升麻三分　陳皮一錢　黃連一錢

生甘草一錢　西洋參一錢

八　風濕性關節炎病的舉例

提起風濕性關節炎，足使病員們大傷腦筋，一身痛苦，久病纏綿，治療結果，不理想的多，療效高的少。有些人配合針灸療法，也未見效。這個問題一直存在到今天，仍然縈繞在病員們的腦海裏。

因為這種病的病因很複雜，病史又很久遠，追究根源，很難徹底，就這一點而論，已足使診斷上發生困難，不容易掌握它的規律。僅就現在症而論治法，當然就不能肯定療效是很好的了。

又因為這病的「氣化」理論，特別繁複，不詳細分析它，就不能正確用藥或用針灸。謹就我個人所學粗淺的分

類和師傳在臨床實踐中的體會，可以分析成五十四種變化的差別，而治療方法也就萬別千差，未可一概而論了，真是失之毫釐，謬以千里。

例如：單分析風濕的範圍和二字的意義吧！究竟是風勝於濕呢？濕甚於風呢？抑是風濕兼半呢？或者單是風症呢？純係濕症呢？風濕中在哪一經，哪一腑，哪一臟呢？病在氣分呢？在血分呢？在經絡呢？在腠理呢？在筋骨呢？病在上呢？病在下呢？病屬虛症呢？還是實症呢？風濕化熱的程度何如呢？風濕兼有寒沒有呢？兼有痰沒有呢？這一系列的問題，都得一一診斷清楚，才可以據理立方，庶幾有治癒的可能！

雖然如此複雜，但也有統一的原則，據經典的意義：「諸痛皆責之於肝」，「諸濕皆責之於脾」。我們能掌握這原則，臨床就勝利在握了。

現在把通常見著的風濕性關節炎，綜合幾個工穩有效，而無流弊的方子，介紹如下：

（一）全身疼痛、酸楚方：

酒炒白芍八錢　全當歸三錢　柴胡一錢　生甘草一錢
陳皮一錢　白茯苓五錢　炒蒼朮三錢　焦梔子二錢
生苡仁米五錢

（二）兩手兩足皆疼，身上不疼方：

酒炒白芍八錢　全當歸三錢　柴胡一錢　陳皮一錢
焦白朮三錢　白茯苓五錢　焦梔子三錢　白芥子二錢

清半夏二錢　炙甘草一錢　薄荷梗五分　煨生薑二錢
桑枝五錢

（三）兩肩、背、胳膊疼，尚能活動自如方：

酒炒白芍一兩　全當歸一兩　柴胡一錢半　陳皮一錢半
羌活一錢半　白芥子一錢半　清半夏一錢半　秦艽一錢半
炮附片二分　黃酒一兩

（四）兩手臂疼脹、胳膊不能抬，手臂不能梳頭方：

桑枝五錢　桂枝一錢　生丹參五錢　全當歸五錢
生沒藥三錢　生乳香三錢　連翹殼五錢

【注】有些人服了這方，有點噁心或腹瀉者，加藿香二錢、茯苓三錢，或服藥後吃點鹹餅乾亦可。如發現口乾，加石斛三錢，口苦加焦梔子二錢。

（五）腿疼難忍方：

透骨草二兩　炒穿山甲二兩　防風二兩　全當歸二兩
白蒺藜四兩　酒炒白芍三兩　稀簽草四兩　海風藤二兩
陳皮一兩　黃酒半斤　鮮生地四兩搗汁去渣，絞汁並加黃酒半斤，
分次搗杵生地如泥。以酒搗和絞盡生地汁，最後去渣用酒汁為原則。

將前九味共研細末，再煉豬油四兩、白蜜一斤，合煉如飴，再和入生地汁酒三味和勻，最後以之和九味末藥為丸，梧桐子大。每日三次，飯前服之。每一次服三錢，仍用黃酒燉熱吞丸。

（六）腰疼足亦疼，疲乏困怠方：

生黃蓍二兩　防風五錢　生薏仁米二兩　炒杜仲一兩

白茯苓－兩　生芡實五錢　上肉桂－錢　白萆薢－兩
車前子三錢，酒炒　土炒白朮五錢　黃酒二兩

（七）腰疼不能向前彎俯方：
柴胡－錢　澤瀉－錢　豬苓二錢　防己二錢　上肉桂三分
白芥子二錢　焦白朮五錢　淮山藥五錢　生甘草五錢
炒杜仲三錢

（八）手足皆發麻方：
熟地五錢　生地五錢　川芎三錢　當歸五錢　黨參五錢
焦白朮五錢　茯苓三錢　陳皮二錢　半夏二錢　桂枝二錢
柴胡－錢　羌活二錢　防風二錢　秦艽二錢　淮牛膝二錢
炙草－錢　生黃蓍－兩　生薑三片　大棗三枚

（九）單腰部疼方：
土炒白朮二兩　生苡仁米－兩五錢　生芡實仁－兩

（十）因濕化熱，腳如火燎但不紅腫方：
炒蒼朮四錢　酒炒黃柏二錢　當歸尾二錢　生苡仁米三錢
淮牛膝二錢　萆薢三錢　防己二錢　酒炒龜板五錢，先熬

（十一）因濕化熱下注足關節腫而又紅方：
炒蒼朮三錢　酒炒黃柏三錢　當歸三錢　獨活二錢
靈仙二錢　五加皮二錢　木防己三錢　川牛膝二錢
黃芩五錢　黃連二錢　生薑二錢　黃酒－兩

（十二）因風甚化燥，憎寒壯熱方：
防己二錢　炒蒼朮二錢　土炒白朮二錢　川芎二錢

木通二錢　檳榔二錢　黃柏三錢

鮮生地五錢，黃酒搗汁，去渣兌入

犀角粉六分（另包，分兩次沖吞）　生甘草一錢

（十三）單是腿麻木方：

生黃耆四錢　生甘草三錢　炒青皮二錢　綠升麻五分

柴胡五分　五味子三錢　當歸尾一錢　澤瀉一錢

陳皮二錢　紅花二分

（十四）平時無病，突然兩腳疼痛，但不紅腫方：

土炒白朮五錢　全當歸五錢　炮黑薑二錢　上肉桂一錢

炙甘草一錢　香木瓜二錢　吳萸子一錢，淡鹽水炒

川牛膝二錢　炮附片五錢，先熬　麻黃一錢　北細辛五分

大熟地五錢

（十五）不論新舊關節疼痛，關節變形方：

此方外用，不可入口，用之甚靈效。

生乳香三錢　生沒藥三錢　秦艽三錢　威靈仙三錢

劉寄奴三錢　荊芥三錢　全當歸三錢　透骨草三錢

牡丹皮六錢　伸筋草三錢　高粱酒四斤

　　用高粱酒浸泡諸藥，經一晝夜，時時搖轉每次只取藥酒用。每次視關節疼處多少，酌量用一、二、三兩均可，將酒隔水燉極滾熱，再以棉花蘸酒輕輕揉擦痛處，但不可擦破皮，每日酌用二三次。甚妙！

九　其他——失眠症、
高血壓症等病舉例

（一）肝虛血燥失眠方，見前肝臟病舉例內。

（二）心腎不交失眠方：

熟地二兩　焦白朮五錢　山萸肉三錢　黨參一錢　黃連三錢
肉桂三錢

（三）痰涎攪心失眠方：

清半夏三錢　川陳皮二錢　白茯苓三錢　炙甘草一錢
生竹茹四錢　炒枳實二錢　炒棗仁五錢　五味子一錢
膽南星一錢　遠志肉二錢

（四）心臟忡種失眠方：

生棗仁五錢　炒棗仁五錢　遠志肉二錢　石菖蒲一錢
白芥子二錢　朱茯神三錢　當歸身三錢　潞黨參三錢
黃連二錢　淮牛膝二錢　麥冬四錢　五味子一錢
大熟地三錢　山萸肉三錢

（五）思慮過度失眠方：

熟地五錢　鮮生地五錢　當歸身五錢　黨參三錢　茯神四錢
蓮米五錢　麥冬四錢　炒棗仁五錢　柏子仁五錢炒
五味子一錢　炙甘草一錢　燈草芯一錢

（六）高血壓症方：

生牡蠣五錢先熬　鮮石斛三錢　酒炒龜板五錢
山萸肉一錢半　淮牛膝一兩　鮮生地一兩，搗汁去渣兌服

女貞子三錢　淮山藥一兩　牡丹皮三錢

紫石英一兩，生用，搗，先熬　鐵銹二兩，包，先熬

大暈藥四錢　麥冬肉五錢

【按】大暈藥又名鐵蒲扇，根子名金不換，係四川土產草藥，形似桑葉，有紅筋，有大小兩種，本方用大的一種。

第三節　服餌療法的配合

一　引　言

（一）古代的食醫技術

中醫學豐富多彩，就醫療的性質古來分做四種：疾醫、瘍醫、獸醫三種是我們現在已經繼承下來的，內中有一種叫做「食醫」，幾乎絕傳，正式就業的食醫大夫，在宋代以後，就已絕跡了，一直到今天，連影子也見不著。然而，這套寶貝學問，卻還保留在少數丹道家手裏，很寶貴的東西竟埋藏在故紙堆中，沒有人去留心挖掘它，真是可惜！而被少數人保守起來，當作私有，更不合理了。

食醫遠在古代，是為廣大人民服務和專門研究營養學和烹飪學的。後來逐漸被封建社會的帝王和士大夫、官僚階級，以及地主階級所獨佔享受，而廣大人民也逐漸看不到食醫了。同時歷代的封建社會裏的經濟情況，廣大的勞動人民，都被封建統治階級壓榨得喘不過氣來，假定食醫大夫替他們擬好一個服餌方，用來營養營養、滋補滋補，

結果飯都沒有吃飽，哪裡來錢去配材料，還不是等於零麼？因此，以食醫為職業的人，自然沒人來請處方，連食醫大夫也落得一貧如洗，將不自保，哪還能去保衛人民的健康呢？因此只有被迫改行了。

這是食醫失傳的主要因素。

（二）丹道家攝生服餌方法與近代營養學

食醫的失傳，已如上述，當中有少數人投降了封建統治階級，變做了官僚，如光祿寺卿光祿寺大夫之類，它的本質因此而逐漸變成了御用品，不再與廣大人民見面了。另有一種人研究養生之術，雖然自私保守，卻還能保存這套學術，即所說的丹道家了。他們與反動階級是素有聯繫的，所以他們也得安然享受，而把食醫術變成專用品了。

所謂丹道家就是研究養生方法的一些人，大概都有宗教信仰，他們對袪病延年很有研究，掌握了一套氣功療法的豐富經驗和飲食療法的營養學理與技術，二者配合得非常合理。用氣功療法來調整全身的氣脈循環，鍛鍊五臟六腑、筋骨皮肉的功能，以抵抗外來疾病的侵襲。用飲食療法來補充人體內部的元氣，增加人體內部的「水火相濟」、「生化相需」，以求精力充沛，達到袪病、延年的目的。

這種方法的理論和技術是非常豐富多彩的，從科學的觀點來看它，完全是古代食醫在那個時代裏的科學創造。從政治觀點上看它，對於人民保健事業，直接起了保衛作用，間接地於勞動生產和社會發展也有很大貢獻。

再從近代科學的營養學來看它，中國古代食醫所研究的「五味相調」、「性味相勝」、「以類補類」、「所宜所忌」等等理論也都是比較科學的東西。所謂相調相勝的古老說法，也就是新式科學的化合道理。

例如：酸、鹼相化合，可以中和。假定我們的胃酸過多了，會冒酸水和呃逆氣，吃些富有鹼性的食品即能夠中和胃酸，不藥而癒了。所謂以類補類的方法，也等於近代科學對肝功能減退或者血色素不夠標準的病員，主張吃豬肝、羊肝和打肝精針的道理是相同的。

所謂宜忌的問題，例如近代科學對於胃病患者給予「半流」或「全流」的飲食，腎臟炎或腹水鼓脹的病員，不許吃鹽也是不謀而合，古今同理、中西合轍的。

近代科學的營養學所說的蛋白質、動物脂肪、植物油脂、各種維生素、澱粉質、鐵質、磷質，一切一切的營養品，講究某種成分配合百分之幾十，某種又配合百分之幾。這種方法細細研究起來，似乎落在機械唯物主義的圈子裏去了。

我們再研究中國食醫的服餌方法和方式，那就大大的不同。它掌握了一套靈活運用的辯證法則，以病者的客觀條件為對象，各人的身體需要不同，則各人的處方配合也有分別，連庖廚的方法，也各式各樣，變化多端，絕不是把一個圈圈生硬地套在每一個人的脖子上。因此用食醫的方法與處方，調配的營養服食品，保證病者樂於接受，既合口味，百食不厭，又能吸收，吃了才能確實發生營養的作用。反之，用機械的營養學來給病人服食半流或者全流

食品，那就不可能完全合理想了。

這樣說，不是故意歪曲事實來提高中國食醫的地位，而有意打擊西醫的營養學。大家不妨作一番瞭解，即可證明我的話不是胡說八道了。例如：「胃陽虛」的患者，如果你認為他是胃病，消化不良，應該吃全流，就硬性給他鮮牛奶喝，請訪問這類患者，作個統計，你問他喝了牛奶好不好？他一定說：「哎呀！牛奶吃了半天不想吃東西，悶脹得很。」甚至「脾虛」的人吃了牛奶，會瀉肚子。這例子是根據客觀的事實存在而提出的，可以證明我這意見是正確的。但是，牛奶好不好呢？牛奶肯定是很好的營養東西，不過運用得太機械太死板，而不適合客觀條件的需要罷了。

從上面所述，可以看出中國食醫的內容豐富多彩，在科學原則上用得十分靈活，恰到好處，而且「惠而不費」，「各視所需」，在經濟的觀點上來說，它是符合「好」「省」的要求，在病的營養觀點來說，它是解決「現實問題的」。

食醫有個最高的處方配料原則：它主張「法無定法」、「因人而施」、「因地制宜」。這意思是說，病者的對象不同，採用個別對待的方式，又因病者的生活環境有別，地域風土習慣攸分，採用就地取材的方式，而不是盲目的、籠統的，而是極其靈活的。運用五味相調相勝，五味入五臟等原則，因人因地因時而處方，既不機械，又切實際。也就是要根據病者的生活習慣，經濟負擔的力量，社會物質的有無，陰陽虛實的需要，天時氣候的宜

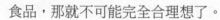

忌，精思熟籌，才能替人開出營養處方。這種理論，舊式的學理，叫做「天、地、人合一」。這是食醫最精湛的立論。以辯證法的立場觀點而言，是值得發揚的，也是與近代營養學出發點的不同之處。

中國食醫還有一種服餌方法，是值得特別一提的。他們在兩千年前，就發明了科學培植，化學精煉，和高度的農業學、植物學、土壤學、化肥學等等的科學知識和技術。所謂養生家服餌的「外丹」，最有名的專家，當推晉代的葛洪（即抱朴子）了。他的「燒丹煉汞」，即是化學產品。當中有一種叫做「再生丹」的食物，是專門在「芝圃」裏用科學方法培植出的「靈芝」，有各種各式樣子，相當於現代溫床培植出來的「鮮蘑菇」。

據舊說這東西「氣香味鮮，醒脾開胃，驅除三屍，利濕安神。服之輕身不老。」依近代科學眼光看它，也不僅是限於營養學而已。

（三）食醫的五味、五臟調配原理

中國食醫的營養學理論，有很優越很精湛的唯物基礎。它把食品分做五大類，配合到五臟，運化到四肢百骸，係一種全面觀察而矛盾統一的運用法則，絕不脫離實際、閉戶造車式地盲目開處方。茲大概介紹如下：

把食品就五味來分類，歸納成辛、甘、酸、苦、鹹。把這五味又從實踐經驗中歸納到「五味入五臟」，辛入肺、甘入脾、苦入心、酸入肝、鹹入腎。又把五味的性質，就陰陽的分別來觀察它的作用，所謂「苦辛化陽」，

「酸甘化陰」，「苦鹹瀉泄」，「甘淡緩中」。從而運用這法則，變化出多種多樣的滋補營養方案，建立了各個人實際所需要的營養處方。

又透過對五味的性質和它相勝相調的作用的分析，而變化出各式各樣的烹飪調味方法。例如：酸能勝辛，凡是辛辣一類的食品，放點酸味進去，辛辣的味道就會減輕，我們日常吃炒辣椒，習慣放醋，也就是這個道理。

又如甘能和酸，我們日常吃酸梅湯，必定放入砂糖，就美味可口，生津止渴，如果單吃酸梅子則會覺得酸澀難過，牙齒口腔也張不開，毫無興趣，也是這個道理。

又從五味入五臟的這個規律出發，正面運用五味直接去滋補五臟，但是又從反面去觀察五味「太過」，因而產生的流弊，也做了一個統計，說明「太過」、「不及」的運用法則，作反正兩面的「補瀉」標準和方法的「所宜所忌」。這一點是食醫在學理上最精到最優越的東西。例如：鹹太過則滲透傷腎，甚則傷骨，甘太過則填瞋傷脾，甚則傷肉。這些道理，是值得挖掘研究的。

又從以類補類的觀點出發，運用血肉品以肝補肝，以心補心，以肺補肺。草木品的枝走四肢，肉走肌肉，皮走皮膚，諸花開上，諸子降下。根據這一系列的道理，以選定各個人所需要的營養品。

又在陰陽兩性的滋補營養品中，講究陰陽相調，不令過於陰凝膩滯，也不令過於辛熱發火。因此在服餌營養品的處方和製作的方法當中，在養陰食品裏面，必加入胡椒、花椒、茴香、八角、山柰、肉桂之類的東西，以調和

養陰品滋膩太過的流弊。在扶陽益火的食品中，必加入白菜心、青菜心、蒿白芯、菊心芯、青筍、冬筍、春筍、蘭花根、白茅根、嫩蘆筍之類的東西，以中和扶陽品的甘溫太過的流弊。

食醫講究服餌療法，這套營養學方法，配合於氣功療法，綜合攏來，可以收到營養五臟六腑、灌溉筋骨皮肉的療效，從而使精、氣、神所謂的「人體三寶」累積充沛，達到祛病延年、治療與保健的目的。

關於服食品的處方，應該適應需要和各個人的條件，而酌予採用。其目的是在療養疾病，而不是叫人大吃大喝，造成奢侈和浪費。該用的就用，不該用的就不要用。

（四）服餌的發展與食譜的流弊

古代食醫研究飲食療法，係從若干年的經驗實踐中發現自然界的事物，與人們平常的飲食和身體健康有密切的關係，經過千千萬萬的觀察和試驗，證明了某種東西於人體有某種補益的價值，某種東西在某種條件之下，對人體會發生不利的作用。

因此，掌握了這套規律，總結出「所宜所忌」的飲食療法，充分發揮了中國食醫營養學的理論，而應用之於臨床，獲得光輝的成就。

至少在茹毛飲血時代，這種經驗的發現，已開始獲得初步的成績了。我們試對狗、貓一類的家畜，作一番觀察，就可以證明這意見的正確。貓狗有病，它們會去尋找一種「青色」或「劍脊」的草藥，自行咀嚼吞咽下去，以

達到「湧吐痰涎」的作用，或者「解熱瀉泄」的功效。人類在原始時代，與自然界接觸，在客觀條件下的經驗累積，當然比較貓狗更能體會到藥石和服餌的作用。在不斷的發展、進步中，肯定地會總結出一套完整的理論和方法——飲食療法，營養學。這是我們根據唯物史觀的觀點，可以推想出來的。

從文獻方面來推論，食醫的營養學和方法，在周秦之間，春秋戰國時代，已經很普遍，而又很豐富。講究服餌的方法，已經把草木品的藜、藿、薇、蕨，血肉品的太牢、少牢，都運用起來了。稀有的魚和熊掌一類的山珍海味，也一併廣泛地運用了。

在那個時代裏，最講究享受這套營養學的人，要首推齊桓公，他身邊有易牙、開方、豎刁三個人，在當時是專門為齊桓公幹這工作的。

後來，一直到漢、晉、隋、唐、宋、元、明、清諸王朝時代，他們更講究服餌的方法，連形式器皿都很考究，所謂「金漿玉液」、「列鼎而食」、「細樂歌舞」等等，發展到連音樂也配合整齊了。

按：在進飲食的時候，響奏細樂，在丹道家是非常注重的，據經典著作所說：「脾臟聞樂則磨」，對飲食消化和吸收，有很大裨益。

丹道家有一套「音符」和「梵音」的密部傳授，它的內容，大概用「蘆」為管樂的標準，以「絲」為弦樂的標準，配合金、玉、革、木，八音齊奏。採用「黃鍾」定律，以「十三徽」為發音符的韻腳標準。大體主張採用柔

和清越的音調，而不喜歡剛強激昂的節奏。

　　按：剛強的音樂，大半在戰陣交鋒時候，或在軍營裏才使用這種音調。例如：曲子中的《胡馬嘶風》曲、《十面埋伏》曲，樂器中的「箜篌」、「大呂」，在進飲食時一律不用。

　　又在飲食的時候，配合些柔和清越的音樂，據說能夠「陶冶性情，溶溶似醉，飄飄欲仙，元氣歸宗，樂以忘憂。」這意思等於科學觀點，能夠使大腦皮層真正地休息，能夠抑制臟腑和神經的官能作用，十足地恢復精力。

　　這套配合方法，在食醫的學問裏，是很重要的一部分，也是在發展道路中，所發展進步的一個環節。近來蘇聯科學家發現奶牛聽音樂可以增加牛奶的產量，對這道理是有力的證明。

　　在歷史的不斷發展中，飲食療法的營養學，固然逐漸正面發展有了很好的總結，然而在發展的反面，卻又逐漸地改變了食醫的服餌療法，以營養為目的的本質了。尤其在宋代逐漸把食醫的服餌方式方法，變作了「食譜」的濫觴，只是偏重考究如何可口好吃，而失去了營養的主旨。相反的結果，反而造成了「肥甘之所積」，「百病從口入」，替疾病開了一個大門。

　　因為大吃大喝，肥甘膩滯了消化系統，損害了腸胃的功能，竟自招致了人造的疾病，所謂飲食勞傷「不內不外」的病因。這種相反的發展，遂成為服餌療法的流弊了，是應當予以糾正的。

二　心臟病的食譜

心臟有了病，關於飲食療法，服餌營養品，在食醫的理論上，以分別症候的「虛實」為主要的原則，不得胡亂滋補的。

「心苦緩，食酸以收之」。所謂緩也者，即是心臟「正氣虛」的現象，在飲食療法營養品中，以吃酸味的東西為主。

「心欲軟，食鹹以軟之，食甘以瀉之」。所謂軟也者，即是心臟「邪氣實」變堅，相對的現象，應以吃鹹、甘的東西為主。

這是心臟病飲食療法，服餌營養品的總原則。古人是透過客觀存在的條件而總結出來的。對這已總結的成果，我們先繼承下來，再從而發揚之。對心臟病這個難治的痼疾，不難叫它低頭了。

心臟病一般性的食品，宜吃酸味的東西為原則，這原則又分味性兩個方面：宜吃紅豆、狗肉、李子、韭菜、薄荷茶、菖蒲茶、麥冬、天冬、銅龜、蓮子肉、雞子、苦菜、竹葉芯、生地酒、小麥、羊肉、杏子、薤白等東西，取其有酸收和心臟本味的作用，茲分別條述如後：

（一）紅豆粥的處方：

【材料的選擇】按：紅豆即農村生產的赤飯豆，選取「緊小」的才合標準。中藥店裏有一種紅白相間現花斑紋的那種紅豆，不是真正紅豆，名叫「相思子」，是不能用的。處方如下：

紅豆—合　紅砂糖—湯匙

【製作方法】將紅豆洗淘乾淨，用砂鍋裝水一大碗，閉蓋著砂鍋，用文火燉之（不能用鐵鍋或五金鍋）。即舊說：「入砂鍋鼎、文火烹煎」的說法也。燉到紅豆「稀」、「爛」、「淡」為火候到佳的標準。臨服食時，再放入紅砂糖，調和均勻，隨意食之。當稀粥頓服或作點心隨意服都可以的。

（二）狗　肉：

【材料的選擇】「以一黃二黑三花斑」為標準。材料的預備比較麻煩，但必須照這方法執行，才有很好的療效和純正的味道。可以分作下述幾項事：

1.**飼養方法**：將選定的狗，餵在預定的狗棚裏，每天給以適量的小麥飯，拌和豬心牛心羊心一類的血去飼養它，同時絕對不能給它一點的鹽類鹹味的東西吃，完全要淡食品。另外每天給它一次鮮刺蝟肉吃。候它肥壯了，毛色要「油光水滑」的方合規格。這才準備屠宰。

2.**屠宰方法**：把餵好了的狗，單將前兩個腳用「活套」的繩子縶牢，分左右岔開吊起來，綁縶在預先固定的木樁上。這樣初步手續完成了，再作第二步工作。先將銅壺三四隻，內裝滿水，用武火燒成「蟹眼沸」的開水，事先一旁預備著。再用鐵鉗子，把狗的嘴巴撐開，同時橫一根木棒，支撐著狗牙齒和嘴巴，不讓它的嘴閉合攏，然後即將開水一壺連接一壺筆直地灌進狗嘴裏，一直到腸胃中去，這樣把狗燙死了，再用刀屠宰，剝去皮毛腸雜，肢解

開來，選作各種材料。這方法看來很殘忍，但它確有至理存焉。因為狗的汗腺從舌底出來，平時不走毛孔，而狗的汗腺極其腥臕難聞，用這方法，狗的全身汗腺和污濁的成分，都從毛孔排泄了，其肉所含的則全是很好的成分，同時一點腥臕的氣味也沒有了。

3.紅燒狗肉的處方：

狗肋條肉三斤　陳皮三錢　胡椒三十粒，杵　川花椒五十粒
炒小茴香二錢　生薑一兩　蔥白十根　食鹽適量
白醬油適量

這處方的操作方法關係很大，先將狗的肋條腹部肉，割截一整塊約三斤重，放在流水裏面，一面沖洗，一面用木棒輕輕敲打著，名叫排骨的沖打方法。打了又沖洗，沖洗了又敲打，直到把淤血血水敲捶沖洗淨了，才整塊（不用切碎）放入砂鍋內，先放入食鹽、薑、蔥、胡椒、花椒、陳皮，並放入冷水，以淹著狗肉約三指的深度就行了。蓋著砂鍋，用文火慢慢地「煨」、「燒」，到香味透出，用竹筷子一插狗肉已覺爛熟了，即行取出狗肉，用「橫斷」的刀法，截成「骨牌」樣式，再放入原汁原鍋內煨燒，同時再加入白醬油。

　　按：醬油加早了或者用黑醬油，顏色很難看，於「色、香、味」的原則有損失，這樣就可以開始服吃了。

4.清燉狗肉的處方：

肋條狗肉二斤　雲花狗腿肉一斤　陳皮三錢　胡椒三十粒
川花椒五十粒　生薑一兩　蔥白五根　山蘿蔔一斤

鮮芫荽一小握，切　食鹽適量　地骨皮一兩

【製作方法】先將狗肉二種，仍照紅燒方法，先處理淤血。然後放入砂鍋內，加上冷水，一次加足十斤，以後不可加水，否則即有水臭氣味。同時放入陳皮、胡椒、花椒、生薑、蔥，用文火慢慢地燉，同時須把鍋蓋蓋上，候到水剛剛沸時，即速揭開鍋蓋，用湯瓢把浮聚在湯麵上的一層褐色的泡沫，全部打撈乾淨。再蓋上鍋蓋，酌留一縫通氣，不必蓋得很嚴密，繼續燉著，大約一炷香的時間，再放入山蘿蔔（係一種山生草藥，與長形蘿蔔相似，大補心肺二臟的）和地骨皮（即枸杞根的皮，中藥店有貨）。山蘿蔔用「滾刀」的刀法，切成螺旋形，約一寸半長一塊一塊切好。這種刀法有幾何學的道理，使它全部體積等均地受到熱力的分解，則本身的營養成分容易燉爛而分解出來，又很快能吸收入味，使分解和吸收發生交替作用。一直到狗肉和山蘿蔔燉到「爛熟」的標準，再把地骨皮撈出扔掉，臨吃時再放適量的食鹽，用碗盛著後，再在湯肉上面撒上少量的芫荽末（先切碎備用）。這樣可以開始服食了，在空腹時服食或當作吃飯時的湯菜也可以的。

5.乾蒸狗肉的處方：

雲花狗腿肉一斤　胡椒二十粒，杵　陳皮一錢
川花椒三十粒　枸杞子五錢　生山萸肉一兩　大棗肉二十枚
炒柏子仁五錢　炒酸棗仁五錢　山柰一錢　八角茴香一錢
麥芽糖二兩

【製作方法】先把狗腿肉照紅燒法處理，捶洗去淤血，把它切成肉片，再將肉片切成肉絲，再將肉絲切成「肉丁」，最後把各種材料拌和「肉丁」，力求均勻，然後把這拌和好了的材料，一齊裝入蒸鍋內，必須把蒸鍋蓋蓋得十分嚴密，一點氣也不令漏出。再放進一個鐵鍋內，「隔水」、「重湯」、「乾蒸」。先用武火乾蒸一小時，續用文火蒸三小時，到時取出蒸鍋，小心地把蒸鍋蓋扭開，則蒸鍋內滿滿的盛著一鍋香甜撲鼻的「原汁」。把這原汁傾倒碗裏，渣滓全部扔掉不用，只緩緩喝這種原汁就行了。服食這原汁清湯，最好在早晨睡醒或午睡起來漱口之後，即速趁心氣內斂的機會服食，最為合理。

（三）李子羹的處方：

白李子_{十五枚}　冰糖_{二兩，杵碎}

【製作方法】把白李子薄皮削去，核也剖去，將李子肉切成四片，放入紫銅鍋裏（用鐵鍋顏色則發黑），文火煮烹，約十五分鐘，試嘗李子肉「外軟內脆」為標準，切忌內裏也煮軟爛了，否則失去了「口勁」的要求，沒有清脆香甜、微酸生津的作用，反成滑膩，滿口糊塗了。即時放入冰糖末，烊化調和，立刻離火傾入碗裏。這羹在飯後半小時服食最妙。

又按：李子分紅白兩種，紅李子又名「血李」，是不入飲食療法的，另外有一種桃子和白李子接枝的化生品，名叫「桃李」，它的形狀半邊是桃半邊是李，比一般的李子大些，又沒有毛桃那樣大，四川的川南各縣，有少數產

量，是很好的一種營養品，也可以照著這處方和製作方法服食。

（四）杏脯的處方：

肥杏子<small>不拘量</small>　甜杏仁<small>不拘量，去皮尖</small>　白糖<small>半斤</small>
桑葉<small>不拘量</small>　麥芽糖<small>一斤</small>　杏脯<small>一斤配合為標準</small>

【製作方法】先選杏子肥大而熟的，用溫水洗淨，隨即用鮮桑葉擦去杏子表皮的細茸毛，擦完後再入冷水裏淘洗一遍，即用小銅刀或小竹刀（不能見鐵刀），順著杏子的「陰面」「騎縫」輕輕剖開，把杏核取出來，而杏子的「陽面」卻不可剖斷，仍然要它連生著，像一本翻開的書似的，這種刀法名叫「一頁書」，與「萬卷書」的刀法大同而小異。一個一個如此洗擦，　再如此剖開，一面將杏核捶破，取出「杏仁」，撚去「紅皮」並摘去「胚尖」，再在每一個杏子肉裏，塞入一粒杏仁。把這一切手續做好，即把杏子放入紫銅鍋內整齊壓平，再放入冷水，以剛剛　淹著杏子為標準，不可過多過少，蓋著鍋蓋，用文火緩緩烹煎，約半小時，即去鍋蓋不再用它，試以筷子夾杏子已「爛熟」為標準。

這時水已乾涸在二分之一以上，隨即放入適量的白糖，用鍋鏟輕輕翻炒杏子，候白糖烊化，杏子吸收，注意水氣已盡，白糖將要「牽絲」的火候，即速放入麥芽糖，仍輕輕鏟翻杏子，使麥芽糖烊化，每一個杏子，都穿上麥芽糖衣，再將糖汁取出少許，滴入冷水裏面，以「滴水成珠」不化散開來為火候合度的標準。抑或將糖汁用鍋鏟澆

起，糖汁下淌成一條糖線，對準這條糖線用口吹一口冷
氣，看這根糖線馬上凝縮而脆折中斷，也是火候到佳的標
準，這方法叫做「懸絲吊線」。這樣即可離火，在鍋內時
即可用扇子扇冷，使杏脯「收汗」，把杏子傾入瓷缸內封
存，杏脯即告作成，隨時當點心服食。

　　按：這製作方法，最難操作的是在用麥芽糖的階段，
因為不用麥芽糖，則杏脯不會「收汗」，而是糖稀沾手
的，如用之過老，則又硬而不軟，不能達到「甜而不膩，
滋而不流」的標準。

（五）蓮子羹的處方：

蓮子肉二兩，去皮芯　　冰糖二兩，杵碎　　芝麻油一茶匙

【製作方法】先用滾開水浸泡乾蓮子，將蓋蓋緊密，
像泡茶那樣，才容易把蓮子的薄衣褪去，否則不易褪脫。
並用竹籤捅去蓮子芯，以備應用。蓮子的選材，新鮮的或
乾的都可以用，最好的品種要推福建所產的「建蓮子」為
首屈一指了，尤以「玉帶纏腰」的一種為最上品。這種蓮
子天然生出一根帶子似的東西，橫束腰間，所以有這很響
亮的名稱。

　　把蓮子肉炮製好了，放入瓷器或陶器鍋內，加入開水
一小碗，用微火火候，「漫煮燜煨」約三小時之久，以蓮
子肉「熟透粉爛，食之化渣」為標準，即加入冰糖，烊化
調勻傾入小碗內。再加入一小茶匙的芝麻油，在午睡起來
漱口服食。

（六）清燉銅龜的處方：

銅龜二隻　烏骨雌雞一隻　豬前蹄一對，炮　生薑一兩
蔥白五根　胡椒二十粒　花椒五十粒　食鹽適量

【製作方法】首先要作準備材料的工作，分別做好，然後才能著手於烹飪，茲分述於下：

1.選擇烏龜，一定要用銅龜，不能用黑龜。所謂銅龜又叫金龜，它的背殼是黃色，而不是烏黑色。銅龜一般都長得不大，只有四、五兩一個。先把它餵養在淺水陶器缸裏，並用蓋蓋好，以免它逃跑了。同時在水裏放一二十滴菜子油，銅龜吃了菜子油，腸胃的積汙全部瀉光。這樣每天換水一次，滴油一次，經過三四天，把銅龜取出，用棕刷子洗刷背胸殼甲。再做第二步「取龜精」的工作。因為烏龜的精極為騷臭，所以非取盡不可。

取龜精的方法有兩種：第一種把龜翻轉四腳朝天，把龜背放在一個圓口高腳杯上，使它四面沒抓拿，翻不過身來，另在龜的頭部前方，約距五寸遠近，正對它放置一面鏡子，這樣人離開它約一刻鐘，龜精自會排泄出來。這不是神話，而是生物學的常識，因為「龜性最淫」，看見了鏡子裏的影子，以為是雌的對象，「就之不得」因而排泄出騷精。這說明我們的祖先遠在一千三百年前就已經掌握銅龜性生活的規律了。第二種用豬鬃毛或者頂細竹絲子穿刺龜的兩個鼻孔，也會使它騷精流出。這樣準備好了，即著手烹飪。

2.選擇烏骨雌雞，有一個很可靠的法子，把雞嘴扒

開，看雞舌顏色是烏的，骨頭絕對也是烏的。宰雞、退毛、去雜的方法照一般家常法子處理。

3.豬蹄子一定要選用前蹄。照食醫服餌的陰陽解釋，前蹄內屈而向後，得陽之性，其筋細如傘，髓多而油少，皮薄而肉不肥；後腳則與此相反了。又根據客觀的看法，認為四隻腳的獸類，它的精、氣、神全在蹄子，肥豬幾百斤重，它的蹄子很小，但能支援全身的體重，行走自如，羊、牛、馬等等也都如此，行走如飛，它們的蹄腳，特別的不同。

從近代科學觀點看它，膠質特別豐富，營養價值很高。外科的瘍醫還用「豬蹄湯」作外科瘡瘍的沖洗劑，能夠「紅活傷處」「生肌長皮」。可見中醫學對豬蹄的重視了。處理豬蹄方法，只用膝下五寸長，一般先把硬蹄殼用刀背或鐵錘敲脫，再入紅透的炭火中，反覆「炮炙」，把表皮薄薄「炮」焦一層，隨即放入熱水中浸泡著，再用刀細細刮去這層焦黑的粗皮，現出黃色為度。再換水清洗兩三遍，就準備烹飪了。

4.以上準備工作都做好了，即著手清燉。把做好的材料，總共放入砂鍋內加入冷水，一次加足十五斤將蓋蓋緊。先用武火，候湯燒沸了，即改用文火慢慢燉。在剛燒開的時候，把鍋蓋揭開，將湯麵浮沫，用湯瓢一次打濾乾淨，仍繼續地燉著。約燉四小時，以「龜殼分家，豬腳離骨」為標準。這樣即可隨意服食了。

這處方豬蹄子一味，如係心陽虛的患者，則不用豬蹄，而應當改用青羊蹄，仍用前蹄一對，炮炙方法也與豬

蹄一樣。請選用的人注意這一點。因為豬羊的陰陽性味不同，治療和營養的作用也就有差別了。

（七）羊　肉：

1.紅燒頭蹄的處方：

青羊頭—具　　青羊前蹄二對　　胡椒三十粒　　蜀椒五十粒

山奈—錢　　八角—錢　　生薑—兩　　蔥白十根　　食鹽適量

鮮芫荽—小撮，另切碎末備用　　海淡菜—兩，洗去泥沙

鮮冬筍或鮮春筍—斤

【製作方法】先把羊頭和羊蹄（不可去皮）用滾開水澆淋，把粗毛剝刮乾淨，再入紅透的炭火中，用炮炙豬蹄子的方法，將頭蹄炮炙、刮洗乾淨，茸毛都一點不存在了，即單入砂鍋內，加入冷水，以淹過頭蹄約一拳深度的水就成了。用文火先煨，候頭蹄的骨頭能「分家、離骨」為度，即取出把骨頭除去，只剩下淨肉，仍然將整個的頭蹄放入原湯內煨著，同時放入花椒、胡椒、生薑、蔥頭、山奈、八角、冬筍、淡菜、食鹽，文火繼續煨燒，這時切忌火候過大，並且時時用鍋鏟翻鏟著，否則下面會「生鍋」、「發焦」。如果事先準備好一個竹質特做的「隔子」又名「甑篦」放在鍋底，上面再放頭蹄等東西，不用鏟翻也不會「生鍋」、「發焦」。一直到用竹筷子插進頭蹄肉裏，自覺「如觸浮砂」火候就到佳了。取出盛在碗裏，臨服食時，再撒上鮮芫荽末，就開始服食。

淡菜先用溫水浸透，洗去泥沙。

切春筍刀法，用滾刀切成。冬筍則用「橫開橫切」的方法，切成「筷子頭」形式，長約一寸，寬厚約二分一根，因為這刀法，能把筍的纖維橫斷了，吃的時候才不會咬不斷，而鬆脆可口，充分發揮著筍的調和作用。

2.粉蒸羊肉的處方：

雲花青羊腿肉—斤　炒米粉—合，磨粉

花椒—百粒，炒，磨粉　醬油適量　黃酒三兩

赤砂糖—兩，杵碎　生薑屑—兩　食鹽適量　蔥屑三根

辣椒粉適量　芫荽—小撮　小磨芝麻油—兩　清水—杯

黴豆腐乳汁—小杯

【製作方法】先把粳米和花椒合炒，用文火炒到「香黃」為度，候「冷卻脆生」，即用石磨子磨之成粉，越細越好，這是「製粉」的第一步工作。

再把雲花羊腿肉，用「片刀」薄薄地作成肉片。用「片刀」的刀法，須將刀與肉成十五度的傾斜角度，右手持刀，須做半圓形的蠕動，左手駢著四指，輕輕壓著肉面，這樣操作，很快而又很薄的肉片可以做成了，這是第二步「片肉」的工作。

再把醬油、黃酒、食鹽、黴豆腐乳汁、赤砂糖五味調和均勻，在大碗內拌和羊肉片，用「細拌輕揉」的手法，把五種作料一齊吸收入羊肉片裏，再把「椒米粉」少少撒進去，一面撒一面拌和，使每一片羊肉都穿上了一件椒粉衣，以不能再穿粉衣到了飽和點的程度為止。於是把拌好的羊肉，全部放進小蒸籠裏，輕輕地鬆鬆地放進去，不能

把它壓緊實了。

最後撒上一小杯清水在肉的上面，務令均勻撒遍，否則蒸肉會一部分「乾而不滋」、「椒粉分家」。立即用武火猛蒸半小時，即令離火不可過久，久則「上水」稀稠膩口，反不好吃，連小蒸籠一齊搬到桌上（桌上墊個東西），揭開籠蓋，澆上芝麻油，撒上生薑屑和芫荽末、蔥屑，如能吃辣椒粉的也酌量撒上一些，這就開始趁熱服食了。一邊吃一邊拌和薑蔥、芫荽、芝麻油、辣椒粉，吃得「滿面春生」，「神清氣爽」，食完之後，再吃兩三個蜜餞的山楂果，莫要忘了。

（八）韭　菜：

包餃的處方：

韭菜半斤，切細碎末　　羊里脊肉四條　　醬油一湯匙

食鹽一撮　　金針花一兩，溫水發　　黑木耳五錢，溫水發

生薑屑一兩　　濕麵粉適量　　黃酒三兩　　冬筍三兩，切碎末

【製作方法】先分別把羊裏脊肉宰成肉末，韭菜也細細切碎，一齊放在大碗裏，加入醬油、食鹽、黃酒、生薑屑，金針花同黑木耳，事先用溫水「發開」，一併切宰成很細的屑末，冬筍也細細地切宰成末，如沒有冬筍用川榨菜代替，也很佳妙。全部放入，與羊肉韭菜一起拌和勻了，再逐漸加入清水一茶杯，一面用竹筷子不住地攪打，一面不斷地少少加入清水，邊打邊加，務令把水全部吸收，而又不覺得這「餡料」有「稀流」的缺點為標準。這個配餡料的工作做完，即把事先調好的濕面作成包子或餃

子的樣式，則各隨所喜了。作好一蒸籠（每個包餃隔開二指），即上蓋去蒸，用武火蒸半小時至四十分鐘，就可以「提籠」取食了。

如餃子不用蒸法，改用煮湯餃的吃法也行。

如再講究一點湯法，可以加配一碗「雞、鴨、火腿、鮮筍湯」。以之配合包餃服食，尤為鮮美可口，營養更加豐富。這碗清湯，說來容易，做到卻難。《老殘遊記》裏所說「臣心如水」的湯，那倒不是一句笑話，而是事實，那位劉鐵雲先生，的確是個博學多能的「行家」！

附雞鴨火腿鮮筍湯製作法：

把雞鴨火腿共同燉煨好了的一大碗濃湯，單取濃湯而不用肉，放在鍋內燒沸，再把「漏孔湯瓢」裝滿鮮雞胸脯肉，或者鮮豬瘦肉，至少需用六兩到半斤，先把這肉用刀背捶成絨，以「爛融如泥」為標準，把它放在漏孔湯瓢裏，下入湯內，不斷遊動搖擺，這樣一會兒把鮮肉撈出扔了，即加入鮮筍薄片兒塊，如沒有鮮筍，改用乾的玉蘭片，「發開」、「片薄」也行。

這碗濃湯，就會變成一碗淨如清水的湯，看不出油膩的現象，而鮮美可口清香撲鼻，使人食慾大振，百吃不厭，精神為之輕鬆愉快，在實踐中您肯定能夠體會「儂心似水」的味兒！這在療養的角度而論，是非常有利的條件。

（九）雞　子：

1.菖蒲、薄荷、鹽、茶、雞子的處方：

石菖蒲—錢　　薄荷五分　　食鹽三錢　　紅茶葉—錢　　雞子十枚
水—大碗

【製作方法】用水一大碗，放入鐵鍋內，同時放入菖蒲、薄荷、食鹽、紅茶葉、生雞子，文火煮沸，俟雞蛋已熟透，即取出投入冷水內，冷淬一分鐘，再取出雞子，剖去硬殼，用細竹籤輕輕地平均穿刺八九個孔，直透蛋黃裏，再重入湯內，文火再煮，以「味透入」為標準，雞蛋火候愈老愈好，取出隨意當點心服吃，吃不完的雞蛋，第二次放點醬油，蒸熱再吃。也可冷食。

2.神仙蛋的處方：

雞蛋五枚　　芝麻油—兩　　蔥白屑二根　　食鹽適量
葡萄乾二兩　　豬油三兩　　火腿屑—兩，肥瘦各半

【製作方法】先將雞蛋五枚敲開，取出蛋清蛋黃，合併芝麻油、食鹽、火腿屑、蔥屑、葡萄乾，一齊放在一個大湯碗裏，用竹筷子盡力攪打，務使雞蛋與諸種作料和勻，而且要打起泡沫為標準，總以愈攪打得鬆愈好。把這步工作做好，再另將豬油放入鐵鍋內，用文火熬化，看鍋內青煙冒起的時候，即速把調好的雞蛋，一齊傾入油鍋裏，立刻把那個大碗碗底朝天，翻轉來蓋著油鍋裏的雞蛋，這時火要改用微火，火力不可太大了，用「烘」字訣的方法，把雞蛋在鍋裏慢火烘煎。

約二十分鐘之久，香氣四溢，是火候到家的特徵，把它連碗一齊鏟起來，用「條刀」切成「菱形」，既美觀又

香酥，另配合薄荷茶一杯或者菖蒲茶一杯隨意服吃。

（十）苦菜的處方：

苦菜不拘量，選用嫩芯　　食鹽適量　　赤砂糖一撮

醋一湯匙　　菜油適量　　凝粉一茶匙

【製作方法】先把苦菜選好淘淨。按：苦菜有兩種，一種是野生的灌木，又名叫枸杞菜，即枸杞發出的新芽嫩葉，葉對生狹長形，味苦。春季最嫩，採摘下來備用。另一種是野生的草本，葉圓有小鋸齒，味微苦，又名地地菜，清明節前後，採摘最佳。

把苦菜選擇好，用水淘淨之後，即把菜油入「紅鍋」內，武火炒煎，隨放食鹽、赤砂糖，候菜炒熟，最後再放入醋，快炒幾下，即立刻放入「凝粉」（事先用溫開水調好備用），也快炒和幾下，以湯汁凝縮了為標準，即行鏟入碗內當作菜蔬服食。

（十一）薄荷茶的處方：

鮮薄荷葉三五片　　蝦鬚沸百花露一盞

薄荷茶的處方，僅用薄荷一味，以用新鮮的最好，沒有鮮的時節，可用菖蒲茶。

【製作方法】百花露用砂鍋盛著，用「松果」柴燒沸，以「蝦鬚沸」為標準。所謂「蝦鬚沸」，是水將燒沸而又未十分滾沸的時候，在這二者之間，水中發現一種似蝦鬚的小水泡，從鍋底翻花起來，這叫做蝦鬚沸的水，即以這水來泡薄荷茶，是最美的水，也是富有營養的水，把

薄荷放入茶杯用蓋蓋緊，一會即可服飲，酌配杏脯一類的點心。

　　表面看起來，燒開水泡茶，彷彿簡單，其實是很難搞的一件事，也是很細緻的工作，照烹茶的原則，燒開水必定需用砂鍋，燒柴必定使用松樹上結的「松果」，這才不損害茶的本味和香氣。一般的紅茶綠茶，泡法也有很大的分別，使用的水，夏秋兩季採集百花或者白草上的露水，冬春兩季，吸取山石伏流出來的泉水才算合標準。泉水水性很重，可以「堆花」，在冬春季節裏，作為養陽的飲料。露水水性清輕，在秋夏季節裏，作為養陰的飲料。在食醫的營養理論中，有這兩種作用。又據陸羽寫的《茶經》所敘述的茶和水，雖然有很多可採之處，而他有很多方法，卻失去了食醫理論的本質。例如：福建省的同胞們，最講究品茶，最名貴的「鐵觀音」之類的茶葉，價值多金都是受了陸羽的影響，而不是廣大人民所需要的飲料，也不是飲食療法所採用的。

　　附百花露水採集方法：

　　先準備一條細長竹竿，用清潔的脫脂紗布一大張約二尺見方，以線繩捆紮在竹竿尖端，將紗布的四角如傘蓋一般向下垂著，另外再準備一個清潔瓦壺，清晨到山腰的向陽地帶，選擇白黃二色的山花，和「青綠」、「鞅黃」色，形如「劍脊」的山草，在花的蕊芯裏和草的尖頂端都含著晶瑩奪目的「露珠」。選擇好了之後，即把紗布釣竿有如釣魚一般，把紗布角尖垂向花草，輕輕地接吻著，一沾一提如此不斷繼續釣下去，不多幾十下則紗布就會吸收

露水。看吸收到了飽和點，即把它一擰將露水絞出，收進瓦罐內，如此反復往來地操作不一會兒，一罐百花露便採集到手了。

（十二）菖蒲茶的處方：

九節石菖蒲五分，切片　百花露或石泉一盞

酸梅肉二枚　大棗肉二枚　赤砂糖適量

【製作方法】石菖蒲在五月端陽節採取，最合時機，須選擇九節的為上品，把節間附生的鬚茸，剖刮乾淨，洗淨陰乾，不可用太陽曝曬。

舊說認為經過曬會「走氣失香」，而以科學觀點分析它，因為太陽放射的紫外線，能夠破壞菖蒲的性味的含量，這一點關係「採取及時」和「保存如法」的原則，須要注意，否則影響療效。

水的火候，不論用花露或者石泉，一律用蝦鬚沸水，先把大棗和酸梅、赤砂糖一齊放入水內燒沸，然後傾入茶杯，杯內先放入五分菖蒲片，將茶蓋密蓋著，一會兒即可開始飲茶了。酌配松子仁、甜杏仁、胡桃肉一類的乾果點心吃著下茶，其味美妙無窮。

（十三）二百花膏的處方：

百花百草露一斤　百花蜂蜜一斤

【製作方法】先把百花露如法採集，如法燒沸，再投入百花蜂蜜，用文火火候慢煎細烹，慢慢地從蝦鬚沸到蟹眼，這時須不斷用柳枝或桑枝做成的　緩慢地來回攪動

著，以免「生鍋」「發焦」，一直到起了「果子泡」的火候，二百花膏即煉成了，即速離火收入瓷器缸裏，封存備用。

　　每天早起之後和晚睡之前服一湯匙，用白開水調化，隨意飲喝，久久服用，能補益氣血，調和陰陽，丹道家的養生方法中，最重視這一種長期的飲料。

（十四）二冬（天門冬、麥門冬）五糖膏的處方：

天門冬五斤，去芯　麥門冬五斤，去芯　白蜂蜜二斤
冰糖一斤　赤砂糖一斤　麥芽糖一斤　白糖一斤

　　【製作方法】先把天門冬和麥門冬剖開去芯，再切成片，先入紫銅鍋內，加入清水十五斤，先用武火燒開，繼用文火熬兩小時，把原汁濾出，用陶器盛好，再將渣滓加水十斤，繼續用文火緩熬一小時，仍將第二汁濾出，並盛陶器內。再照第二次方法，加水再熬第三汁。這樣已把二冬汁熬盡了，渣滓扔掉不用，只取用三次總共和勻的原汁，又須澄清，把沉澱去掉不用，單用澄清的精汁，仍入紫銅鍋內以文火緩緩慢熬著，一直熬到濃縮三分之一的時候，即將五種糖一起放入，使用桑枝　不斷攪和，勿令「生鍋」、「發焦」，候蟹眼沸以後，果子泡起了，即速離火，不斷攪和，全部成了飴糖的樣子，這膏即煉成了。收存瓷缸內，封閉蓋固備用。

　　每於早起之後和臨睡之前服一湯匙，用白開水調化緩緩飲下，另配一點椒鹽的桃片糕或者椒鹽餅乾幾片。

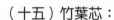

（十五）竹葉芯：

竹葉芯以淡竹葉一種為上品，其次以苦竹的竹葉芯為合格，其餘的竹葉芯皆屬下品，隨時採取新鮮的為原則。

竹葉芯在服餌方面，都作「點茶」服，不獨立服用的，可以酌量用五六根點綴在薄荷茶、菖蒲茶內飲用。

（十六）鮮生地酒的處方：

鮮生地五兩，搗汁用，去渣　　鮮地骨皮五兩，搗汁用，去渣

鮮桑葚子五兩，搗汁用，去渣　　青梨酒一斤　　冰糖四兩，搗細

【製作方法】先把鮮生地、鮮地骨皮、鮮桑葚共合入石臼內，搗杵為泥，用葛布絞汁濾去渣滓，單取精汁，一併和入特別預先釀好的「青梨酒」，並加入冰糖屑，封存三天即可服用了。

每天在午飯晚飯時，高興喝酒的時候，隨意取酒，隔水「重湯」燙熱，佐以下酒的菜蔬，只服六成量，勿令喝醉了。雖然這酒醇美並不醉人，但也有點酒意。

按：青梨酒係四川青城山的特產，天師洞和上清宮的出家人，經常釀造此酒，以招待遊客，是古今很有名氣的醇酒。相傳李太白最喜歡喝這飲料。這酒我曾喝過多次，也學會釀造的方法。它的味淡而極純，具有一股清香的水氣，並不覺得有酒的烈性滋味，不會喝酒的人喝上幾杯也不妨事。

又按：青梨酒的原料，係採野生的青梨，又名毛梨，係多年生的藤科所結的果子。用發酵的釀酒方法，釀造成酒的。這處方內係以青梨酒為「臣佐」之品，如果沒法採

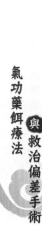

集釀造時，可改用四川的「大麴酒」或山西的「汾酒」，只用一兩的分量，加入生地等汁內也可以。不過沒有青梨酒那樣好的療效而已。

（十七）小麥飯的處方：

麥飯這樣食品，在古典文學的詩詞歌賦裏常常見到。後來社　會發展，進步到吃麵條大米，一般人已少做麥飯了。其實麥飯這項服食品的營養價值，比麵粉高得多，據舊式的理論，說它性味「甘溫」，「益土養心」，「療心氣浮腫」。

《本草經》也說：「養心氣」，「心病宜食」。用科學的觀點分析它，澱粉質碳水化合物的作用，能夠產生糖素，營養全身，與心病食甘味的理論，是相符合的。麥麩含有高量的維生素 B，心臟病腳腿浮腫，正是對症的藥物，與舊說養心氣和療心氣浮腫也是相同的。現在把它的處方和製作方法敍述如下：

小麥二合，淘洗乾淨　雪裏紅酸菜一撮，切碎末

火腿肉丁二兩，肥瘦各半，切成肉丁　小磨芝麻油一兩

這個處方，分作用火工的「隨水乾」法和用水工的「燜頭蒸」法。喜歡香蕉味濃的人，可用「隨水乾」法，喜歡滋潤香軟的人，可用「燜頭蒸」法。

1.隨水乾麥飯做法：

先將小麥淘洗，放入鐵鍋裏，摻加清水，淹過麥量一半以上，俟將水燒沸，看小麥火候以「爆肚皮」為度。這

意思是指小麥煮到半生半熟了，它的分子已起了分裂現象，每粒小麥都破皮現出一絲絲的白粉色。立即把它連湯取出，經過竹畚箕濾去湯水，只用濾乾了的半生半熟小麥。同時把麻油下鍋炒火腿肉丁和雪裏紅酸菜碎末，麻油被肉菜吸收了，即時放入小麥，把它鏟翻均勻，菜肉小麥翻得很均勻了，然後把它鏟平，再用瓢或碗從周圍澆灌一大碗清水進去，另用竹筷子一雙，在麥飯鍋裏直插十至二十個小孔，端正插到鍋底為度，用之通氣，否則麥飯會「夾生」而不香熟了。

最後把鍋蓋蓋緊密，不可使漏氣通風，用文火緩緩地烘三十分鐘，聞得香氣四溢，又側耳細聽，聽得鍋內沒有水氣聲，但聽到鍋內微微發出「喳！喳！」的焦脆音，這火候就到佳了，而麥飯大功告成，啟蓋之後，再將麥飯全部炒翻，開始服食，隨量細嚼慢吞。

服食麥飯，宜配合炒苦菜或泡薤白，再配合一碗「雞鴨火腿鮮筍湯」，妙不可言。不宜配油膩的東西。

2.燜頭蒸麥飯作法：

燜頭蒸的方法，比較簡單些，先把小麥淘淨，拌和火腿肉丁，雪裏紅酸菜末，拌和勻了，再加入芝麻油再度拌和，最後把它輕鬆地裝進一個特製瓷缸或陶器鉢裏。但要記住，只可裝八分滿為度，同時加入滾開水，以淹過小麥約二分的水面為度，不可過多過少了。這樣準備工作做好，再把它拿進蒸籠裏，扣密籠蓋，用武火蒸一小時至一小時三十分鐘，即可取出隨量服食了。配合菜湯照隨水乾

麥飯原則辦理。

這種做法，滋潤香軟另是一番風味，與隨水乾做法材料相同，水火有別，因而各饒濃淡，各具勝場了。

麥飯原則，我曾用過科學製造的麥片做成的鹹味稀粥，臨吃時加入些生薑屑和蔥白屑，成績很好，不過，嫌它有些膩滑，失去了香美的滋味。大家可以試試看。

（十八）薤白：

薤白這東西食的人很少，大概四川人和廣東人喜歡食它，就食醫的飲食療法和營養學而言，分做兩種服餌方法，別述如下：

1.豬心肚薤白湯處方：

鮮豬心一枚，洗淨　豬肚子一個，洗淨　薤白二兩，洗，風乾

黃豆芽半斤　食鹽適量

【製作方法】先把豬心薤白洗乾淨。豬肚子另外單獨用特別的洗法，將豬肚子剖開平鋪攤放，用事前準備好的白礬粉五錢、石灰粉一兩兌和高粱酒三兩，分兩次使用，裏外都撒抹均勻，用手不住地揉捏它，把肚子的涎液逐漸揉捏出來，用水沖洗乾淨。再如法炮製，撒第二次粉酒，再如前揉捏，直待肚子的涎液少了，仍用水沖洗，這樣把肚子炮製乾淨。先把肚子和黃豆芽放入砂鍋內，文火先燉二三小時，再放入豬心和薤白，再續燉一小時，即燉到爛熟程度了。將肚子取出切成「朝王笋」，寬約四分長約一寸半，仍放在原湯內燉一會兒，加食鹽適量，即可開始做

菜湯服食了。

2.泡薤白的處方：

薤白_{不拘量}　冷淨水_{半壇}　川花椒_{一百粒}　陶土泡菜壇_{一個}
食鹽水_{一斤配鹽四兩}

【製作方法】先把泡菜壇洗淨，照一斤冷水配食鹽的
標準，盛足半壇水，加入食鹽調和。這步工作名叫「起
水」，這起水的方法，又分「生水」和「熟水」兩種。上
述用冷水即是「起生水」的法子，「熟水」即用開水化食
鹽，待冷卻再泡菜。生、熟兩種水的優劣，以生水為優
勝，因為它不怕滲水進去，不容易「生花」「壞水」，而
熟水泡的菜雖然要脆些，但很容易「生花」、「壞水」，
不能久用。

把水先起好了，同時放入花椒，經兩三天食鹽化盡
了，即把薤白洗淨，風乾水氣放入罐子裏，用鹽水浸泡
著，緊固壇蓋，並在罐子口外面水槽裏加上「壇蓋水」。
這樣空氣隔斷，裏外不通，鹽水不會「生花」，但壇蓋水
須經常洗換，尤其夏季須隔一天一換水才行。經過浸泡七
至十四天，才可以取出薤白來佐餐。

按：其他的泡菜都可按此方法做，一兩天即可吃，唯
薤白須要長時間才行，否則苦辣味不去。

（十九）心臟病特種服食品刺蝟心血的處方：

刺蝟_{一隻}　黃酒_{一兩，用杯盛著，先行隔水燙滾熱備用}

【製作方法】把刺蝟胸腹朝天，用鐵釘四枚把刺蝟的

四隻腳分叉釘在木板上，釘牢之後，速用牛耳尖刀一把，使刀尖剜向胸骨中心，把整個胸腔剜開，立刻把心臟割截下來，迅速投入事先準備好的黃酒杯內。這杯黃酒事先裝在杯裏隔水燙得很滾熱等候備用。等把刺蝟的心臟投入酒內，再用乾淨的牛耳尖刀，把心臟切剖為二片，把心血與酒調和，即趁熱把血和酒吞服，並將燙得半生半熟的心臟也細嚼一齊吞服了。

這個服食方對於心臟病有奇效，曾經臨床試用多次，尤其對於心臟怔忡療效更突出，可惜過去師師相傳，連我自己的經驗也沒有醫案特別記載它。

在去年夏天對舒澤松先生在北京也還用過七隻，可惜因刺蝟弄不到手不能繼續，只服七隻而止，當時觀察療效在服食期中也很好的。

按：這個傳方有兩種處方，一個是用刺蝟心血，一個是用鹿心血，鹿心血更為罕見，不容易弄到手，療效比刺蝟心血還要高。在西藏西康的藏族同胞，很珍視鹿心血，常常做為名貴方物，饋贈親友。用治心臟病，是很名貴的服食品。鹿心血我也用過多次，終因來源不易，不能長期服用。又因保存方法係用火烘乾，而鹿心臟也不能利用，在食醫的理論，血肉品是「利於水而不利於火」的，應當鮮食，吸收於水，西康西藏所產的鹿心血用火烘乾，療效也減低了。

又按：服食刺蝟心血，隔一天吃一個，應當連續不斷服食一百二十個，二百四十天吃完。

三　肝臟病的食譜

肝臟發病一般的病狀，大概可以分為下述的症狀群：兩脅下疼痛，且牽引小腹作痛；顏色青蒼；爪甲灰枯或者平陷或者爪甲生鐵線紋；手足四肢脹滿；小便淋澀；大便艱難；腿肚轉筋；肩項身熱；胃中悶氣；無故善怒；臍左側有動氣；臍右按壓有物觸指，壓之生疼；眼花又脹不能看東西。以上這些症候，又統屬於虛、實兩項，「虛」、「實」的分別，大概以「虛則自恐」、「實則善怒」為標準。又有一種「肺傳之肝」的病，名叫肝痺，兩脅疼痛而且噁心厭食。

肝病在食醫的飲食療法和服食營養方面有個最高原則，所謂「肝苦急，食甘以緩之」；「肝欲散，食辛以散之」。急的意思，是說肝的邪氣有餘，是屬於實症的；散的意思是說肝的正氣不足，郁不條達，是屬於虛症的。

根據上述原則，肝病宜食粳米、牛肉、大棗、葵子、生薑、橘皮、胡麻、狗肉、李子，韭菜、蔥白、蔥頭、木瓜、決明子、車前子、車前草、薺菜、沙參、靈空青、蘋果、雞肝、鴨肝、豬肝、牛肝、蜂蜜、飴糖、鱉甲魚、七星魚、甜蘿葡、白菜、乾貝（即蟶蛀）、冬莧菜。

肝病服餌營養品，飲食療法的處方分述如下：

（一）魚參粳米粥的處方：

七星魚片二兩，又名烏魚　　刺烏海參片二兩　　粳米一合

食鹽適量　　胡椒末適量　　醬油適量　　生薑屑適量

蔥白屑適量

〔製作方法〕須先把七星魚剖去腸雜，用「片刀」開成薄片。刺烏海參，用溫水發開去淨腸雜，也用「片刀」開成薄片，準備著使用。另把粳米淘淨，放入沙鍋內加入淨水一大碗，覆好鍋蓋，用文火緩緩煮烹，以粳米煮到「爛、釀、泛」為標準。

所謂「爛」的意思是指粳米煮得爛了，內外軟透而言。「釀」的意思是指粳米和米湯溶和的飽和現象而言，也就是說不乾不稀的程度。「泛」的意思是單指烹煮粳米，在米湯裏沸滾翻騰，每一粒米都不住向上「泛」而言。這是鑒別火候的要點。把第一步煮粥的工作做好，再照下述第二步工作做去。

把生的七星魚片、生的刺烏海參片、生薑屑、蔥屑、食鹽、醬油、胡椒末，都一齊裝在一個大碗裏，用筷子調拌料酢均勻，再把滾開的粳米粥，一氣傾入碗內，約燜二三分鐘，再用湯匙抄翻魚參片，與粥調和均勻，即開始服食了。另外加配一碟涼拌嫩生薑絲，或者涼拌甜蘿蔔，或炒薺菜、炒白菜。

按：七星魚又名烏魚，丹道家叫它作「水厭」，它頭上有七個孔，能噴水，色黑，龍頭鳳尾，有鱗無甲，命最長，功能壯水滋肝。

（二）粉蒸牛肉的處方：

詳心臟病的粉蒸羊肉處方和製作方法。不過材料要選牛腿的雲花肉，才合標準。

（三）清燉牛肉的處方：

肋條牛肉三斤　白蘿蔔二斤，去皮切　生薑一兩

甘蔗頭五寸　花椒一百粒　胡椒三十粒　蔥五根　芫荽一小撮

食鹽適量

　　燉牛肉的選材一定要選肋條肉，因為這塊肉肥瘦兼半，又有筋膜，其他的瘦肉，燉來全成肉渣滓，非常難吃，母牛身上的奶部叫做「奶沙膘」，是燉牛肉最高貴的上品材料，要選擇這兩部分的肉，才合清燉的要求。

　　把材料選好，洗沖乾淨，整塊肉和甘蔗頭、花椒、胡椒、生薑、蔥，一齊放入砂鍋裏，一次加足冷水大半砂鍋，以後不能中途加水，否則會有「水臭」的氣味，覆上鍋蓋，先用武火燒沸，再改用文火慢慢煨燉，燉到牛肉的筋膜「熟透」，已能咬咀即放入白蘿蔔，繼續再燉，燉到筋膜熟透而又「稀爛」，蘿蔔也爛了為標準。

　　蘿蔔必須把皮剖去，因為它有苦澀的味道，把它切成一寸半長，一寸寬，四分厚，所謂的「骨牌片」形式。

　　火候到佳，即可服食，把甘蔗頭撈出扔掉，牛肉撈出切成胡桃大的方塊和蘿蔔連湯盛一大碗，臨吃時放入適量的食鹽，和撒上一撮芫荽。佐飯當菜湯吃或空心頓服都可以。

（四）牛肉汁的處方：

牛腿雲花肉一斤，切碎肉丁　胡椒十粒　生薑一小塊，杵破

花椒二十粒　醬油一湯匙　食鹽少量　芫荽五根切碎末

【製作方法】詳心臟病的狗肉汁，隔水乾蒸的方法和方式，不過把精汁取出在服食的時候加上點芫荽末而已。

（五）乾煸五香陳皮牛肉絲的處方：

牛腿雲花肉一斤八兩，切剔盡筋膜，切細肉絲　雞蛋清三枚，去黃
陳皮三錢，整用不切　花生米一百粒，去皮　川花椒三十粒
乾紅辣椒十枚，整用不切　菜子油八兩　芝麻油三兩
八角茴香一錢　山奈一錢　醬油五兩　紅砂糖一湯匙，杵細
食鹽一茶匙

【製作方法】先選擇牛腿的雲花肉，用「片刀」作成三分厚的肉片，把筋膜剔乾淨，一點也不能存留，再橫刀切斷肉片的纖維，切成四方形的肉絲長約一寸半。切好之後放在大碗內，先加入食鹽、醬油、砂糖，不住揉捏拌和，使肉絲全部吸收醬、鹽、砂糖為度，再拌入陳皮、花椒、辣椒、八角茴香、山奈五種香料。這是第一步的準備工作，這工作的重點，在切片、剔筋膜、橫切肉絲，要做到十分乾淨俐落，否則，影響成品的「化渣」和「鬆脆」。這點要特別注意。

第二步工作，先把菜子油全入「紅鍋」裏，用武火把油煎滾熟，有青煙起了，即把拌好的牛肉絲放入，急速用「鍋鏟」抄翻著，這「鍋鏟」和「炒瓢」的手法，不能向上抄提翻轉，只能朝下向鍋底壓扣著，來回往復地抄動肉絲，因為這樣才能使肉絲緊接鍋底，接受油火的熱力爆煎，因而熱力有增無減，容易達到煸乾、酥鬆香脆的要求。這操作手法，關係著作品的好壞，是「紅鍋」上「掌

瓢」的秘訣，也是從實踐中得來的寶貴經驗。

　　這樣操作約經十分鐘，看肉絲兩頭翹起，即是水氣快乾的火候，即改用文火烹煎，即可停止抄翻，間歇二三分鐘再抄翻它，用文火慢細地煸著，一直到肉絲煸乾了水氣，已香氣四溢，同時肉絲在鍋裏抄翻的時候「沙沙」地作響，即是乾煸的火候到佳了。把它全部鏟入碗內，又把辣椒、陳皮、山奈、八角茴香等煸焦黑了的香料，全部揀出，扔掉不要。這種方法叫做「吃香不見香」、「吃辣不見辣」。

　　此後再把預先攪溶了的雞蛋清，拌和煸乾了的牛肉絲，務使每一根肉絲都「穿上蛋清衣」，以穿衣到飽和點為度，剩下的蛋清，再把花生米放入拌和均勻，也使花生米每一粒都「穿上蛋清衣」。把這兩樣做好，即把麻油全放入紅鍋裏，用文火油煎滾沸，青煙起了，隨即把牛肉絲和花生米一齊放入油鍋裏，再度「乾煸」，輕微抄翻著，一直看到蛋清爆炸，「嗦嗦嗦」的聲減低了，乃至沒有聲音，同時抄翻肉絲和花生米，都有「沙沙」的乾脆細小聲音，火候老嫩就剛好合度。把它全部鏟出來，攤平散放在大盤子裏，等它冷了吃，比熱吃美得多，服食時配合酒、露，或者佐粥吃。

　　攤平散放在大盤子裏，切莫忘掉，這方法關係著平均「放熱」和「冷脆」的物理作用，如果您把它堆擠在一個碗裏，則上面的已熱散而冷脆了，下面的則因熱散不完，水氣反留滯在下，反而使肉絲變「綿了」。失去乾煸香、脆、酥、鬆的要求，豈不是「功虧一簣」嗎？

（六）大棗、胡麻、葵子：

大棗胡麻葵子糊的處方：

大棗肉五枚，去核　　黑胡麻一兩，炒研　　葵子五錢，去殼，炒研

冰糖一兩　　凝粉一茶匙　　白開水一碗

【製作方法】先把白開水和大棗肉放在鍋裏煮透，把大棗的肉撈起，用湯匙攪碎爛，揀去棗皮，仍放入水中繼續煮著，同時放入炒研細了的黑胡麻與炒研細的葵子、冰糖，不住地用小湯匙攪著，全部攪勻，鍋內起了「蟹眼沸」，即把「凝粉」用溫開水化開，使粉和水交融適度，再傾入鍋內，不住攪和，逐漸濃縮，糊就做成功了。傾入碗內隨意當點心服食。

按：胡麻又名巨勝子，即芝麻子，有黑白二種，都可以用，黑的營養滋補功效大。

（七）嫩生薑：

1.涼拌嫩生薑絲的處方：

嫩生薑芽不拘量，切細絲　　砂糖一茶匙　　醋適量　　醬油適量

【製作方法】選擇嫩生薑芽，此物名叫「紫芽薑」，三國小說記載左慈替曹操進紫芽薑，就是這東西，是生薑鮮嫩生脆最好的一部分。洗淨後把它先切薄片，再切成細絲拌和適量的糖、醋、醬油，立刻就可以服食了。配合粥吃，或者佐飯都可以。

2.醬嫩薑的處方：

嫩生薑芽_{不拘量}　食鹽_{適量，一斤薑配鹽四兩}　特製醬油_{適量}

【製作方法】選擇鮮嫩的「紫芽薑」，冷水洗淨，注意切勿把薑皮弄破了。要好好保存薑皮，否則以後的醬薑不脆而爛軟難吃。洗好之後，先用食鹽拌和，把它醃在適當的陶鉢裏，經過一天，取出風乾水氣，即放入一個有蓋的陶罐裏去，再放入好醬油，剛剛淹沒著薑面為度，經過七八天即可取出服食了。長久儲存一點也不會壞。

（八）蔥：

1.蔥白甜醬牛肉絲的處方：

大蔥白_{一撮，洗淨切成細絲}　牛腿雲花肉_{一斤，切細絲，剔去筋膜}
甜麵醬_{三湯匙}　醬油_{三湯匙}　菜子油_{六兩}　花椒末_{少量}
雞蛋_{三枚}

【製作方法】先把雲花牛腿肉，如法切成細肉絲，剔淨筋膜，一點也不能存留，再把大蔥白洗淨，橫切作一寸長一節，再順筋切成細絲，這是第一步工作。

　　第二步把牛肉絲放在大碗裏，加入醬油、花椒末，不住地揉捏，使牛肉絲把醬油全部吸收了，再把雞蛋三枚敲破放入繼續揉捏，使牛肉絲都穿上雞蛋衣。

　　第三步把菜子油入紅鍋，武火煎極滾沸，火力須要特別加大，油鍋青煙四射，似乎要燃燒起來的樣子，這時才可以把肉絲一齊放入油鍋內，運用「紅鍋」炒菜法（見前述乾煸牛肉條），很快「抄」「挪」，大約抄挪十下左

右，這時看肉絲已大體「分家」，不粘連在一起，掌握時機立刻把甜麵醬很快全部加入，同時用很快的抄挪手法，把甜麵醬都穿衣在肉絲外面，又大約抄挪十下左右，立刻把「炒鍋」提起，離開爐火，很快傾入碗內或盤子內。這碗或盤子裏，事先把蔥絲安置在碗底，肉絲即全部堆在蔥絲上面，這樣「燜過」二三分鐘，即可用筷子拌和蔥絲肉絲，開始細嚼慢吞了。這種服餌方法，生、熟並用，不特味道調和，嫩滑軟細，營養價值更高。

附註：「抄」「挪」的炒菜手法是有分別的。「抄」法已詳見乾煸牛肉絲條文裏。「挪」法是用左手掌握著炒鍋的「柄」或者「鍋耳」的一種操作方法，一面用右手使炒瓢或者鍋鏟在鍋內抄翻著，一面用左手緊握鍋柄，運用左腕的腕力，把炒鍋驀然一抖戰，使鍋內的肉絲未來一個「大翻身」，這是以火力油爆平均為目的的。

這手法說來容易，做作艱難，須得經過相當的實踐經歷才能操作裕如。

2.泡蔥頭的處方：

小蔥頭不拘量，大蔥頭不能作泡菜用　泡菜壇和鹽水適量

這處方的操作方法：詳見心臟病薤白條下，照那方法方式去做，服食也相同。

（九）素炒薺菜的處方：

嫩薺菜不拘量，洗淨　菜子油適量　食鹽適量　生薑片少許

【製作方法】是歸納入素食門的。薺菜家種野生的都

可以用，選擇嫩芽葉，淘淨之後備用，另把菜子油或者豆油適量加入紅鍋內，武火煎油滾沸，先下食鹽和生薑三五片，炸取薑汁性味，再把薺菜一起放入油鍋內，須用竹筷子抄翻，不能用鍋鏟和炒勺，因為不靈活抄翻不轉，看菜熟透了，取出佐飯或佐粥服食，或配合紅燒清燉清蒸一類的葷菜服吃，符合葷素相間、濃淡相調的原則，營養價值能夠提高。

（十）素炒車前草的處方：

嫩車前草芯_{不拘量}　菜子油_{適量}　生薑_{三五片}　食鹽_{適量}

【製作方法】與素炒薺菜是一樣的作法，不過選材料不同而已。按：車前草是一種野生的草本，葉叢生而圓闊，似夭桃形狀，到盛夏時中芯抽芽一莖直立向上，結子如麥穗，名叫車前子，有名的五子茶湯，車前子是主要成分。又按：另有一種草名叫「蛤蟆草」（不是癩蛤蟆草），與車前草同科相類，極容易混淆不清，切勿錯採了。這二者的分別，其實也很容易辨識。

車前草，葉背的筋紋理致是五條。蛤蟆草，葉背的筋紋理致是三條。

把它們辨識清楚了，專採五條筋紋的車前草，選擇肥大鮮嫩的連根掘起，再把四圍老的葉子摘除，只留中間嫩葉芯子，齊根腳處掐斷，淘洗乾淨，照炒薺菜方法炒好，配合葷菜或佐粥佐飯服食。

（十一）決明子、車前子：

決明子車前子茶的處方：

草決明子二錢炒　　車前子一錢炒　　百花露或石泉一盞

這處方是「五子茶」的變方，以喝飲本味為原則。製作方法，先把兩樣炒製好，再照前心臟病茶飲條文處理。

（十二）蘋果羹的處方。
（十三）李子羹的處方。
（十四）韭菜包餃的處方。
（十五）狗肉的各種處方。

這四種處方和製作方法與服食方法都參照前述心臟病的食譜分別處理。

（十六）靈空青膏的處方：

靈空青不拘量，以多為勝　　蜂蜜二斤　　飴糖一斤，即麥芽糖

提起了靈空青，不特少有人使用，而且連這名字也很陌生，諸家藥典記載，也不很翔實，只說它明目養肝而已。然而在養生家和食醫的服食品裏，卻歸納在「奇珍類」而屬於上品的東西，是不容易弄到手的稀罕之物。在封建社會裏，講究服餌的人們，對它有濃厚的迷信神話，自然不值一提，可是它在飲食療法方面確有價值。在科學立場上看它，靈空青水的比重是很重的，含有豐富的磷、銀等礦質，富有營養價值和治療作用。

靈空青係儲藏在礦石裏的一種清冷徹骨、瑩晶無塵的

清水，多產生在朱砂水銀雄黃和銀礦的沙崖層中，外面係一種堅硬而特別重的又不規則的圓形石卵，裏面藏著一泓清水，這叫做「空青」。有些更特別的空青水裏，還有魚、蝦、蚌、蟹和龍形的爬蟲類。這才叫做「靈空青」。這些生物遇見空氣即硬化如石，在川滇黔各省，常在挖崖築路中或礦坑裏，每每遇見這個好東西可惜沒人識貨，把它踐踏了。

把空青選好了，先把蜂蜜、飴糖入紫銅鍋內，文火煉膏，一面臨時用「搖鑽」鑽石開孔，把空青放流出來，傾入糖膏內，用柳枝箸不住攪和，使它溶和均勻。如遇見水內有生物的靈空青，立刻連水傾在磁質乳缽內，急速搗爛，再迅速傾入糖膏內，攪和如法，俟起蟹眼沸，即收膏封存瓷缸內。

每天臨睡前，服食一茶匙，在口裏細細溶化，緩緩咽吞，即安然入睡。服後忌吃各種血，如雞血、鴨血、豬血一類的東西。

（十七）香木瓜：

香木瓜露的處方：

香木瓜十枚，切片　蜂蜜適量

【製作方法】首先要懂得升煉花露的操作，凡是升煉各種露，與烤酒的方法方式一樣。原有一套升煉露用的整套工具，即是用蒸餾的原理，把它蒸餾冷卻為露，把它收存玻璃瓶內服用。懂得這工具的用法，把香木瓜切片放進

蒸餾鍋中，如法蒸餾，取露存用。一般中藥店都會這方法，大約都有這種工具，一般在夏天蒸銀花露等出售，可以委託他們代作。

木瓜露蒸餾好了，每天把它當做飲料喝，臨時兌入蜂蜜，甜淡由自己所喜，適量加入。

（十八）鱉甲魚：

1.清蒸鱉甲魚的處方：

鱉甲魚一隻，約三斤重　豬網油一大塊　食鹽適量
生薑三片　鮮筍片三兩　胡椒末少許　蔥白五根
雞鴨火腿原汁濃湯一大碗

【製作方法】分為兩大準備工作，第一要先燉好一碗雞、鴨、火腿的原汁濃湯，把浮油吹去不用，以備和鱉共蒸。第二先把鱉宰去頭和剖去腸雜，只留腹裏的蛋，沖洗乾淨，再把豬網油攤開，將鱉整個包裹著，放入雞、鴨、火腿原汁濃湯裏，再放入食鹽、生薑、蔥白、胡椒末、鮮筍片，最後放進蒸籠，扣緊籠蓋，武火蒸三小時，一直把鱉甲魚蒸「熟爛透心」為度，取去籠蓋，佐飯服食或空腹隨意服食。

2.紅燒鱉甲魚的處方：

鱉甲魚一隻，約三斤重　北沙參二兩，南沙參也可用
鮮淮山藥三兩　紅甜蘿蔔三兩　青菜頭三兩　黃精二兩
烏靈參一兩　醬油五湯匙　食鹽一茶匙　花椒五十粒
胡椒二十粒　生薑一兩　蔥白十根　山奈一錢

八角茴香一錢　麥芽糖一兩　豬油三兩

火腿半斤，半肥半瘦，切　烏骨雌雞半隻，切塊　麻油一兩

【製作方法】準備事項如下，先把鱉甲魚宰割沖洗乾淨，把烏骨雌雞切成胡桃大的碎塊，將火腿切成「骨牌片」，北沙參用滾刀法切成螺旋塊，青菜頭剖去外皮用「滾刀法」切成螺旋塊，紅甜蘿蔔用「滾刀法」切成螺旋塊，黃精切成「筷子頭」，烏靈參切八片作月牙形。

操作的次序如下：

先把豬油放入紅鍋內煎滾沸，即放入雞塊與烏靈參，用油鍋炮過一遍，炒炮的火候以雞肉外面血色收斂，表面已半熟為標準。

再一次攙足淨水五大碗，同時放入整個鱉甲魚和食鹽、醬油、生薑、蔥白、花椒、胡椒、山奈、八角茴香、火腿、黃精等抄和一遍，覆上鍋蓋，將水湯燒沸，即轉入沙鍋內，覆緊蓋子，用文火慢慢煨燒。約兩小時之後，看鍋內鱉雞都接近「爛熟」的程度，即放入蘿蔔、山藥、青菜頭、北沙參，繼續再燒再煨。

約一小時，再看所有的東西都一齊「爛熟透心」，湯汁濃縮，即放入麻油，略事炒翻一遍，即全部取出。用大碗盛著，佐飯服食。

服食這兩種鱉甲魚，不可同時吃葷菜，因為它們性味相反。服食不完的魚肉菜，第二天可再蒸熱來吃，不可再入鍋內重炒，因為膠質過濃，見火會焦了。

（十九）七星魚：

1.七星魚冬瓜蘑菇原鍾湯的處方：

七星魚一尾，去頭翅，切瓦塊形　冬瓜一斤　生薑一小塊

蘑菇一兩，洗淨沙，整用不切　蔥白五根　胡椒末少許

食鹽適量　麻油一湯匙　鮮藿香一撮，切　鮮筍二兩切片

火腿少許，切片

【製作方法】先把七星魚宰剖洗淨，切成「瓦塊魚」；冬瓜切成骨排片；鮮筍切成薄片。蘑菇另外事先用開水一大碗發開，放少許食鹽入內，洗滌細沙，同時把這洗蘑菇的水保存起來，不可浪費，把它澄清，只取清水作湯是最好的材料。

準備工作做好之後，即把魚片、筍片、火腿片、蘑菇、生薑、蔥白、食鹽、冬瓜片、胡椒、麻油等一併放入特製的磁鍾缸內，再加入洗蘑菇的水，以裝足大半鍾為標準，如因蘑菇水不夠，可酌加入開水湊足定量。這些工作做好，即放入蒸籠裏蒸足一小時，不可久蒸。取出服食時，臨時撒上少許鮮藿香末（沒有則不用）。

2.溜芙蓉七星魚片的處方：

七星魚一尾，切薄片　雞蛋清五枚，去黃　食鹽一湯匙

菜子油三兩　豬油三兩　蔥白三根，切滾刀

泡酸紅辣椒二個，切細絲　凝粉適量，水調化

【製作方法】先把七星魚用「片刀」做成大塊的薄片，在大碗內拌和食鹽與雞蛋清。輕輕拌和勻，不可把魚

片拌破碎了。把這些餌料都切好，拌好，再把菜油、豬油，一併放入紅鍋內，鍋要洗得特別乾淨，否則影響白色。用武火烹煎滾熱，火力愈大愈好，看油鍋內青煙冒起，即速把拌好雞蛋清的魚片，放入油鍋，用炒瓢「抄挪」的手法，不住抄挪，看雞蛋白凝固、魚片「分家」了，即速放入泡紅辣椒絲、蔥白，再不住抄挪著，大約來回十五下，即放入事先調好的凝粉，再抄挪五六下，即速離火，將炒鍋提起，傾入大盤子內盛著，隨意佐飯服食，或佐飲酒、露都可以的。

這種服食方法，有個特點，第一顏色雪白，如白芙蓉花瓣，雪白中點綴幾絲紅色的酸辣椒，不特調味鮮美，而且引人入勝，饞涎欲滴，這叫做「色、香、味」三絕。第二這種烹飪方法，鮮嫩無匹，每一種材料，都剛剛到「熟而不老」、「嫩而不生」的火候，就科學分析它，各種維生素未經破壞，營養價值因此提高。

（二十）雞肝、鴨肝、牛肝、豬肝：

雞鴨牛豬肝糕的處方：

雞、鴨、豬、牛肝至少二斤，任取一種　　雞蛋清十枚，去黃

胡椒末一撮　　雞鴨火腿清湯一碗，先將濃湯清好　　食鹽一撮

【製作方法】在四種肝中先選擇任何一種，都可以做材料，但至少需要二斤。選材以黃色的肝為上品，把肝切成薄片，放入石臼內，搗杵為泥，再用葛紗布包著，擠濾一過，渣滓再搗再行擠濾，以肝汁擠完為止。然後把肝汁

氣功藥餌療法與救治偏差手術

96

兌和雞蛋清，攪打調和，務求均勻，同時調入食鹽一小撮，不住攪打和勻，最後放入蒸籠裏蒸一點鐘（夏天只要半點到四十分鐘），肝糕即凝固而成功了。

再把如法清好了的雞鴨火腿湯，輕輕灌入蒸肝糕的碗內，不可沖爛了肝糕，這清湯色清如水，浮在肝糕上面，再撒上少許胡椒末，再度重蒸半點鐘（夏天只蒸十五分鐘至二十分鐘），即可取出，宜趁熱服食，不宜冷了，用湯匙舀著服食，最好在晨起空腹的時間。

（二十一）甜紅蘿蔔：

涼拌糖醋素胡蘿蔔的處方：

紅甜蘿蔔兩枚，去皮，搗破碎　　白糖一茶匙　　醋兩湯匙

醬油一湯匙　　麻油一茶匙　　鮮生薑汁一茶匙

【製作方法】先把胡蘿蔔刨削去表皮，切成兩片，平鋪在案板上，用刀背槌成破碎的小塊，形式任其自然。把這碎蘿蔔塊盛在碗裏，即放入糖、醋、醬油、薑汁、麻油，拌和均勻，約經十五分鐘，即可隨意佐飯佐粥服食了。吃時需再拌和作料汁，味更鮮美，清脆之中，有一股「菜根香」的真味。這是生吃的素食品，蘿蔔的維生素，全部保存，營養價值高，成本低廉，操作容易，最適合廣大工農弟兄們的需要。

（二十二）白　菜：

白菜三下鍋的處方：

嫩白菜梗半斤，切　　胡蘿蔔半斤，切　　蒜苗五根，切三分長

白蘿蔔半斤去皮，切　食鹽一茶匙　辣椒粉適量　菜子油四兩
凝粉一湯匙，水調化

【製作方法】先把三樣材料，各別切成「骨牌片」，隨即把菜子油入紅鍋，武火煎滾。首先下白蘿蔔片，仍不住抄翻著，見白蘿蔔已半熟了，第二次下胡蘿蔔，見胡蘿蔔已半熟了，第三次下白菜梗，仍舊不斷抄翻著。在這三次「下料」期中，完全用「乾煸」方法，一點水也不能用，一直見白菜梗也半熟了，再下食鹽，鹽味切忌過重，因為這個菜是以素食為主，而要吃本味，所謂「菜根香」的滋味，更不能用醬油，因為醬油下鍋，菜即變為褐黑色，味道也變苦而非本味，於「色、味、香」的要求有損。這時才攙入水小半碗，改盛在小砂鍋裏，用微火的火候，緩緩煨半點鐘，全部材料熟透軟爛了，即略事抄翻，同時加入蒜苗葉、辣椒粉，再抄翻三五下，即下凝粉，把湯汁濃縮盛在碗裏，便可服食，佐飯或配合紅燒葷菜服食最妙，濃淡相間，正到好處。

（二十三）乾貝、冬莧菜：

乾貝翡翠冬莧菜的處方：

乾貝一兩，開水發，撕成細絲
冬莧菜三十根，留嫩葉，去老皮，留莖芯　雞油四兩
瘦火腿末一撮　食鹽一湯匙　凝粉一湯匙水調化
胡椒粉一小撮　雞鴨火腿濃湯一碗

【製作方法】先把乾貝用開水發透，淘洗乾淨，撕成

細絲，愈細愈好。另把冬莧菜材料選好，選擇肥壯、粗大、一莖直上，約指頭粗的嫩尖，每根約五寸長，先淘洗乾淨，再把粗莖的表皮順向嫩尖上褪剝，將表皮褪剝乾淨，只留尖上的嫩葉幾匹，仍要連生在莖心上，不可剝斷了，再把滾開水一壺澆淋這冬莧菜一遍，這樣可使菜的顏色，永保青翠，不會因煎烹而變為黃色，失去了色、香、味三絕的要求。把這兩種準備工作，分別做好，再著手第二步烹飪工作。

先行把雞油入紅鍋裏煎滾，首先下乾貝絲，在油鍋內燙炮一遍，再下冬莧菜，略事抄翻。即加入雞鴨火腿濃湯一大碗，用文火細細煨著，這時特須注意，決不可覆上鍋蓋，應當敞開煨烹。同時加入食鹽一小撮，胡椒粉少許，瘦火腿末一撮，約經三四十分鐘，冬莧菜的莖心熟透軟爛了，即放入凝粉，濃縮原湯。把它頭尖並齊，盛在八寸盤子裏，佐餐服食，這顏色青白相間，青翠欲滴，白潤如油，中間夾雜一星星的紅火腿末，翡翠合璧，色香味都齊備了。

這個菜和肝養脾，滋陰降火，營養價值高，尤其孕婦服食這方，能預防難產。

四　脾臟病的食譜

脾臟受了病，一般的症狀綜合起來，有如下表現。

脾臟受了外邪，則病肌肉疼痛。脾臟的陽氣有餘，陰氣不足，則現腹中發熱，容易饑餓的症狀。脾臟的陽氣不

足陰氣有餘則現腹中冷痛，腸內蛙鳴，面色現黃，時時噫氣，意識不集中，每遇一事一物，都會攀緣著想入非非，在肚臍的周圍，時有動氣，壓按它覺得有物觸指，而生微痛，腹部脹滿，消化不良，身體沉重，關節脹多痛少，怠惰好臥，四肢無力。脾臟鬱熱太甚顏色發黃，而肌肉蠕動，有如蟲行。還有一種特別的脾症，只是發高熱，腹中熱甚，心煩不安，全身發黃，這病理叫做「肝傳之脾」，病名叫「脾風」。

這些症狀群，須要分辨它的「虛」「實」。四肢不用，五臟不安，腹內氣滿，腸鳴瀉泄，飲食不化，是屬於虛症的。肚腹脹痞，大小便不利，身重善饑，肉蠕動，腳下疼，是歸納於實症的。

食醫對於脾臟病的飲食療法和營養服餌，有個最高原則，所謂「脾苦濕、食苦以燥之」，「脾欲緩，食甘以緩之」。脾苦濕的意思是說脾臟喜歡燥而惡濕，濕留在脾，是屬於邪有餘的實症。脾欲緩的意思，是說脾的正氣因受邪而苦急，失去了緩和暢達的正常性，是屬於虛症的。除了苦、甘二味之外，還應當服餌鹹味。這是五味「所勝」的原理。

脾病宜服餌大豆、豬肉、栗子、藿香、粳米、牛肉、大棗、葵子、柿子、飴糖、小米、陳倉米、糯米、蜂蜜、鯽魚、鱔魚、泥鰍魚、黃豆芽、雞頭肉、苡仁米、茯苓糕、鴨肫乾、雞肫乾、雁肫乾、豬肚子、牛肚子、糯米草、苦竹筍、金針花、苦瓜、蘭花根、側耳根、飯焦。

脾臟病飲食療法和服餌營養品的處方，分述如下：

（一）粳米、苡仁米：

粳米苡仁米粥的處方：

粳米半合，淘洗　苡仁米一合，淘洗　水三倍米量

【製作方法】把二味各別淘洗乾淨，一次用足三倍米量的水，先把苡仁米下鍋，文火煮滾，約煮二十分鐘，再下粳米同煮，以煮到「爛熟透心」為標準，即所謂「爛、釅、泛」的火候。

這粥以淡食配和素食的菜蔬品為原則，也可以加入白糖、飴糖、蜂蜜，作成甜食。

（二）小米、糯米：

小米糯米粥的處方：

小米半合　糯米半合　水三倍米量

【製作方法】與通常人家裏作小米粥一樣，不過配合糯米以調和甘淡的性味，營養價值就提高了。服餌以淡食為原則，宜配和素食菜蔬，也可以加入糖，作成甜食（見前條）。

（三）雞頭肉：

雞頭肉糯米糕的處方：

鮮雞頭肉二兩　糯米一小撮　冰糖一兩

【製作方法】把雞頭肉和糯米一起淘洗乾淨，同入砂鍋裏，一次加入兩倍米量的水，文火煨煮，煮到爛熟透心

為標準。再放入冰糖烊化，繼續再煨五分至十分鐘，即可取出服食了。

按：雞頭肉又名芡實，生在水塘裏，形如雞頭，所以名叫雞頭肉，用新鮮的最好，過了季節，用乾貨也可以的。

（四）大　棗：
（五）柿　子：

大棗、柿子這兩種服食品，都宜作成蜜餞。隨意作點心服食。這兩種蜜餞品，市上已有供應品，可以去買，這裏不必多述了。

（六）牛　肉：

關於牛肉的各種服餌方法詳見前述。

（七）葵　子：

葵子糊的服食和製作方法：詳見肝臟大棗胡麻葵子糊條文。不過應當除去胡麻不用，只用大棗葵子就行了。

（八）豬　肉：

1.紅燒豬腳栗子的處方：

豬前腳一對　栗子五十粒，去殼　大棗十枚　飴糖二兩
蜂蜜二兩　鮮藿香一撮，切　苦竹筍四兩，切筷子頭
金針花一兩，開水發，洗淨

這處方的作用，大補脾臟的正氣不足，完全服食甜

味，在甜味當中，加入苦竹筍，以苦燥和苦瀉的作用來調和它，使五味的相製作用能充分發揮，以避免補得太過的流弊，因此脾臟「邪實」的病員，這個處方是不能服食的。真正脾臟「正虛無邪的人」，才可以服食，才會收到滋補營養的療效，否則反而補塞著了。

【製作方法】先把豬腳如法炮製好（見心臟病食譜），先入砂鍋裏，加入三大碗水，文火慢煨，煨到熟透，「骨肉分家」為標準，即先加入栗子。約煨三十分鐘，再加入大棗、苦竹筍、金針花、飴糖、蜂蜜，調和均勻，繼續用文火慢煨著，不時用筷子抄翻，以免「生鍋」、「發焦」，一直到糖的香氣四溢，栗子也爛熟酥鬆，火候就到佳了。即速離火，取盛大碗內，撒上鮮藿香碎末，調拌著服食，佐飯或佐酒，隨意服食。如果吃不完，第二天只能蒸熱了再吃，不能再見火了。

2.豬裏脊苦竹筍金針花湯的處方：

豬里脊肉二條　　苦竹筍二兩，切片　　金針花一兩，開水發洗
食鹽一撮　　醬油一湯匙　　生薑一小塊　　麻油一茶匙

【製作方法】先把裏脊肉用「片刀」作成薄肉片，裝在碗裏，把醬油加入，拌和吸收，等候使用。

另外把金針花、苦竹筍片、生薑塊放入鍋裏加入冷水一碗，或者豬骨頭熬的奶湯，或者雞鴨火腿清湯，都可以選擇使用。放入食鹽一撮，先行用武火燒沸，約五分鐘，即把拌和醬油的里脊肉片，用手分散開，一齊放入湯內，加大火力，約兩三分鐘即沸滾起來，肉片也翻上湯麵，即

速離火，傾入碗內，開始服食，佐飯或佐點心吃。

按：豬里脊肉，附脊而生，每隻豬只有兩條肉，是豬身上最好的「精華」，特別細緻嫩美。這兩塊肉與鹿脯相似，它的肉纖維不長，是一種環肌組織，食譜說它沒有「橫豎」的經絡，不必用刀法去遷就它，橫豎切來，無不如意，又說它為「煉精之庫」，為「髓源之榮」。凡是獸類和人，都生有這兩條里脊肉，這東西失去了作用，五臟的俞穴將會閉塞，而致脊椎強直，不能前彎後仰或骨節硬化，石灰質增長，膠質減少，氣質發生變化，很難治療。反面來看，根據以類補類的原理，服餌里脊肉，則可以大補精髓，亦即增加分泌和製造精髓的功能，在食醫的服餌學說，血肉品裏面，是最受重視的材料。它的服食方法，變化很多，最宜於作湯和做包子、餃子，尤其是作「湯包」和做「雲吞」（又名「餛飩」，四川名「抄手」），特別適宜。

3.紅燴豬膚大豆的處方：

豬膚四兩，油炮酥，切　雪山大豆二兩，浸泡去皮　食鹽一湯匙

番茄十枚，去皮子　豬油四兩　生薑末一撮

蔥白五根，切滾刀　茭白四兩　菜豌豆四兩，去弦筋

嫩玉米苞芯四兩，去苞殼紅纓　凝粉一湯匙，水調化

這處方的選材和製作手續，分別條述如下：

第一，豬膚，即平常吃豬肉時，累積下來的豬皮子，把它的肉全剝剖乾淨只留盡皮，煮熟了之後，把毛拔乾淨，用繩穿孔，懸掛陰乾，以備隨時服用。這材料以「肥

厚」為上品，背脊上的皮最合標準，肚皮和腿縫的皮最下等。把陰乾的豬皮，先放在油鍋裏炮製，炸過一遍，炸到酥鬆以起了「蜂窠小眼」為度，亦即像海綿那樣酥鬆，這成品名叫「享皮」（這油鍋的油必須用豬油，而且油要多，至少要二斤，但並不消耗油，炸了豬膚，這鍋油折耗不大）。隨即取出，候冷卻了，切成「骨牌片」，或者加工做成各式花樣，例如做「古老錢」、「一塊玉」、「雪花六出」、「卷心筍」、「太極圖」、「清白傳家」等等花樣。這叫做「手工菜」，是講究做工名堂的，雖然不適合於廣大的群眾，但有它的藝術價值，比外國西菜進步多了。

第二，雪山大豆，這種豆有點像白扁豆，但體積大些，是四川雪山的特產，東北出產的也很好，先把它用溫開水浸泡發透，再把皮殼褪脫。

第三，茭白，又名「蒿筍」，生在水塘裏，有點像水蘆。在夏秋之交，莖的近梢處，生長一種筍，叫做「蒿筍」。在很嫩的時候，這筍剖開，只有小指頭大，最合標準，每個整用不能切開。

第四，玉米苞芯，又名包穀，在剛生苞，略見紅纓的時候，採摘下來，褪去苞殼和紅纓，只有小指頭大，仍整個使用，不必切開。

第五，菜豌豆，是一種特別的豌豆，它的肉很厚，豆子也很壯嫩，表面生來疙瘩不平，像癩蛤蟆似的，非常嫩脆，富有甜味，顏色翠綠，把它兩面的弦筋抽去。

第六，番茄，用開水一燙，把皮撕去，剖去瓤子，只

用它的肉，也可以用近代西菜裏的「所司」醬代替。

　　先把材料選擇好，如法炮製切開，即先把豬油入紅鍋煎滾沸，同時放入大豆和番茄，溜炸一遍，使大豆酥鬆，容易爛軟入味，番茄有酸性，可使大豆加速爛軟，吸收入味，再加入做好的豬膚和食鹽，又加水一大碗，文火慢燴，一直到豬膚都軟了，大豆「沙粉了」，即放入茭白、菜豌豆、玉米苞芯（這三種材料，因產生季節不同，不能同時弄齊，任取一兩樣加入）。把它抄翻均勻，繼續再燴約五六分鐘就行了，不能把它燴軟，因為這材料，是以生脆為原則，吃菜根香本味的。最後放生薑末和蔥白。再抄翻五六下，即放入凝粉，濃縮湯汁，盛在碗裏，顏色鮮豔，五彩奪目。佐飯服食。

　　（九）鯽　魚：

　　1.白蘿蔔絲鯽魚湯的處方：

鯽魚半斤重一尾，去鱗雜　白蘿蔔絲茶杯大一枚，去皮，切細絲
白胡椒末一撮　食鹽一茶匙　蔥白五根　生薑片五薄片
麻油兩湯匙　豬油一湯匙

　　【製作方法】先把鯽魚鱗雜去了，蘿蔔絲切成很細，即把豬油麻油同入紅鍋裏，生薑片先炸焦撈出不用（不放生薑即會生鍋，魚會炸爛）。隨即放入鯽魚，在油鍋裏略事炮溜一遍，以魚尾翹起為度，這時速即翻轉一面溜炸，不可炸得太老了，即加入水一大碗，這水攛下時火力要加大一些，即會變成白色的「奶湯」，最後放入蔥白、胡椒

末、食鹽、蘿蔔絲，煮沸約經二十分鐘，即可盛在湯碗裏，佐飯服食。

按：鯽魚與各種魚類性味不同，《本草經》和食譜都說它「屬土」，是補「脾土」的魚類，是服餌的上品。

2.鯽魚面的處方：

鯽魚—斤，去鱗雜　生薑—大塊　小蔥切—撮　胡椒末—撮

食鹽—茶匙　醬油二茶匙　炮雪裏紅酸菜—撮切細末

鮮筍—支，切細末　雞蛋五枚，攪濫　豬油三湯匙

凝粉—湯匙，調化　花菇—兩，溫水發開，切絲

蛋清菠菜汁細麵適量　麻油三湯匙

【製作方法】把鯽魚鱗雜除去，放入砂鍋內，加水一大碗烹煮，同時放入生薑一塊，胡椒末，食鹽一茶匙，文火慢煨，煨到魚的「骨肉分家」，即用漏瓢與筷子把魚刺剔出，在湯瓢裏細細濾過，務求把魚的「揚匕刺」都濾除乾淨，或者用紗布包著擠濾，把魚肉擠濾出來，仍然放入原湯內，繼續烹煨著。一面把葷素油放入紅鍋中煎滾，放入雪裏紅酸菜。鮮筍、花菇絲，炒抄一遍，即把鯽魚的原汁濃湯加入，同時加入醬油，全部調勻，再加入雞蛋（事先攪打蛋黃蛋白混合）不住抄和。看蛋花成了，即加入凝粉，濃縮原汁，以不幹不稀為標準，這叫做「二流釀」，盛在碗裏，撒上蔥花，備作「澆頭」之用。

把澆頭做好，另外把事先特作的蛋清菠菜面（顏色翠綠，是用菠菜葉榨汁，配和雞蛋清調和做成的麵條）適量投入面鍋水中，煮熟挑入碗內，用面簍挑面，將水「吊

幹」，不帶一點麵湯，這名字叫做「乾撈」。煮面火候又分硬軟二種，吃硬性一點的面名叫「帶黃」，吃軟性一點的面名叫「帶柔」。各隨所喜好了。把面盛好之後，再把澆頭澆上三五湯匙，如喜吃辣椒和酸醋的人，臨時可加入適量的辣椒油和酸醋，更為鮮美，隨意當點心服食。

（十）鱔　魚：

鱔魚這東西，根據《本草經》和仙道食譜的說法：認為它最補脾土，「其性通竅」，「自為牝牡，補瀉相緣」。這意思是說脾臟過燥過濕都會腫大，服餌這東西，它能對症發生補瀉的相應作用。脾臟腫大了它能發揮竅的性能，使脾臟消腫，脾虛作脹滿的人，它能發揮通達的作用，加強脾土的運化功能。

按：鱔魚的選材，以黃色為上品，以粗壯肥大為標準。據食醫食譜記載，有養鱔魚的密傳方法，能使瘦小的鱔魚，在兩個來複期內（七天為一個來複），壯大肥碩。這方法我曾作過試驗，確能收效。

附養鱔法：

用平底的瓦缸一個，滿盛清水，水的深度，不得超過一尺，每天放入童溲一合，逐天換水，同時加入童溲。就這樣養下去，鱔魚自會肥壯。注意童溲不可放過量，否則鱔魚反而死了。這食品價廉物美，在農村中不花錢，也可以捉到大量鱔魚，材料不愁缺乏，同時這東西對蓄水的田是有害的，也該除掉它，於種稻蓄水是有利的事。

附捉鱔魚法：

第一種，手提法。在插秧和放水「曬秧窠」的時候，在白天下田去尋找鱔魚的孔穴，從進出兩穴孔的當中，骿著食指，插入泥中，向下一撈即攔腰捉著了。

第二種，火照法。在夜間八九點鐘（過了十二點就入洞了）燃著「火把」，沿秧行田塍上，沿途照向田裏，這時的鱔魚，出洞「納涼」，它懶洋洋地癱瘓在淺水田中，最易發現，發現了它即將火把照著它，同時用一把特做的小魚鋼叉，照準它叉去，即時叉著捉入籃子裏。

第三種，團山法。要特製的一種竹絲編造的「號籠」，它的口徑直徑約三四寸，長度約二尺五寸到三尺，籠口裏面反裝著「倒鬚鎖」，籠尾的編造是用「左螺旋」的「魚尾」，可以自由收合放開的，把魚尾用繩紮緊，以備「團攏」了鱔魚從這裏放出來。這工具特製好了，臨用時把田螺肉和冷飯和搗如泥，有鮮藿香加入少許更妙，塗在籠口的裏面和倒鬚鎖的外面。這樣準備好了，拿到水田裏，用腳蹬開田泥，作成約六七寸深，二三尺長的一道坑，把號籠放入坑中，上面蓋上田泥，只留籠口，不可堵塞。安置好後，各自回家，第二日早晨再去提取號籠，則裏面或多或少，總有幾條鱔魚，進入牢籠了。

1.素椒鱔魚面的處方：

鱔魚五斤　胡椒末一撮　川花椒末一撮　生薑末一撮
白醬油三湯匙　食鹽五湯匙　芝麻醬適量　醋適量
辣椒油適量　蒜泥適量　蔥末適量　豌豆苗一小握，或菠菜

甜醬油適量，或用白糖代替亦可　豬油適量　芝麻油適量

【製作方法】先把各種作料，分別作好，各別裝著，以備臨時作適量的調配，隨各人心之所喜，酌量配合五味，預先調配妥當，裝在碗裏，以備和麵。如能吃辣、麻、辛、甜、酸，五味配齊，更饒風味。從實踐中體會出五味相調的作用，能使五臟條達，神清氣爽，食慾大振，齒頰留香。這證實了中國食醫的學理，並不簡單，而有它治療和營養的高級價值。

鱔魚面並不是我們通常食的鱔魚澆頭麵，這麵完全是用鱔魚做成的。它的製作方法和程式，詳述如下：

第一，把鱔魚材料選好，用鐵釘把它的頭釘在一塊木板上，用薄口鋒小刀，從頭部剖開，循著腹部，一直到尾部為止，剖成直線，把腸雜除去，頭部同時切除不用，這種方法叫做「軟刀」，是留著骨頭的。做紅燒或乾煸的材料時叫做「火炮筒」。如果另從頸部循著背脊骨剖開，取去背脊骨頭和腸雜，這種方法叫做「硬刀」，是不用骨頭的，做紅燒或乾煸的材料時叫「馬鞍橋」。但，做鱔魚麵只能用「軟刀」，因為要專門取用它腹部的「劃水」肉兩條，才細嫩鮮美。

第二，把鱔魚宰割好了，即用食鹽拌和，不住地在鱔魚身上上下往來抹著。把鱔魚的涎液抹出來，再用溫水洗淨，再用食鹽撒拌，再三抹捏，反覆沖洗，以涎液乾淨為度。這方法不特去盡涎液，而且富有消毒和殺蟲的作用，因為鱔魚身上寄生著一種「鐵線蟲」，食鹽可以「化之成

水」。

　　第三，把鱔魚去涎消毒、殺蟲，一系列的工作做好之後，即開始做製麵條了。先將一鍋水燒滾沸，放入鱔魚，在滾開水中烹煮，這種方法名叫「激水」。「激水」的火候只可激到八分火，不能熟透，看見鱔魚蜷縮，頭尾翹起來，即是火候到佳的標準。立刻把它撈出來放在大盤子裏，急速趁滾熱的時機（冷則撕不成條），仍用薄口小刀從頸部切開，約為韭菜葉寬的一條「刀路」和「綻口」，左右兩邊一齊切好，再用指頭拈著這兩條「刀路」的「綻口」，順勢往尾部一撕一拉，則兩片如韭菜葉寬的鱔魚肉，應手成條地撕下來了。放在另一盤裏，每一條鱔魚都如此操作，所取下來的兩條劃水肉，形如韭菜葉的麵條，這樣鱔魚面的材料，就告作成功了。

　　第四，另外燒沸一鍋水，先放下豌豆苗或者菠菜，在水裏燙成半熟，即用竹簍撈起，「吊乾」水氣，放在調好五味的碗底裏。

　　第五，再把撕下的鱔魚麵，放入沸水裏燙滾一遍，以剛燙熟透心為標準，不可太燙爛熟了，看見鱔魚面全部蜷縮翹起，即是恰到好處的火候，隨即用竹簍撈出，「吊乾」水氣，放入事先調好五味和豌豆苗的碗裏。拌和五味作料，即可服食。但是要注意，五味中的蒜泥，決不可少，因為大蒜配合鱔魚，有療病的作用，不只是調味而已。

　　第六，剩下鱔魚的背脊肉，可以切成一寸長一段，加工作成「火炮筒」，另外作為紅燒或者乾煸的材料。不

過，這兩種做法，都須使用大蒜作「佐料」，又名「俏頭」。按：俏頭的意思是說配上這種佐料，等於人們插戴一朵鮮花，或者點綴頭面的裝飾品，深含「俏」的趣味，這名字取得輕薄而幽默。

第七，服食時候，配一碗素湯或者清過的葷湯，再配一碟泡鹹菜或者涼拌素菜，以調配濃淡得宜。

2.龍鳳配的處方：

鱔魚半斤，去脊骨　　白鴿子一隻，去毛腸雜　　赤砂糖二兩

麥芽糖一兩　　花椒末一撮　　炒食鹽末一撮　　生薑片五片

菜子油四兩　　麻油1　　醬油兩湯匙

【製作方法】分為「椒鹽」和「砂糖衣」兩種不同的味道。所謂的「龍」即是把鱔魚溜炸，而食甜味；所謂的「鳳」即是把鴿子溜炸，而食「椒鹽味」。二味相和，香脆相間，大補脾胃。

茲將它的製作方法，分別介紹如下：

第一，把鱔魚用「硬刀」做法，剔去脊骨，如法去涎洗淨，但不去頭，須用整條鱔魚，用細麻線紮成盤龍形式，逐條做好準備工作，一齊放下油鍋裏溜炸。油鍋須把菜油麻油混合煎沸，先放入生薑炸焦，撈出不用，使用文火，切忌武火。不住用筷子抄翻鱔魚，把它炸到香酥鬆脆，內外一樣的程度，即把餘油傾出，只留鱔魚在鍋內，即速放入赤砂糖與麥芽糖，在鍋內烊化，把糖汁穿一層衣，使每一條鱔魚，都穿上糖衣，十分均勻。看糖汁已老，水氣已盡，能「吊線」「成珠」，即把它取出盛在大

盤子內，重疊有序地排好。如在夏天，須用扇子扇風，使糖衣收汗，配合著白鳳服食。

第二，把白毛鴿子，一手握牢翅膀和雙腿，一手駢著食中兩指，把鴿子的嘴淹在事先準備好的水、酒（高粱酒）各半的碗裏，鴿子即淹閉了氣，然後把毛乾拔退盡，切忌用熱水去澆淋退毛。因為這樣一燙，會把血燙死了，依照食醫的學理，吃鴿子是要吃血而不能放血的。再用牛耳尖刀把鴿子從胸脯的下面，肛門的前端，肚腹軟空之處，橫豎剖開一個十字形的孔道，從這裏駢著食指把腸雜拉出來。另外再用尖刀從嘴裏把舌根割斷，又在胸脯上端，略開一豎孔，把胃與喉嚨一齊拉出來。這些工作做好之後，即用水沖洗乾淨，最後用醬油裏外都塗抹一遍，再用麥芽糖薄薄抹一層在外皮表面。這一切工作做完，即開始用武火燒油滾沸，仍先放入生薑片，炸焦撈出不用。再左手執「鐵抓子」，把鴿子足部抓著，倒懸在油鍋中心，右手執湯瓢，把沸油舀起，澆淋在鴿子身上，裏外都一齊澆透，如此往復地淋澆，一直到鴿子燙熟，外面的皮層已經香脆，而裏面的胸肋骨也同時香脆，只有「表裏之間」的肉剛剛燙熟，鮮嫩無匹。在兩面香脆之中，夾著鮮嫩細膩的肉，這種做法名叫「油淋」，又叫做「流沙」。

這樣的火候到了，即把油瀝盡，放在盤龍鱔魚的上面，另外裝備一小碟「椒鹽」，把鴿肉撕碎成塊，蘸著椒鹽服吃，一面配合著甜的盤龍，細細佐酒或者花露或者佐麵茶。隨意好了。

3.紅燒馬鞍橋的處方：

鱔魚半斤，硬刀法去脊骨切節　　大蒜四兩，去皮　　醬油三湯匙

豆瓣醬一湯匙　　胡椒二十粒　　花椒五十粒　　生薑五片

菜子油四兩　　豬油二兩　　黃酒五兩　　食鹽一茶匙

芹菜梗二兩，去葉，切細末　　山柰一錢　　八角茴香一錢

赤砂糖一撮，或用白糖　　凝粉一湯匙，水化開

【製作方法】先把鱔魚如法剖去腸雜，用硬刀法剔去脊骨，再如法除去涎沫，經過消毒，沖洗乾淨，即切成二寸長一節，放在碗裏拌和少許的醬油，準備烹調。

把菜子油豬油混合入紅鍋中，文火煮沸，先放入生薑片，炸焦撈出，隨即放入準備好的鱔魚，慢慢溜炸同時抄翻，一直炸到鱔魚每節翹起如「馬鞍」一樣，同時裏外都炸酥鬆香脆，水氣全部炸乾，一點「哧！哧！哧！」的爆油聲音聽不見了，即是火候到家的程度，這時即把大蒜全部放入油鍋，略事溜炸，大約三五分鐘，看大蒜已經軟皮了，隨即放入黃酒「烹激」約二三分鐘，再放入豆瓣醬，二三分鐘後繼續放入醬油、食鹽、胡椒、花椒、山柰、赤砂糖、八角茴香，一併抄翻，如有雞鴨湯則「喂湯」兩小碗，否則「餵水」兩小碗也可。覆上鍋蓋，文火慢慢煨燒，一直燒到大蒜「粉爛」、鱔魚由酥脆而又返還「軟、爛、鬆、嫩」的程度為標準，這種燒法和火候，名叫「軟渡還魂」。

火候燒到家了，即放入芹菜，略事炒抄二三分鐘，隨即放入調化了的凝粉，不住抄和濃縮「紅湯」，盛在碗或

盤子裏，佐飯或佐酒服食。

剩下的鱔魚或者紅燒原汁，第二天把它蒸熱，改做麵條的澆頭，或者米粉的澆頭，是非常好的服食品，也是節約的好辦法，一點也不浪費。

（十一）泥　鰍：

泥鰍又名鰍魚，一般人很少吃它，大概都用來餵貓而已。按：泥鰍產生在泥田裏，穴居獨處，雌雄相避，除了交尾和產卵期短短的七天之外，它們是不相共處的。它經常伏藏在泥裏，不出遊行，它能在泥裏看見小蝦小魚之類的生物，從孔穴經過即張口吞食。古代食醫，對泥鰍的研究，說起來十分有趣，泥鰍背脊的兩邊生著兩條像幾何學的虛線一樣的紋理，它依靠這兩條線，好像近代科學「雷達」似的作用，可以測量水勢的深淺和乾涸的程度（一般的魚也生有這種線紋，是用來測量水流方向和流速的），以定它鑽伏泥底淺深的標準，如果田水乾涸了，它能鑽深到泥面三尺以下，「蟄伏」六個月，不飲不食，等到「春水來潮」，方才「出蜇」，再鑽出泥面。它穴居的生活，與鱔魚之類不大相同，它「頭動尾靜」，「乾陷於坤」，所以它鑽穴的方式用頭嘴拱泥，用四十五度角度向下猛鑽，到了一定的深度，它再作九十度直角的方向變換，直線地向上升，鑽出與泥面相平，即頭上尾下筆直地不動了。它的嘴唇特別的長，「柔中有剛」，雄的嘴唇有三個硬肉環，生有韌帶相連，既能伸長又能縮攏，雌的則只有兩個環，它利用這特別的工具，可以鑽泥，又可伸長出泥

面去吃小魚蝦。

又據舊說，泥鰍與七星魚有很多相似的地方，「龍鱗、鳳尾」，「龍鬚箭鰭」，只有嘴巴不同，頭上無孔。它做服餌的營養作用，有「理脾滋腎」，「補土壯水」的功效。

又按：海洋中有一種海鰍，與泥鰍同類而異種，特別長大，除了鯨魚，海鰍要算第二位大魚了，古人對海鰍的記載，只說油可製膏、點燈、軟甲，骨可雕琢飾物、扇柄、煙嘴、筆架、墨床、搔頭、胡梳等，染以「石青」（係一種升煉的丹藥，專供外科用）翠綠曬人，而不見食肉的記載。

1.粉蒸滿天星的處方：

活泥鰍一斤，如法飼養　粳米二合，炒磨　糯米半合，炒磨

花椒一百，粒炒研　食鹽一撮炒研　醬油七湯匙

生薑一兩，切末　蔥白五根，切末　赤砂糖二兩，切碎

南瓜一斤，切，或用紅豆亦可　芫荽一小撮，切，或藿香亦可

醪糟糊一茶杯　黴豆腐汁七湯匙　甜麵醬三湯匙

麻油五湯匙

【製作方法】首先要處理泥鰍的「泥腥」氣味，這方法完全要用飼養法來解決，否則，任您五味調和如何高妙，也不能免去泥腥的怪氣味。

去味時用陶器缸子一個，要平底敞口，盛水約三寸的深度，放入泥鰍，在水上面再放入菜子油半湯匙，泥鰍吃了菜子油，腸胃即會大瀉，水也渾濁了，第二天換水放

油，照第一天的標準辦理，這樣經過四五天，每天換水放油，則泥鰍腸胃裏的污濁全部瀉光，水也不渾濁了，即是處理泥腥氣味的工作達到了標準，再進行烹飪的程式。

事先把粳米、糯米，共同炒香黃為度，候冷卻脆生，即用石磨磨成極細粉末，以備應用。

又把花椒、食鹽共同炒香，候冷共研，搗成極細粉末，也以備應用。

南瓜剖去瓜瓤和皮子，切成骨牌片，生薑、蔥白、藿香（或芫荽）都切成細碎，分別用碗碟裝盛著，開始作調味的處理。分別條述於下：

第一，先把南瓜放入蒸籠（凡是這類粉蒸的蒸籠裏必隔置一塊濕透的紗布），平鋪整齊，不要擁擠一堆，這方法名叫「打底子」。先上蒸籠用武火蒸著。

第二，把粳米糯米粉、花椒末、食鹽末一齊放在大缽子裏，儘量拌和均勻，隨即把醬油、甜麵醬、黴豆腐乳汁、赤砂糖、醪糟糊，另外用碗調和攪勻，再把這作料撒到米粉裏，不斷搓揉、拌和，如像拌和麥粉麵一樣地操作，逐漸把作料拌和完，米粉全部吸收得很均勻為度。如果還覺得太乾，可以酌量加入少許冷開水，但不可太濕太稀，以米粉潮濕沾潤，能夠捏攏成團而又可鬆散開為標準。

第三，把米粉作料拌和均勻，隨即把活泥鰍從水裏捉出，另用清淨水淘洗一遍，不用宰割，也不必剖腹去腸，完全用活生生的泥鰍，全部拌和在米粉裏，把它拌勻了，連粉子泥鰍一齊放入蒸籠裏，輕鬆地放在南瓜上面，再撒

上小半碗溫開水，即速扣緊籠蓋，繼續用武火蒸四十分鐘到一點鐘，火候就到佳了。

蒸好了之後，即將整個蒸籠提起放在桌上（下墊一木板），揭開籠蓋，撒上生薑末、蔥末、藿香或者芫荽末，澆上麻油（如喜歡食辣的也可以撒上少量的辣椒粉）。即行開始服食。

這服食的方法，也還有講究，必須按照下述的方法吃，才能吃出鮮美細嫩的滋味，獲得營養補益的價值，又才算得是個營養學的「內行」。

揭開籠蓋，即看見泥鰍的長嘴巴都伸出米粉外面，張大嘴巴，星羅棋佈似的散在米粉中間，好像滿天星斗一樣，所以這種製作方法名叫「滿天星」。臨服食的時候，用筷子對準這「天星」，夾著泥鰍的頭，往上一提，則泥鰍全身提出了，放在面前準備好的「五寸盤子」裏，兩手齊動，另外再用一雙筷子（原來的一雙仍舊夾著魚頭向上提著）輕輕夾著泥鰍的腮部下面，順勢向尾部一刮，則全身的肉都被剝削下來，堆積在盤子裏，只剩下魚頭和完整的魚骨，腸雜也完整在裏面，把它扔開只吃魚肉。這種服食方式名叫「移星摘斗」。單食魚肉，是一種鮮嫩清淡，特具沖和可口的滋味，即所謂「山林氣」。如果要吃濃厚一些，可以把米粉、南瓜拌和著魚肉吃，又是一種甜香鹹鮮，質味兩厚的滋味，所謂「富貴氣」。這種服食方式名叫「金包銀」。佐飯，佐酒，佐露，任隨人意。吃不完時，第二次再蒸熱服食，但不可把泥鰍夾離了米粉，仍讓它安然地穴居在老家裏，否則會「走味」，使魚肉「乾瘪

粗老」而減少味道了。

2.玉函泥的處方：

鮮活泥鰍一斤，如法飼養　嫩豆腐四大塊，每塊對剖

雞鴨火腿湯兩大碗　食鹽兩湯匙　黃酒三兩

凝粉一湯匙，調化　胡椒末一撮　豬油三湯匙　麻油三湯匙

鮮紅燈籠辣椒一個，切細絲，去籽　鮮苦筍切薄片，三十片

生薑切末一撮　蔥白切一撮

【製作方法】重點仍在泥鰍的飼養，除去泥腥氣，可照前述辦法，事先準備好，再從事如下的烹飪方法。

第一，把嫩豆腐每塊對剖，仍然合攏，先用水兩大碗，加食鹽一茶匙，在鍋裏用文火煮烹五六分鐘，把鹵水或石膏的性味退去，這種方法名叫「滲鍋」。但必須記著一定要放食鹽少許，否則嫩豆腐反而會「滲老」了，放了食鹽，久煮也是嫩的，因為食鹽是氯化鈉，能夠中和鹵汁的鹼性，使它不再發生凝固蛋白的作用。這一點關係成品的老嫩問題，千萬莫作成老豆腐。否則這四塊「白玉」真的硬如玉石，就無法「函泥」了。

第二，嫩豆腐「滲」好之後，即把「澀水」抽去，另把豆腐入冷水冰透再放入鍋，另加入雞鴨火腿湯兩大碗（或用豬骨頭燉的奶湯也可以，實在沒有也可以用白冷水）。同時加入食鹽、胡椒、生薑、豬油、麻油、苦筍、蔥白，一齊和勻，把豆腐整齊排列安置在鍋心，湯與作料和好，把它淹漫過頂，但須記著，豆腐必須冷水冰透，湯也要用冷的，否則加火烹煎，泥鰍不能向豆腐中心鑽去，

而早已燙死，做不成名堂了。

第三，把第二項工作做好，隨即把活泥鰍一齊放入湯鍋裏，用文火慢慢燒沸原湯。這時湯冷火小，泥鰍在鍋裏不斷吃進作料原湯，愈著急愈吃得飽，同時鍋下火力漸高，溫度加強，它受不住燙，自然會運用它的特別技術，埋頭向冷透的豆腐心裏猛力一鑽，一齊都鑽向豆腐心去，而外面的熱力不斷加強，它永遠「蟄伏」在豆腐裏，休想出頭了。因此這種方法名叫「玉函泥」，把白豆腐比喻成羊脂白玉，不特名字取得挺美，富有詩意，而且有科學道理。從這些角度來研究食譜，不但知營養價值高，烹飪方法妙，挖掘中國食醫遺產，才知是國家的寶貝，同時也不是一項簡單的工作，希望大家努力！

第四，把活泥鰍下入「冷湯鍋」裏，覆上鍋蓋，讓它自由喝飽原湯作料，任它猛力鑽進豆腐，文火慢慢烹煎，大約四十分鐘至一點鐘，火候即已到佳，再放入燈籠辣椒絲（略帶一點辣味而甜味多些，又名甜辣椒。須選用鮮的紅透了的）。略烹二三分鐘，即先把豆腐連泥鰍一齊鏟起，放在碗裏，原湯汁仍存鍋內，再放入凝粉，濃縮原汁，隨即傾出，澆蓋在豆腐泥鰍上面。佐飯或佐酒服食。

第五，先吃泥鰍，仍照滿天星剝肉去骨的方式，拌和著豆腐吃時，則須使用「湯匙」舀著豆腐和湯汁服食。特別鮮美。

附記：燈籠辣椒，必須選鮮的紅的材料，而最後放入，以略帶一點生味為原則。這東西不特有高度的營養和調味的價值，還依靠它的紅色，鮮豔奪目，引起食慾，這

是食醫講究色的心理療法，有很精深的道理。即舊說所謂「五色、五志」、「感攝相應」的學說。例如有些人不喜歡食青蔥青菜；有些人不喜歡吃黑豆豉、黑芝麻，都是「色」與「志」的作用。

（十二）肫　乾：

五香鹵肫乾的處方：

肫幹又名膍乾，裏面有一層膜，《本草經》的學名叫膍胵，是開胃消食藥。肫乾分為雞肫乾、鴨肫乾、鵝肫乾、雁肫乾四大種，以雁肫乾為上品。我們平常吃的大都是雞、鴨、鵝三種。這東西大健脾胃，消化不良的人，作為經常的服食品，是最好而又容易弄到的東西，適合廣大人民的需要。

【製作方法】極為普遍，一般的菜館，都會製作，為了簡便省事，可以到菜館裏去買來隨意服食，或者佐酒吃。不過自己製作比較經濟些而已，自己製作最主要的是「鹵水」，鹵水越陳越好，鹵肥肉對於「鹵水」可以增加脂肪，鹵瘦肉則會把脂肪吸收去，所以有「鹵水」的人家，願意無條件替人鹵肥肉，而不願替人鹵瘦肉，就是這個道理。把「鹵水」先做好，把肫乾洗淨，放入鹵水裏，用文火慢慢地鹵，一直到爛軟香鬆為度，取出隨意服食。

附鹵水調配方：

上等醬油五斤　食鹽五兩　花椒一兩　胡椒一兩　山奈一兩
八角茴香一兩　上肉桂一兩　生甘草一兩　赤砂糖一兩
丁香五錢　麻油二兩　雞油二兩　豬油二兩

把各種香料與食鹽，一齊放醬油裏，文火細細烹煎，把香味熬出，即用「漏瓢」把香料渣滓撈出扔去。再放入麻油、豬油、雞油，略一煎沸，鹵水即告成功，收存罐內，隨時傾出入鍋，鹵一切肉類。每鹵一次肉，鹵水會折耗些，可以適量地加入醬油補充折耗。

（十三）肚　子：

1.豬肚黃豆芽湯的處方：

豬肚一個，如法洗淨　　黃豆芽一斤，洗淘　　生薑一小塊

蔥白五根，打結，不切碎　　胡椒二十粒　　花椒五十粒

食鹽一小湯匙

【製作方法】須先把豬肚洗去涎液，用石灰粉一撮，白礬末一撮，食鹽一撮，高粱酒一茶杯，共和均勻。把豬肚翻轉或者剖開，將石灰末等東西，裏外抹塗均勻，用手揉捏，把涎液完全揉捏出來，即用溫清水沖洗，往復如此揉捏沖洗，經過兩三遍，豬肚涎液即全部清除乾淨。

豬肚去涎工作做好之後，即同黃豆芽（不必去腳）一齊放入砂鍋裏，一次加足五大碗水。並同時放入胡椒、花椒、生薑、蔥白（打成紐結不可切碎）、食鹽，用文火慢慢地燉，約三小時，肚子燉爛軟熟透，即可佐飯服食。

在服食的時候，先把肚子撈出，切成筷子頭，仍入湯裏燉著，隨意服食，湯裏的黃豆芽已經稀爛，原汁全部燉出，變成滓渣，所以只吃肚子，不必再吃豆芽，這也是服食應注意的事項。

2.魚肚火鍋的處方：

魚肚二兩，洗淨，炸酥　　胡椒二十粒　　食鹽一湯匙　　醬油三湯匙
鮮筍二兩，切片　白菜芯一棵，切　麻油二兩　　生薑末一撮
烏魚蛋二兩，溫水發開，片薄　蔥白末一撮　　豬油二兩
雞蛋五枚　　青菜頭半斤，切骨牌片，剖去外皮

【製作方法】分述如下：

第一，先把麻油、豬油入紅鍋文火煎沸，隨即放下魚肚，在油鍋裏溜炸，一直把魚肚炸酥發泡，以起「蜂窩眼」為度，即用「漏瓢」撈起，切成「筷子頭」長條形式，準備使用。

第二，把鮮筍、白菜芯、青菜頭、生薑末、蔥白末、烏魚蛋分別切好，各別用盤子盛著，準備使用。

第三，用火鍋一個，加滿木炭生火，以扇扇紅，鍋內盛滿雞鴨火腿湯，或豬骨頭湯或白開水皆可隨意酌用。

第四，先放入炸酥魚肚，同時放入醬油、食鹽、胡椒、生薑末、蔥白末、豬油、麻油（用白開水才放此二樣油，如用雞鴨火腿湯等則不必放油）、青菜頭片、烏魚蛋片、鮮筍片，扣上鍋蓋，火鍋開沸，魚肚爛軟鬆酥，已烹煮「還魂」，即再加入白菜芯、生雞蛋。燙熟略帶點生味為標準，即可開始服食，佐飯或佐酒皆可以的。

（十四）素燴十景大豆的處方：

雪山大豆一合，溫水發開，去皮　金針花一兩，水發，洗淨
黑木耳五錢，水發，洗淨　番茄醬五湯匙　鮮筍二兩，切片
丁香口蘑一兩，溫水發，洗淨　冬瓜四兩，切條　黃瓜一個切條

白蘿蔔三兩，切筷子頭，冬季、春初用

紅蘿蔔二兩，切一把梳，冬季、春初用

豆筋二兩，溫水發，切滾刀　烤麩二兩，切骨牌片

小白菜芯一握，冬季、春初用　紅燈籠辣椒一枚，切絲

花菇一兩，溫水發，洗淨　青菜芯一握，冬季、春季用

蒿筍二個，切絲　弧瓜半個，切骨牌片　食鹽兩湯匙

麻油六兩　花椒五十粒　胡椒末一撮　凝粉兩湯匙，水化開

豇豆一握，切節　四季豆一握，去筋

　　這處方的製作以素食為目的，在上列各種菜中，隨四季產品，任意選擇九種，配合大豆名叫十景。

　　【製作方法】先把大豆用開水發開，剖去表皮，放入鍋裏，用麻油略一炮炸，即加入白水兩大碗，文火細煨，煨到「粉爛」為度，隨即加入所選定的九種菜蔬，抄翻均勻，再加入食鹽、花椒、胡椒（絕不能放醬油）。繼續紅燴，燴到菜「爛熟透心」為度，即行放入凝粉，不住炒和，濃縮原汁，盛入碗裏，佐飯或佐酒服食。

　　（十五）糯米草粥的處方：

糯米草根八兩，杵破　糯米一合　粳米一合　蜂蜜適量

　　【製作方法】先把糯米草根洗淨，輕輕槌破。再把糯米和粳米共同淘洗，三味共入砂鍋裏，加水兩碗，用文火慢慢煨煮，煮到粥變粉紅色，米已爛熟，以「爛、釅、泛」為標準，即把糯米草根撈出扔去，盛入碗內，和入適量的蜂蜜服食，或隨意淡食亦可。另配上一兩樣涼拌的素

菜或炒素菜。

　　按：糯米草係一種野生草藥，田野間隨處都有，屬草本宿根科，其葉瓜子形，莖黃紅色，一本幾莖，葉錯生，青色，蔓長二三尺。其根表皮紅色，肉微黃白，形似胡蘿蔔，性味甘平。在四月間「長夏」、「土王」的時期，採取最合標準。據中醫藥物學理論而言，它得「土火」的精氣而生，大補脾土兼益心氣，補而不滯，甘而不膩，性味和平，毫無副作用，在服餌的草木品中，是上品的材料。對於脾臟病的患者，用來作善後療養的補品，真是價廉物美、材料易得、操作簡單、效果突出的服食方法，尤其對於小兒科，在麻疹、痘疹或者疳積治癒以後需要進補的時候，服食這個處方，每天不斷服食，並酌量用「飯焦」（即飯鍋巴）烘焙，磨成粗粉（不可太細，細則成糊，反膩難吃），或者直接用「飯焦」同糯米草根合煮成粥，既有同樣功效，又可掉換胃口，符合小兒喜吃的心理學。

　　這處方最合廣大農村的工農，以及兒童保健和療養的服食，我建議推廣，有關的醫療和保健機構，可以採納試用，並且建議移植野生的糯米而為家種，增加產量和採取的方便。

　　我曾多年試用這處方，證明它確實有效！特為鄭重的再一次說明和介紹。

（十六）苦　瓜：

1.紅燴瓤苦瓜和處方：

苦瓜_{二個，切兩頭，挖去瓤子}　　豬里脊肉_{兩條，截細為泥}

醬油兩湯匙　鮮筍一撮，切細末　凝粉一湯匙，調化

白糖兩湯匙　雞蛋二枚，調散，去黃　麻油兩湯匙　豬油兩湯匙

【製作方法】分兩大步驟，分述如下：

第一，苦瓜選擇「亮水」的，才是熟到老嫩適宜的材料，如係青暗色則太嫩，如已下半截發紅黃則又太老，所謂「亮水者」是指苦瓜表皮上的疙瘩白色晶瑩的意思。

把苦瓜兩頭切去五分，用筷子挖去瓜瓤，掏空乾淨。再把里脊肉戤爛為泥，在碗裏拌和醬油、白糖、雞蛋清、鮮筍末，共同調和，拌和極勻，把它裝進苦瓜空腹裏面，填塞滿緊，然後放進蒸籠裏，用武火蒸三十分鐘，取出切成五分長一段，平均切好。這種做法名叫瓤苦瓜。

第二，把麻油、豬油放入紅鍋裏，隨即放入蒸熟切好的瓤苦瓜，炒抄十至二十下，即「餵湯」小半湯瓢（用另燉好的雞鴨火腿湯或豬骨頭湯，沒有好湯用白開水也可以）。再加少許白糖，改用文火慢慢的燴十五分鐘或二十分鐘，即放入凝粉濃縮湯汁，盛在碗裏，佐飯服食。

這一樣菜有個特點，雖然是肉燴的，即在夏天炎熱的時候，放到第二天再吃也不會變餿。

2.乾燒甜醬苦瓜的處方：

苦瓜三個，去瓤，切骨牌片　甜麵醬三湯匙　麻油兩湯匙

豆油三湯匙　醬油兩湯匙　白糖兩湯匙

燈籠甜辣椒一個，切扳指　醪糟汁五湯匙

【製作方法】先把苦瓜剖開，除去瓜瓤，切成骨牌

片；把燈籠甜辣椒切成「扳指」，除去椒子（即切成一個一個的圓圈，狀似手上戴的「扳指」。按：扳指是古人射箭時戴在左手大拇指的一種護手工具，有玉質、角質、木質、骨質多種）。分別做好兩項準備工作，以備「乾燒」，所謂乾燒是不見一點水的意思。

將麻油、豆油，一齊混合，放入紅鍋裏，用文火煎沸，隨即放入苦瓜片，緩緩抄炒，完全用油把它燒熟，看它大體軟熟了，即加入醪糟汁去烹煎，仍緩緩抄炒。看醪糟汁水氣已盡，同時苦瓜也更軟熟，再加入醬油、白糖，仍不住抄炒著，看鍋裏已起糖泡，再加入甜麵醬和辣椒扳指，這時要加速炒抄，不可使它「生鍋」、「發焦」。大約炒翻十五六下，即聞著香氣四溢，火候即已到佳，把它鏟起盛在盤子裏，佐飯服食。

（十七）苦竹筍金針花蓴菜雙脆湯的處方：

苦竹筍二兩，切片　金針花五錢，水發洗淨

蓴菜一握，選嫩尖葉　豬肚梁一個，切梭子塊，再切梭子花

雞鴨肫乾三個，去筋膜，切一把梳　胡椒末一撮　生薑末一撮

蔥白末一撮　食鹽一茶匙　麻油兩湯匙

雞鴨火腿清湯一大碗，或豬骨頭豬蹄湯牛肉湯

【製作方法】經驗少的人很難做到「雙脆」的合格標準。須要多經驗幾回，從實踐中去體會「雙脆」的火候，才能做到不老不嫩，恰到好處。所謂「雙脆」的意思是要把豬肚和雞鴨肫乾做得「脆而不綿」、「嫩而爽口」。現在分述方法如下：

第一，豬肚子照前述「去涎」方法，沖洗乾淨，只選「肚梁子」（即最厚的一塊，剩下的可以做別用）。把它切成「梭子塊」，即切成幾何學上的菱形樣式，再在每塊的面上切成很小的「梭子塊」花紋。以剛剛切到底層為度，須每個連著，不可切斷了。然後放入百分之五的「硼砂」水中（中藥店有賣的），浸泡三十分鐘再把它取出，放入清水裏漂著，等候使用。

　　第二，雞鴨肫乾，把它洗乾淨，用「橫刀」刀法，橫斷它的纖維，先切成一分厚的薄片，再循著凸出的一面，切成細絲。而留平的一面不切斷，好似「一把梳」的形式，細細切好，拌和少許食鹽醃著它，準備使用。

　　第三，把做好的湯一大碗，傾入鍋裏，同時放入金針花、苦竹筍片、蕁菜、食鹽、胡椒末、生薑末、麻油，用文火燒沸煮著，大約煮十五分鐘。

　　第四，把湯調好了，即改用武火，鼓足風力，燒湯大翻大滾，即速將豬肚、肫乾一齊放入鍋內，這時湯即不沸了，看湯再度沸騰，大約二三分鐘，迅速把鍋離火，從事整理湯菜的工作。

　　第五，用「漏瓢」分別把肚子和肫乾先各別撈出，放在碗內，東西對面鑲著，使它紅白二色相間。再分別把蕁菜和金針花分別撈出，南北對面鑲著，使它青黃二色相間。這種配色方法名叫「四事如意」。

　　第六，把菜「色」調配好，再把湯重新燒沸一遍，輕輕灌在碗裏，這種方法名叫「餵湯」，但須注意餵湯時不可把「四事如意」沖亂，搞成不如意就大煞風景了。

（十八）陳倉米柿餅霜茶的處方：

陳倉米二兩，普通米亦可，炒　柿餅霜一兩

百花露一盞，或石泉亦可

【製作方法】以專門作茶喝為原則。按：陳倉米據《本草經》的記載，是治療脾胃消化不良，虛痞虛脹的「王道」藥物，既能消導積食的淤塞，又能保和脾胃的「穀氣」。柿餅霜能養脾胃之陰，生津止渴，開胃健脾。這兩種東西，在農村裏材料易得，最適合廣大農村的需要，論其營養的價值比西洋人喝的咖啡茶純正而不刺激，滋補而不偏勝，有咖啡茶的優點，沒有咖啡茶的短處。在飯後或者疲倦打呵欠的時候，如法炮製，喝一杯「土咖啡茶」，既實惠又省事，而且很經濟，大眾都能享受。

把陳倉米或者普通粳米二兩（一人服量），放入鍋裏，文火炒抄，以「香黃」為度，不可過於炒焦黑了，即時把百花露（或石泉或白水皆可）攪入一碗（這同時須用手把鍋沿輕輕拍著，以免鍋滲破了綻口而漏水），立刻即大沸大滾，略滾沸二三分鐘，即傾入碗內，放入柿餅霜，用茶匙調和化開，澄清作茶飲喝。同時也可細細咀嚼焦米。「茶」「點」兩備，一舉兩得。咖啡茶那得這種優點，真正是「土」勝於「洋」了。

（十九）黃豆芽肉餅湯的處方。

黃豆芽一斤，不去根　豬夾縫肉半斤，截泥，剔去筋絡

生薑一小塊　蔥白五根，紐結　胡椒二十粒　花椒三十粒

食鹽一湯匙　醬油三湯匙　雞蛋清三枚，去黃

荸薺十枚，去皮，切細米塊　　川榨菜一小塊，切薄片，或泡酸菜

魷魚一個，淡鹹水發開，切薄片

　　這處方的內容、材料普通，來源易得，營養豐富，療效也高，適合廣大人民的要求。按：黃豆芽能夠除脾濕，補脾益胃，是脾胃最好的飲食療養品，歷代的「機房」裏的織工，因織機安置在泥坑中，濕氣很重，經常規定要服食黃豆芽，就是這個道理。荸薺能夠消積食而扶脾胃，治療消化不良，增加脾胃功能。花椒、胡椒，能夠益氣開胃，除濕化痰，殺蟲消痞。魷魚能夠養陰補血。蛋清、豬肉，能夠增加蛋白質和脂肪，生長陽氣。生薑、蔥白，能夠開胃通氣、條達中宮，使脾胃蠕動加強。食鹽、醬油、榨菜，能夠調味利水，增加脾腎的合作功能。

　　綜合處方的內容來看，可以給它一個評價——「品雖平常，功效突出」。

　　【製作方法】首重選材，須選用豬的「夾縫肉」，剔去皮和筋絡，先做肉片，後切肉絲，再戴成肉末為泥，在這三步工作中，筋絡不斷發現，隨時剔除。戴得越細越好。這材料做好，不特做肉餅，改做「餛飩」，也是最好的「餡心」。

　　戴好肉餡之後，即入碗內，拌和醬油、食鹽、荸薺、雞蛋清、榨菜，拌勻之後，再「餵水」半小碗，用筷子不住攪打，將水全部吸收，使肉餡不稀不乾，軟綿欲滴而又不溜，成為滑嫩如泥的程度為標準。作好備用。

　　黃豆芽、生薑、胡椒、蔥白、魷魚片、食鹽，一齊放

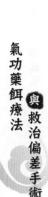

氣功藥餌療法　與　救治偏差手術

入砂鍋裏，加入水兩大碗，用文火烹煨約一小時，將湯濃縮到一碗的時候，即把調和好的肉餡，做成一個圓餅形式傾放在湯裏，覆上鍋蓋，煨烹約十五分鐘至三十分鐘，急速離火盛在碗內，佐飯服食。

（二十）涼拌素蘭花根的處方：

蘭草花根一握，洗淨　醬油兩湯匙　醋一湯匙　麻油一湯匙
白糖一湯匙

【製作方法】利用蘭花翻盆或移植的時候，把剪下的花根，選擇壯嫩的洗淨泥土，投入滾沸開水裏，略一滾轉，急速用湯瓢撈起，用盤子盛好，拌和醬油、麻油、醋、糖，佐飯或佐葷菜服食。

按：蘭草花根，芳香甘淡，有逐穢醒脾的功效。養生家很重視這種服餌方法，也可以把它「點茶」作飲料用，脾臟腫大的人，正宜服食。

（二十一）涼拌素側耳根的處方：

側耳根一大握　醬油三湯匙　醋一湯匙　白糖一茶匙
辣椒油一茶匙　麻油一湯匙

【製作方法】選擇側耳根的嫩芽，它在初出土發芽的時候，只有一根捲芯的嫩紅葉，這時正好採掘，連根帶葉一齊掘起，洗淨泥土，摘去細根鬚子，再用食鹽水淘洗消毒，即入碗裏，拌和醬油、醋、白糖、辣椒油、麻油，炒拌調勻，以生吃為原則。佐粥或佐葷菜服食。

按：側耳根又名豬鼻孔，又名反背紅，是一種野生的

第三章　氣功與藥餌合一的辯證理論

131

草本，生在田塍濕潤的地方，清明穀雨節之間，最宜採食，它的根白色，長竄土中，有竹節形，甘香脆嫩，它的葉形似豬的鼻孔，又略似桃子形式，面青背紅，一莖直上，有竹節形，每節單葉，裹莖而生，有濃烈的香氣，能夠醒脾逐穢，開胃消食；又能夠薰洗痔瘡、定痛消炎和治療赤白痢疾，裏急後重（配合牛尿蒿用）。

　　服食這東西，應該生吃，效力特別明顯。有些人吃不慣生味，也可以放入沸水裏，燙成半生半熟再吃，不過香與色都失去很多，功效小些而已。

　　（二十二）飯　焦：

　　按：飯焦又名鍋焦，是中藥的學名，丹道家稱作「米降丹」，其實即是我們通常吃的「飯鍋巴」。這東西我們經常吃著，不覺得它的好處，過去舊社會裏的「叫化子」討得飯焦和殘湯剩餚合煮，名叫「萬仙陣」，又叫「鬧龍宮」，非常滋補、營養、好吃。

　　據服食品的性味分析起來，那是非常可貴的上品。本來米就是「五穀之長」，得「稼穡作甘」的正味，為補益脾土的基本食品，所以《本草經》說它「民食賴之」。這是說明它對於人類營養的重要性，所謂飯焦，即是飯的鍋巴，這鍋巴的營養價值，比米飯更高，因為煮飯閉緊鍋蓋，米的「精、氣、質、味」一齊都倒降在鍋底，結成飯焦，它有似「降丹」的「結丹」道理，所以營養價值特別提高了。因此，養生家重視它而以為經常的服餌上品。

　　焦飯家家都有，人人會作，貨源豐富，取之不盡，大

家可以充分地如法製作，以作療養和保健的經常食品，既可以收營養的功效，又可與節約糧食的政策互相結合，一舉數得。大家不妨試用，而且不要輕賤忽視了這寶貴東西。

1.素炸飯焦的處方：

飯焦_{適量，炸酥}　花生油_{適量}　花椒_{一撮，炒研}
食鹽_{一撮，炒研}　白糖_{適量}

【製作方法】首先要儲備飯焦，因為飯焦一次所得不多，而且必須經過風吹陰乾，發生了氧化的作用，油炸才容易酥鬆。因此，需要把每次的飯焦整個挖起來，用繩穿好，懸掛通風的乾淨地方，使它氧化陰乾，累積多了，隨意取用。

把適量的花生油或豆油或菜子油，甚至用麻油更好，將油用文火煮沸，即把飯焦放下油鍋，細細炸到香脆酥鬆為度，取出放在盤子裏，候它冷卻，即可服食。

服食的方法分做兩種。第一種蘸著白糖吃，名叫「素娥香」。第二種拌和椒鹽末吃，名叫「寒三友」（寒諧鹹音的「切口」）。兩種方法，任何一種都非常好吃，隨意選擇，不必拘執。

2.焦飯羅汗齋的處方：

飯焦_{適量，炸酥香}　白菜芯_{適量，洗淨}　花菇_{一撮，溫水發，洗淨}
菠菜_{適量，洗淨}　生薑末_{一撮}　青菜芯_{適量，洗淨}
金針花_{適量，洗淨}　黑木耳_{適量，溫水發，洗淨}

鮮筍適量，切片　白蘿蔔適量，切絲　豆腐衣適量，切

冬莧菜適量，洗淨　白木槿花適量，洗淨

染漿子適量，選嫩葉洗淨　雞毛菜芯適量，洗淨

苕菜適量，嫩尖，洗淨　王瓜適量，切筷子頭

萵苣筍適量，切滾刀　茭白適量　冬瓜適量，切骨牌片

蓴菜適量　紫菜適量　鳳尾筍尖適量　筍衣適量

塔菇菜芯適量　青菜頭適量，切筷子頭

黑豆腐適量，又名蘑芋，水滲，過去灰性　弧瓜適量，切筷子頭

烤麩適量，切絲　粉條適量　空心粉適量　食鹽適量

麻油適量

　　以上這些菜類，可以隨四季的產品或就地取材選擇五種至十種，配合著飯焦，如法烹飪。不必全部都備齊的。所列三十二種菜，是為了隨意採選而寫的。

　　先把菜蔬選擇幾種至十種，如法切洗之後，把麻油紅鍋裏煎沸，下菜略炒，以菜葉萎縮為度，即加入一大碗水，和食鹽、生薑末，共同烹煮，煮到爛熟透心的火候，最後傾入預先盛好炸酥的飯焦碗裏。隨意服食。

　　這種做法，要注意下述的四點：

　　第一，菜蔬要爛熟，在烹飪之先，凡是屬於青顏色的菜，須先用一壺滾沸開水澆淋一遍，才可保存青色而不變黃。

　　第二，在烹煮當中，絕對不能覆上鍋蓋。敞著烹煎。

　　第三，用麻油或菜子油，或豆油，臨時把飯焦下油鍋炸酥，大約應當在菜蔬烹飪已經熟透，火候到佳的時期，

才開始油炸飯焦，炸到「香黃酥脆」為標準，即用漏瓢撈起，盛在碗裏，趁著炸飯焦還保存高熱的時機，急速把烹飪已好的菜蔬，連湯汁帶菜，立刻傾入碗裏，澆淋在炸飯焦之上，這樣作法，飯焦才會吸收「菜根香」的「真味」，而同時發出「喳喳喳」的爆炸聲響，服食起來香而且酥，菜蔬軟飯焦脆，個中滋味非從實踐中不能體會出來，筆墨是無法形容描寫的。所謂「生花之筆，莫狀其美」，大家試驗就知道了。

第四，這羅汗齋製作成功，切不可加入醬油，只能用生薑末和食鹽來調味，才符合色香味的要求。也不能放凝粉，以清淡為胃口。

（二十三）茯苓：

按：茯苓這東西，諸家的本草著作，敘述很詳，尤以《土宿真君本草》、《天王玉冊》、《太清藥要經》，記載茯苓的神話更多。但細細推想和用科學眼光看它，反而不是神話，而是古人從經驗累積中得來的寶貴結論，不過在過去科學被摧殘和扼制的封建社會裏，一些人以訛傳訛，添枝湊葉，把它點綴成了「怪物」而已。

例如養生家說：「茯苓千年以上者，變化為兔或化為馬，服之輕身，成就仙道。」這富有宗教色彩的文字宣傳，本來是說選材標準和讚揚它的功效，結果反被人誤解變成白兔、白馬，出土拜月，飛騰山野，荒謬怪誕，愈傳愈失古人的本意。其實古人這種說法，是一種選材的合理標準。茯苓年代久遠，當然會變為畸形的狀態，由橢圓形

的發展延伸為線的多角形，這是一定的自然的規律。這樣依稀彷彿形如兔馬，只有長時間的生長過程，才會形成，這也是選擇茯苓「氣旺體壯」的標準和年代久遠象徵的證明。知道這道理，何神怪之有？

1.白茯苓糕的處方：

白茯苓不拘量，選橢圓形小頭有尾大頭有角，每個重在五斤以上或二三十斤的更好，皮色黑而有寶光，九蒸九曬去皮開片備用　　蜂蜜一盞

【製作方法】極為繁複，一定要耐心做到九蒸九曬，才合乎「純而不雜」，「滲利三焦，而不毀堤奪土」。因此九次炮製，是有必要，而不可偷工的。

先把茯苓整個的放入蒸籠裏閉蓋悶蒸，並且先在蒸籠裏鋪一層柳枝，茯苓即放在柳枝上蒸。用文火蒸十二小時，即取出用日光曝曬，曬過一天，再入籠又蒸，如第一次的方法。如此蒸了又曬，曬了又蒸，經過二九一十八天，才算成功。如遇天陰雨天，則順延一天，這種方法舊說叫做「乾元用九」，用日光曝曬叫做「攝取太陽真火」，用蒸籠蒸透，叫做「水鼎潤濕法」。用科學眼光來分析它，採用這種加熱方法分解茯苓的分子，是很合法的處理。

在第九次蒸過之後，即趁熱濕的時機，用片刀把黑色表皮剝下，再用「棃刀」把茯苓棃成幾大塊，按照原有形狀，設計先做成二寸半的四方條子，再棃成很薄的正方形薄片。也可以利用固有形狀，作成各式各樣的花色，這種做法，名叫「手工貨」，是做茯苓糕的藝術品。

這樣做好之後，再用日光曬乾，收藏瓷缸或石灰缸裏備用。這種片子名叫「雲片糕」，又叫做「茯苓糕」。隨時取出服食。在吃的時候，蘸著蜂蜜吃，另外配合一盞花露茶或者陳皮、倉米，柿餅霜茶。

2.八仙長壽糕的處方：

茯苓雲片糕四兩　　炒芡實二兩　　條參三兩，蒸曬

玉竹二兩，蒸曬　　淮山藥二兩，蒸曬　　蓮米二兩炒

白扁豆二兩，炒，去皮　　陰米一升　　黑芝麻一合，炒

黑圓豆一合，炒　　核桃仁三兩　　花椒一撮，炒

酥油四兩　　豬油四兩　　麻油四兩　　紅砂糖一斤　　白糖一斤

【製作方法】分述如下：

第一，茯苓雲片糕，照前方所述處理。

第二，玉竹、山藥、條參先共蒸熟，再行曬乾。

第三，芡實、蓮米、扁豆、黑圓豆、芝麻、花椒，都分別炒香脆為度。

第四，陰米即是用糯米淘洗乾淨，用水浸透，放入蒸籠，蒸得熟透，隨時傾出曬乾。

第五，各種材料，分別做好之後，再總和攏來，一齊擺在「烘籠」裏，烘得極其乾脆。

第六，把烘乾脆了的材料，用「碾槽」或者「石磨子」碾磨成極細的粉，粗頭子用「雙絲羅篩」篩隔一遍，仍把粗頭子再碾磨成粉為止。

第七，把粉子磨好，即將豬油、麻油、酥油（用黃油更好），下鍋文火煎沸。隨即取出，盛在碗裏，同時即把

粉子全部下鍋，拌和白糖、砂糖，拌和極勻，一面逐漸加入油脂，不住拌和，務使糖、油、粉子三者拌和均勻，如果成了疙瘩或成了餅塊，可把它分開搓碎，摻和極勻。然後趁熱取出，放進打糕餅的「模型」盒子裏，把它壓成各式各樣的形狀。全部打成糕餅，收入瓷缸裏，隨意服食。

服食時配合花露茶或陳倉米茶。

附記：服這種糕餅時，也可以變化為「油茶」的吃法。其方法即把碾磨成粉的材料，收藏在瓷缸裏，不必再做拌糖加油的工作，而臨服用的時候，先取三四湯匙的粉子，放在碗裏，再用滾沸的鮮開水，向碗裏一沖，一面用湯匙不住地攪和，乾、稀、濃、淡由自己的需要而決定，最後才放入適量的麻油、酥油、豬油、白糖、砂糖，拌和均勻，隨意服食。

五　肺臟病的食譜

肺臟受病，歸納起來，它的症候群大概如下文所述：皮膚刺痛，灑淅寒熱，上氣作喘，時自汗出，咳動肩背，肩背疼痛，尻、陰、股、膝、髀、腨、胻皆痛。肺氣過虛的人，耳聾、咽喉乾，不能報息。從外面望診，顏色面白，常噴嚏，悲愁不樂，每欲啼哭，毛枯槁敗。切診臍右有動氣，壓按之有物觸指，而且生痛。從這些症候群中，再以「虛」「實」來分類，又概如下述：

肺氣虛的人，則鼻息不利而少氣。實則喘渴，胸憑仰息，喘咳上氣，背痛，咳痰見血。

肺病的飲食療法和營養品的調配，有個基本原則：「肺氣苦上逆食苦以泄之」；「肺欲收，食酸以收之，用酸補之，辛泄之」。根據這個原則，進行調配處方。

肺臟病宜服食小米、雞肉、桃子、蔥白、麥、羊肉、杏子、薤、核桃仁、烏梅、牛乳、雞蛋白、豬肺、天冬、麥冬、魚肺、杏仁、生薑、白芨、黑芝麻、百合、銀耳、燕窩。

（一）小米粥的處方：

小米一合，淘洗　水三碗　白糖適量

【製作方法】與一般人家煮小米粥一樣，煮到爛熟稠厚，加入白糖服食。最好淡食，配合一碟泡酸菜或糖醋涼拌蘿蔔之類，側重素食更為合理。

（二）雞：

1.雞肉汁：

雞肉半斤，戴肉丁　醬油兩湯匙　胡椒末少許　食鹽一撮
花椒二十粒　鮮筍片十片　生薑一小塊　黃酒五湯匙

【製作方法】係用蒸鍋隔水「重湯」的蒸法，蒸取雞的原汁為原則，是只服食雞汁而不吃肉的。詳見前述狗肉汁、牛肉汁、雞肉汁各條。這裏不再重寫了。

2.淡菜月母雞湯的處方：

淡菜四兩，洗淨　烏骨雌雞一隻，宰去毛雜，切「登子」
雞油全雞　豬油少許　食鹽兩湯匙　胡椒二十粒　生薑一小塊

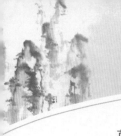

蔥白五根　黃酒五兩　花椒五十粒

〔製作方法〕先把雌雞宰殺，燙去毛雜，切下翅膀和兩隻腿，原樣不動，切下的翅膀名叫「大轉彎」（雞腳爪一段先切下）。頭也整個切下不動，同時扒開雞嘴，把嘴裏淤血洗淨（否則湯變清而不能成奶湯了）。這種刀法，名叫「拜五方」。又把雞身剖開切成四方塊，這名字叫做「登子」。切好之後，準備烹調。

把雞的油切碎，全入紅鍋，熬煎出油，撈去油渣，再加點豬油混合，即把切好的雞肉放入炒抄。看雞肉外面縮皮，即放入黃酒烹煎，仍不住炒抄，大約雞肉已半生半熟，即攙入白水，一次加足五大碗，水一加入，即變成乳白色的奶湯，隨即加入淡菜，生薑、胡椒、花椒、食鹽、蔥白，候湯燒沸，再轉入砂鍋裏，覆上鍋蓋，文火慢慢地燉。燉到雞肉爛熟，即可佐飯服食，或下麵食。

這個處方，不特有肺病的人吃有好處，對於婦科分娩後營養補益，特別有效。因此又名叫「月母雞湯」。這方法材料易得，操作簡單，最適合於農村的要求。

3.雞腦的處方：

雞胸脯肉全用，裁極細爛如泥　雞蛋白十枚，去黃　食鹽一茶匙
雞油五湯匙　豬油十湯匙　火腿末一撮　蔥白末一撮

【製作方法】說來簡單做作卻難，需要經過實踐，才能掌握恰到好處的火候。茲分述如下：

第一，選材方面，必須用雞胸脯肉，其他部分的肉絕

對不能用。把材料選好，鮮割下來，用刀背細細捶排，先排成絨，後排成泥，愈捶排得細爛愈好，反覆捶排，不可偷工。

第二，把雞肉排好，放在碗裏，加入雞蛋白與食鹽，用筷子用力攪打，不特攪打均勻，而且要以打起泡花為標準。

第三，雞油、豬油混合下紅鍋，武火烹煎，令油滾沸，隨即把準備好的雞肉蛋白材料，一齊傾入鍋裏，急速使用「抄挪」手法，非常迅速地炒挪大約三十下，看蛋白凝固，色如白雪，鋪滿鍋內，即速離火，收入盤子裏。這樣雞腦即成功了。盛在盤中之後，再撒上一撮翡紅的火腿細末和青翠的蔥白末，佐飯服食，或佐酒佐露都可以。

（三）桃　子：

按：桃子的品種很多，合格的只有三種。第一種，名叫「仙桃」，是「仙人掌」所結的。有些類似香蕉，但外有芒刺，內有細子，以生吃為原則，須去刺剝皮，吮汁食肉，吐去細子。

又按，普通的仙人掌偶然開花而不能結仙桃，這東西三年開花結果一次，生長的地方，地下要有磁石礦才會結果。四川的瀘定縣產品最佳，那裏的仙人掌高約三四丈，叢生崖坎之下，蔚然壯觀。第二種，名叫「蟠桃」，有些類似柿子，又有點像小金瓜，外面有白茸毛。第三種，名叫「水蜜桃」，是我們通常吃的一種。都以去皮生吃為原則，有人作成「桃脯」或「桃乾」，失去酸味而變做甜

膩，不適合療養服食的要求。

（四）杏子：

杏脯的處方和製作方法詳見前述。

（五）蓮：

蓮子的處方和製作方法詳見前述。

（六）麥：

麥飯的處方和製作方法詳見前述。

（七）牛乳：

1.牛乳紅茶的處方：

鮮牛乳半磅　紅茶一撮，另熬　食鹽一小撮　百花露一盞

【製作方法】先把紅茶用百花露烹熬濃汁，再把牛乳煮沸，盛在碗裏，摻和紅茶，同時加入少許的食鹽，調和均勻，空腹服食。

這種服食方法：最初吃不慣，似乎不及甜味好吃，但服食過三五次則覺得另有一番「塞外情調」，味道格外鮮美，而且服後不會「反飽作脹」。

2.牛奶雞蛋蒸糕的處方：

鮮牛奶半磅　雞蛋三枚　蔥白末一撮　生薑末一撮
陳醋一茶匙　醬油一茶匙

【製作方法】先把雞蛋敲開，放在碗裏，用筷子攪打，再加入牛奶，仍不住地攪打均勻。隨即放入蒸籠，悶

蒸三十分鐘，蒸糕即已做成，取出籠來，加入醬油和陳醋，再撒上薑末、蔥末，用湯匙服食。

服食方法，也可以變化為甜味，調和白糖，但作用不如服食鹹味薑蔥的效力。這處方平淡無奇，而有很高的營養價值。取材容易，操作簡便，最適宜于廣大人民的需要，可以推廣。

（八）生　薑：

1.涼拌嫩生薑絲的處方和製作方法，詳見前述。

2.醬生薑的處方：

醬生薑的製作方法，一般人家大都會做，而且市面上有貨供應，可以隨時去買來服食。配合各式稀粥服食。這裏不必多述了。

（九）蔥　白：

1.涼拌蔥白的處方和製作方法，詳見前述。

2.各式蔥白醬肉絲的處方和製作方法，詳見前述。

（十）羊　肉：

羊肉的粉蒸、紅燒等服食的處方和製作方法，都詳見前述。

（十一）豬　肺：

1.杏仁豬肺湯的處方：

豬肺一具　生薑汁半茶杯　甜杏仁四十九粒，搗　蜂蜜四兩

【製作方法】先把豬肺淤血沖洗乾淨，其法用一個水

壺，盛滿清水，從肺管內不斷灌水，看血水沖洗乾淨，以見白色為度。再將肺顛倒著把水瀝乾，隨即塞入甜杏仁、生薑汁、蜂蜜，一齊塞入肺管內，外用線紮好管口，放入砂鍋，一次加入水六大碗，用文火煨燉，約三小時，隨意服食。

這處方給年老的人，久咳不癒，夜臥難安的患者多多服食，確實有效。選材容易，做法簡單，在敬老院的老人們吃，最為合適。

2.豬肺、豬肚、鴨子湯的處方（即三台鼎）：

豬肺─具　豬肚─個，如法洗淨　肥公鴨─隻，宰，去毛雜

北沙參─兩　土炒白朮─兩　上肉桂─錢　冬蟲草─兩

生薑二兩，切絲

【製作方法】分述如下：

第一，豬肺照前條所述，用水灌沖，去掉淤血，以見白色為度。

第二，豬肚照前述去涎方法，準備做好。

第三，肥鴨宰殺，照一般人家所用去毛去雜方法處理。

把三件準備工作做好，分別把北沙參、白朮、肉桂、生薑絲作適當的分配，平均裝進鴨子腹內、豬肺管內、豬肚子內，全部放入大砂鍋裏，一次加足水大半砂鍋為標準。用文火慢慢煨燉，約燉足四小時，肺、肚、鴨都已熟爛，即將三物分別盛入碗裏，洋洋大觀地陳列在桌上，隨意服食，用刀叉割切一臠，細嚼慢吞，這個名堂叫做「三

台鼎」。

這個處方屬於「大方」的一種，最適宜療養院的需要，可以集合同類型的肺病患者，統一製作，平均分配給他們服食，最為合理。

又這個處方，是以治病為主要目的，調味好吃是次要的，所以不用鹽醬之類，而要淡食，以服餌藥物和血肉品為原則，雖然味道不甚鮮美，但不難吃，而它的療效和營養價值的確很高。

這個處方，不能隨便使用，必須由大夫診斷確實，一定要屬於「胃冷久咳」，「百藥不癒」的咳嗽患者，才可服食。

3.肺片火鍋的處方：

豬肺半具，沖洗，切薄片　豬骨頭湯一火鍋　生薑末一撮

胡椒少許　花椒二十粒　食鹽一湯匙　麻油一兩　蔥頭十根

白菜芯適量　醬油少許　粉皮適量

【製作方法】分述如下：

第一，把豬肺用壺灌水沖洗，再用「片刀」片成一分厚的肺片，漂入清水，再三清漂，漂到肺片變成乳白色為度。

第二，把火鍋生火加炭，盛滿豬骨頭燉的奶湯，一定要用骨頭燉的湯，才有療效。因為「腎主骨」，骨裏的髓是「真陰」的結晶，而腎臟與肺臟，有「母子相生化」的作用，所以非此不可。

第三，同時加入生薑、胡椒、蔥頭、食鹽、麻油，把

它燒沸，即可從事肺片的燙服。

第四，臨服食時，加入肺片、白菜芯，投入沸湯裏，滾燙約二三分鐘，即可撈出肺片，淡食或蘸點醬油吃。同時配合白菜芯服食。最後才加入粉皮煮透，連湯帶粉皮，一齊服食。

（十二）紅燒魚肺的處方：

大青魚肺_{不拘量，沖洗五副至十副}　生薑_{一小塊}　食鹽_{一湯匙}

蔥頭_{十根}　醬油_{兩湯匙}　豬油_{兩湯匙}　麻油_{兩湯匙}

銀耳_{三錢，或黑木耳代替}　胡椒_{二十粒}　花椒_{二十粒}

【製作方法】首先把魚肺沖洗，去盡血污；銀耳溫水發開，洗擇乾淨，準備烹調。

次把豬油、麻油下鍋先炸生薑、花椒，略事炸過，即加入水一大碗，隨即放入蔥頭、醬油、胡椒、銀耳、魚肺，文火燒沸，再轉入小砂鍋內，繼續用文火煨燒，大約燒三四十分鐘，即可服食，佐飯或佐酒佐露都可以隨意。

（十三）甜杏仁：

1.紅炒杏仁的處方：

甜杏仁_{不拘量}　粗紅砂_{一大碗（或用無名異做的炒豆更好）}

【製作方法】把甜杏仁用「隔篩」篩提一遍，使小的杏仁漏去，只留大的在篩內，所以名叫「隔篩」，是一種選材的方法。材料選好，準備入紅砂內炮炒。

用武火把粗河沙炮炒極熱，為增加砂的熱度，可以加

入少許的菜子油，不斷炒抄和勻，看鍋內油冒青煙，隨即把杏仁放入紅沙，急急炒抄，不可緩停。聽見杏仁的爆炸聲漸漸減少，即刻把它鏟入篩子裏，急速篩滾，把紅砂「隔篩」，只留杏仁。候冷卻之後，即密封罐子裏，隨時服食，一粒二粒地把薄皮撚掉，細嚼慢吞。

這製作方法，最要注意，不能炒泡太焦，以「香黃脆」為度。

又要注意河沙的選材，須「水飛」漂取粗的，因為粗砂才不沾杏仁，一篩即分開了。否則細砂黏附在杏仁衣上，雖然在服食時候，撚去杏仁衣，而細砂終結存在，吃在嘴裏，滿口難受。

2.甜杏仁膏的處方：

甜杏仁一百粒，去皮，尖研細　核桃肉四兩，研細，須留薄皮
豬板油四兩　飴糖四兩　蜂蜜四兩　鮮梨汁八兩
生薑汁四兩

【製作方法】先把胡桃肉、甜杏仁合研極細，再分別把鮮梨洗淨，去核留皮，搗爛如泥，絞汁去渣。鮮生薑也洗淨，搗爛如泥，絞汁去渣。各別準備工作做好，即開始炮製。

先把豬板油切成小塊，下鍋熬煉，去渣留油。隨即放入胡桃、杏仁，略事溜炸，不住炒抄，看油都被吸收，即放入梨汁、生薑汁，仍不住炒抄著，抄勻之後，再放入飴糖、蜂蜜，仍不住炒抄，以鍋內水氣將盡而又未盡，起了「蟹眼」糖泡，香氣四溢為火候到佳的標準，隨即將這濃

第三章　氣功與藥餌合一的辯證理論

147

膏傾入瓷缸內，封存備用。隨時在午睡醒來，服一湯匙，用白開水調化服下。

這個處方，對於「肺虛」的患者，以及「久咳不癒」，「不能安睡」的老年人，確有它的療效，營養價值也高。是適合廣大群眾的服食品。

3.杏仁茶的處方：

杏仁茶又叫杏仁糊，一般市面與副食品公司都有供應品，可以去買來服食，照方調製不用再介紹了。

（十四）白　芨：

1.梨甑白芨的處方：

大鮮梨一枚，去核　　鮮白芨十枚，搗爛　冰糖少許

【製作方法】須先把鮮梨洗淨，在近蒂處切開，用小刀把核剜去，這種做法叫做「梨甑」。即把白芨填塞在內，放入少許冰糖（不可太多），隨即仍將切下的梨蒂蓋合還原，另加牙籤或竹籤釘合固攏。再平整放入碗裏，放在飯上同蒸，以飯熟為度，取出服食。

這處方對於肺臟病灶不鈣化，或者不頑固的患者有很好療養價值，尤其對於兩顴發赤，兼有咳嗽，痰中帶血的人效用更突出。

2.白芨肺片的處方：

白芨適量，研細末　豬肺片適量

【製作方法】先各別做好研白芨為末、切肺成片的準

備工作，然後用白水煮肺片約十分鐘，剛剛熟透，即連湯盛入碗內，蘸著白芨粉吃，每次吃白芨三錢，一點作料也不配備，完全服食本味。

這服食方法是以治療為目的，凡屬肺臟有空洞、陰影的典型肺結核，照此長期服食，有很好的療效。

（十五）百合綠豆沙羹的處方：

鮮百合一兩，或乾的也可　綠豆沙二兩　冰糖一兩

【製作方法】首先把綠豆沙做好，再同百合、冰糖一齊放入砂鍋裏，文火烹煮。以百合片煮到「爛軟熟透」、「片心化粉」為標準，即盛在碗裏，當作點心，隨意服食，服食季節以夏秋兩季為適宜，如喜歡吃冷的，可以把它冷食或者放入冰箱，冰透服食。

附綠豆沙的製作方法：把綠豆淘洗乾淨，放入砂鍋，加入的水量為綠豆體積的一倍，文火煨煮，把綠豆煮爛熟即趁熱用葛布包著綠豆，不住揉搓、擠捏，把綠豆粉擠出，名叫「豆沙」，把它吸收在原湯裏，而把剩下的綠豆衣拋棄不用。

（十六）天冬、麥冬：

1.二冬酒的處方：

天門冬五兩，去心，切片　麥門冬五兩，去心，切片
五味子五錢　冰糖五兩　無灰黃酒三斤

【製作方法】先把天冬和麥冬剖開抽心，切成薄片，

連同五味子、冰糖一齊放入黃酒裏，用砂鍋文火熬煮，約三十分鐘，即把它冷卻收入酒壇裏，封存備用。隨時服食，可以把二冬取出，當作佐酒菜吃，也可以佐其他的葷素菜吃。

2.蜜餞天冬的處方：

蜜餞的天冬，市場糖果店裏，有成品供應，可以隨時去買來服食，不必自己費事了。這產品以四川內江縣製作的最好。

（十七）烏　梅：

烏梅酒的處方：

鮮烏梅肉二兩，去核　　高粱酒一斤　　冰糖二兩，搗細

【製作方法】非常簡便，只需把梅子採下，去核用肉，連同冰糖末，一齊浸泡在高粱酒裏，經過三天，即可隨意飲喝了。佐葷素菜蔬服食。

這酒的作用，完全在保健方面，而不宜於治療肺臟已病，最適宜於勞動人民，在勞動疲乏之後，喝飲少量，不可過度，以期保健與恢復精力。

（十八）黑芝麻：

芝麻糊的處方：

黑芝麻不拘量，炒研　　蜂蜜適量　　雞蛋一枚，打散

【製作方法】簡單明瞭，先把芝麻淘洗乾淨，即入鍋

內，文火炒抄，以香為度，隨即取出冷卻，研成粉末，用瓷缸收存。

臨時服食，取雞蛋一枚，打開調散，再取芝麻兩湯匙，混合攪勻，隨即用滾沸開水，一氣沖入，攪沖成蛋花糊，再加入適量的蜂蜜，調和服食。

按：芝麻又名巨勝子，有黑、白兩種，以黑的最好，據《本草經》記載，是很好的藥物，在服食品裏，占很重要的位置，能夠滋潤肺與大腸，又能補腎，最宜於廣大人民服食。價廉物美，老幼咸宜，百食不厭，功效極高，取材容易，不可平淡忽視了這好食品。

（十九）銀　耳：

銀耳羹的處方：

銀耳二錢，溫水發開，撿擇洗乾淨　　冰糖適量

【製作方法】先把銀耳用溫水發開，撿擇洗淨，放入小砂鍋或瓷缸裏，一次加入一碗開水，只用微火煨燜或者用「五更雞」（係特製的工具）微微煨一整夜，把銀耳煨化成羹，即加入適量的冰糖（不宜過甜，能淡食本味更好），烊化服食。服食的時間最好在早起或者午睡起來，空腹頓服。

這處方對於「肺燥」的患者，有顯著的效力。在療養院裏，最宜採用。

（二十）燕　窩：

燕窩粥的處方：

雪燕一錢，溫水發開，揀選去毛　　冰糖少許

銀耳少許，溫水發開，揀洗

【製作方法】先把雪白燕窩，用溫水發開，在水內漂著，再用鑷子揀選去茸毛，逐一選好，合併銀耳，集中一起放入砂鍋或瓷缸內，使用微火或「五更雞」慢慢悶煨，煨一整夜，於清早起床，洗面漱口之後，一頓服食。在臨食之先，加入冰糖烊化再吃。

（二十一）胡　桃：

1.涼拌嫩胡桃肉的處方：

嫩胡桃肉五兩　　醬油兩湯匙　　花椒末一撮　　麻油一茶匙

鮮藿香少許，切細

【製作方法】先選擇剛剛成漿的嫩胡桃肉，敲開硬殼，把肉取出放在碗內，再用滾沸開水燙過一遍，隨即將外面一層薄皮剔除，拌和醬油、麻油、藿香、花椒末，作成涼拌素吃。佐粥佐面、佐葷菜下酒，隨意服食。

2.油酥醬胡桃肉的處方：

菜子油適量　　老胡桃肉一斤　　上等醬油五湯匙　　花椒五十粒

【製作方法】先把成熟的胡桃肉，切開硬殼，取出肉來，放在碗裏，用滾開水燙過一遍，剔除薄皮，準備候

用。

　　次把菜油放入紅鍋，文火烹煎，把油滾熟，隨即放下花椒炸焦。再放下胡桃肉慢慢炸酥，隨時檢視炸酥透心為度，寧肯嫩些，切忌炸老了。火候到佳，即把過剩的油傾出，仍留胡桃肉在鍋內，即將醬油一齊傾入，緩緩炒抄，改為微火，慢慢吸收醬油，但又要把醬油的水氣焙乾，試嘗一小塊，覺得酥香而不軟，略帶一些脆性，即鏟出候冷，密封罐內，隨時當點心細嚼咽吞。

3.原胡桃肉的處方：

生胡桃肉適量，不去皮　　紅砂糖少許

　　這處方的服食方法非常簡易，所謂「原胡桃肉」，即是把胡桃敲開，生吃生嚼，拌和少許紅砂糖，細細嚼食。這種服食方法，不可燙去薄皮，需要連薄皮一齊吃，因為它的療效，全在這層薄皮上。薄皮有點澀味，所以配點砂糖。不過吃了這東西不能馬上喝濃茶。只可喝淡鹽開水，才有很好作用。

　　按：胡桃肉的藥性，它「得木之精」，單獨飲食，有補腦壯腎、益肺止咳的功效。以科學的眼光來分析它，含有豐富的鐵質、蛋白質、植物油脂，少量的黃連鹼，有很高的營養價值。

　　從歷史的觀點來看它，據《本草經》的記載，在宋代就有「方士」向皇帝進獻胡桃肉，吃了止咳化痰，那位皇帝常常以胡桃肉賜諸大臣。又在晉代已有胡桃肉的複方，配合補骨脂和杜仲，名叫「青娥丸」，是補益腎肺的效

方，流傳到今，「疾醫」大夫處方，還一直使用它。這說明了胡桃肉在治療和營養兩方面，都有很好的作用。

（二十二）肺癆草、鴨蛋羹的處方：

鮮嫩肺癆草五匹　綠殼鴨蛋一枚　白糖一湯匙

【製作方法】先選擇肺癆草鮮嫩肥壯的葉芯，採摘去根，水洗乾淨，放入鍋裏用水大半碗煎煮，把肺癆草煮出汁來，撈去渣滓不用。同時選擇綠殼鴨蛋一枚，敲開打散，即把煮沸的肺癆草湯一氣沖入碗裏，不住攪和鴨蛋，使成蛋花羹，最後加入白糖，調和均勻，當點心服食。

按：肺癆草，《本草經》以及諸家著作，都未見記載，係屬「草藥」範圍，專門採集草藥的藥農，認識這草的也不多。它對於肺癰、肺氣熱脹、肺燥咳嗽、痰中帶血、咳痰腥臭、口燥鼻乾、百日咳一類有餘之症，確具療效。據我的師傅和我的臨床經驗，凡屬於肺臟燥熱咳嗽、失血、脹滿、氣逆等症，照這處方施行飲食療法，其療效達到百分之百，而且無副作用。

又按：肺癆草係宿根類的草本，生長在山野的陰山背面。江、浙、川等省，我都採集種植過，移植情況良好，變野生為家種，藥力並不減低。它在雨水節茁芽，到夏至節即高長三四尺，到秋莖梢開米細白花，聚如穗形，微有清香，採來插瓶，能持久不凋。它的葉子顏色蒼翠，略似菊花，比較寬大些，而有魚尾。它的莖梗圓形，表皮有直行紋理如線，中心有瓤如絮，類似白通草，莖杈枝四出，勁不畏風。折莖穿通以作旱煙管，可使煙氣不燥，煙油不

升（用一年以後，破管視之，煙油僅在下段）。生長到霜降後，即收頭枯萎，但宿根上仍發短梗綠葉，叢集根部，貼地而生，不向上長，雖大雪嚴霜，亦不凋謝。一直到次年的雨水節，則另茁粗壯的嫩芽，筆直上升。這種生長規律，在一般藥物裏是很少見的。

又肺癆草的根，洗淨泥土，鮮搗如泥，以治癰腫發背，療效極高。不過使用這藥敷貼背癰，鬚根據外科的密傳方法，所謂「辨識癰頭，留頭莫敷」，「遍箍翠腳，按頭留孔」。這種傳授，有很精深的道理，如法敷藥，才能達到「未潰內消，已潰提膿」的要求，否則反而使毒內攻，深陷難拔。侵害臟腑，把有效的良藥變成毒物。技術與藥物運用的利害關係，竟至如此，所以舊社會裏把貴在師承的口傳心授，居為奇貨了。

附痛頭辨症方法：用高粱酒和水各占一半，調和均勻，再用黃表紙或草紙，浸濕水酒，貼在痛腫部分，約幾分鐘之後，查看水酒最先乾燥的地方，即是痛頭，用墨點記標示。一個背癰不只一個頭，細細查看，逐一標記，在敷藥時候即把這些癰頭分別留露一孔，不可敷藥。這種方法說破了似乎簡單，其實並不單純，乃古人經過若干年的經驗累積，乃臨床實踐與理論相結合的總結。

六　腎臟病的食譜

人體五臟，唯有腎臟是兩個，與心、肝、脾、肺不同，據經典的解釋，屬於內景的氣化論。

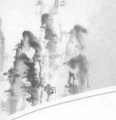

　　《素問》和《靈樞經》以及《黃庭內景經》的敘述，都說腎臟要小而且堅才合標準，它與人體的氣化關係很大，也最容易生病。

　　腎臟的病狀，歸納起來，大約有如下述：邪在腎臟，則病骨痛、陰痹、腹脹、腰痛、大便難、脊背頸項痛，時作眩暈，黑色而齒枯、無故善恐、呵欠頻數、臍下有動氣，按之有物觸指而且生疼。腎病氣逆，則小腹急痛，泄而下重、足脛寒而逆。

　　另外有一種「脾傳之腎」的病，名叫「疝瘕」，少腹冤熱而痛。又有溲出白液，名叫「白蠱」。

　　腎病的「虛」「實」分別：大抵腎氣「虛」則厥逆，胸中痛，大腹小腹痛，意志不樂，心懸善恐；腎氣「實」則腹大、脛腫、喘咳、身重、盜汗出、憎風。

　　腎病的飲食療法和營養品的服食，有個最高原則，所謂「腎苦燥，食辛以潤之」；「腎欲堅，食苦以堅之，用苦補之，鹹瀉之。」

　　腎病宜食雞肉、桃子、蔥、大豆、豬肉、栗子、藿香、腰子、柏子仁、牡蠣黃、鹿脯、鹿胎、鹿尾、鹿鞭、鹿角膠、海狗腎、牛腎、羊腎、牛鞭、黑豆、熟地、食鹽、烏靈參、雞腎、鴨腎、鵪鶉、麻雀、雞腎草、鹿銜珠草。

（一）雞　肉：

　　雞肉汁、月母雞湯、雞腦，各種服食的處方與作法，皆詳見前述。

（二）桃　子：

桃子的分類，服食處方與做方，皆詳見前述。

（三）蔥：

蔥的涼拌與醬油絲等的處方與做法，皆見前述。

（四）大　豆

紅燴大豆等處方與做法，皆見前述。

（五）豬　肉：

豬肉的紅燒，里脊、豬腳等的處方與做法，皆見前述。

（六）栗　子：

1.糖炒栗子的處方：

糖炒栗子，一般市上小攤販，皆有供應，可以隨時去買來吃，這裏不多介紹了。

2.素燒白菜栗子的處方：

栗子半斤，去殼　　大白菜芯四顆　　食鹽一茶匙　　麻油三湯匙
菜子油三湯匙　　凝粉一湯匙，水調化　　生薑末一匙

這個處方以素食為原則，它的製作方法分述於下：

第一，先把生栗子用小刀剖去皮殼，須要保持完整，不可破碎，逐一剖好，準備烹飪。

第二，捲心大白菜四顆，除去外包老葉，只留嫩芯，大約只留五六片，等於雞蛋的大小為標準。同時把白菜芯

自根部向上切開，分做四片，但在梢部又不可切斷，利用嫩葉把它連接著，另用沸水一壺澆淋一遍。這樣準備好，等候使用。

第三，把菜油、麻油混合下鍋，用文火煎沸，隨即放入栗子，油鍋溜炸，只把表皮炸酥，裏面發軟為度，不可炸得太老，隨即摻入白水二碗，加上食鹽燒沸之後，即轉入砂鍋，用文火慢慢煨燒。燒到栗子粉爛，即加入白菜芯、生薑末繼續煨燒，大約二十分鐘，白菜剛剛熟透，不可過於燒爛，失去「菜根香」的本味。尤以菜芯略帶一點生氣，最合規格。這時先把菜芯輕輕鏟起，平鋪整齊，排列在九寸條盤裏，同時把凝粉放入鍋內，濃縮原汁，不住抄翻栗子，隨即把栗子和原汁傾放在白菜芯的上面。這樣白菜平鋪在下面，雪也似的白，栗子堆積在上面，墨也似的黑，色調鮮明，濃淡劃分，引人食慾大增，不動筷子，已是「垂涎三尺」了。這種做法，名叫「烏雲蓋雪」，又叫「雲頭雨腳」。佐飯佐酒服食。

3.紅燒栗子雞的處方：

雞肉半隻，切登子　栗子半斤，去殼　雞油二兩　豬油四兩
醬油五湯匙　食鹽一湯匙　生薑一塊　蔥五根，紐結
山柰一錢　黃酒五兩　八角茴香一錢　鮮藿香切一撮

【製作方法】先行把雞肉、栗子，各別切好剖好，即把雞肉、豬油混合下鍋，文火煎沸，放入雞肉與栗子，略事炒抄，以雞肉「縮皮翻花」為標準。當即加入黃酒烹激。仍不住炒抄著，再加入醬油、生薑、蔥、山柰、八角

茴香、食鹽略炒三五下，即加入雞鴨火腿湯，或豬骨頭湯，或白水三大碗，燒沸之後，轉入砂鍋裏，繼續用文火慢慢煨燒著，大約紅燒到三小時，以雞肉「爛熟透心、骨肉分家」，栗子「粉爛酥鬆、入口化渣」為火候到佳的標準，在服食之先，撒上鮮藿香，即可佐飯佐酒，隨意服食。

（七）腰　子：

按：腰子根據「以類補類」的理論，選擇材料，在家畜獸類中只限於豬腰、羊腰、黃牛腰三種，在家禽類中只限於雞腰、鴨腰二種。因為這五種取材容易，又因其他的腰子「各得五行之偏」，服食有流弊。

1.燒腰散的處方：

腰子一對，任用豬羊牛一種　　食鹽一撮，炒研　　炒杜仲五錢，研

補骨脂炒，三錢，研　　胡桃肉三錢，研　　鮮荷葉一張

濕泥一團

【製作方法】手續比較繁複，不可弄錯，以免影響治療或營養的價值。服食燒腰散，能夠治療多年的腎虛腰痛，又能大補腎臟的「真火」。

首先，把腰子剖開，撕去「騷筋」。即把腰子裏面的一層薄膜除去，否則有尿臭氣味。再把腰子分做兩片，每片切成「千頁書」的形式。即切成一條一條的薄片，但又不能使它分離，須留一面不能切斷，使其連在一起，仍然保持著半片腰子的形態。這樣兩片腰子都切好，放入冷水

裏浸泡沖洗，經過二三遍，取出晾乾水氣，準備使用。

其次，把炒杜仲、胡桃肉、補骨脂、食鹽共同研細末，事先準備工作做好。按前三味藥物名叫「青娥丸」。在漢末晉初，已因經驗累積療效很好，而廣泛使用了。據中國藥物學理論，《本草經》說補骨脂和胡桃肉因為「木火之精」，大補腎陽不足。又按：補骨脂係由印度傳來，在漢明帝時代，印度佛教東傳，醫藥交流，才有補骨脂入藥的記載。有些本草考據說，係宋代傳來。但從佛家經典考據，當以漢代傳入為合理，而印度之用補骨脂，早在「耆婆」時間更早。從這歷史的觀點而論，在經驗中已有豐富的資料了。

再次，把研好的「散藥」，平均塞入腰子「千頁書」的縫子裏，兩片都塞好，即把它兩片合攏，還原成一個整的，用鮮荷葉包裹好（乾荷葉水浸軟用），又在荷葉外面，包裹一層濕泥，大約五分厚度，然後放進「子母灰火」當中，慢慢煨熟（烘箱裏烤也可）。煨到藥香氣透出來，即行取出，剖去泥團，再剖去荷葉，最後連藥末一齊剔除乾淨，只剩下腰子，隨意服食，以空腹吃為最好。

2.涼拌腰片的處方：

豬腰子—對　　生薑末—撮　　醬油兩湯匙　　胡椒末少許
花椒末少許　　麻油—湯匙　　蔥白十根，切絲

【製作方法】簡單，取材容易，最適合農村的要求。先把腰子如法剖開，撕去騷筋，用刀片做成薄片，放入清水裏浸漂兩三遍，撈起備用。

另外用一大碗水，用武火燒滾沸，隨即把腰片投入沸水鍋裏，大約腰片在沸水中翻滾四五遍，看腰片四方翹起，成「燈盞窩」的形式，立刻用「漏瓢」把它撈起，同時把水氣「吊乾」，放在盤子裏，加入麻油、生薑末、蔥絲、醬油、胡椒末、花椒末，拌和均勻，佐飯或佐酒服食。

（八）柏子仁茶的處方：

炒柏子仁五錢，搗　百花露一盞，或石泉或白水

【製作方法】先把柏子仁炒香為度，再把它輕輕搗破，同時用百花露一盞，燒煎「蝦鬚沸」，即用這水沖泡柏子仁，將茶蓋扣緊，約三五分鐘，當作茶飲，在服食油膩品之後，喝這茶一杯，最為合理。

（九）牡蠣黃：

蛋溜牡蠣黃的處方：

鮮牡蠣黃四兩　雞蛋二枚　菜子油四兩　生薑片十片
食鹽一湯匙

【製作方法】先把牡蠣黃淘洗乾淨，用「漏瓢」撈出，吊乾水氣，即入碗內，敲出雞子，放入食鹽，用筷子攪打和勻，使牡蠣黃都穿上蛋衣。

再把菜油下鍋，武火煎沸，投下生薑片，炸焦撈出。隨即把穿衣牡蠣黃全部傾入，急速抄挪，約抄翻十五六下，看雞蛋衣凝固，即速鏟起，盛在盤子裏，趁熱佐飯食

（冷吃反腥而不鮮）。味鮮香嫩，尤滋「腎陰」。

這處方選材不難，尤其在南方更為普遍。寧波一帶，常生拌醬油吃，也很合理。它的製作方法，又很簡易，最適合於廣大的工農弟兄們服食，尤其於南方籍的人們更合胃口。

（十）鹿 肉：

1.鹿脯的處方：

鹿腿一隻，一斤配鹽四兩　食鹽一斤，炒　花椒一百粒

山奈一兩，研　八角茴香一兩，研　白糖四兩　火硝五錢

這個處方是專門製造鹿脯的，相當於火腿的製作方法，鹿腿一隻配食鹽、火硝等作料，一如分量為標準，如果做得多，可照此標準類推增加。

把鹿腿選好，另將食鹽等作料，混合研成細末，再把作料遍抹鹿腿，均勻抹遍，使它全部吸收，放在瓦缸裏，經過七天到十天，並時去翻轉一次，使鹽水浸泡鹿腿全面均勻，到期取出，懸掛通風的地方，使它「風乾」水氣，以鹿腿乾瘠，不再滴鹽水為止，再在鹿腿外面塗抹「糙糟汁」一層，繼續風乾幾天。這樣加工，鹿脯即告作成，即可收存，隨時製作服食。

【製作方法】先將鹿腿宰下所需要的食量，把它用溫開水洗滌二三遍，即放入沸水鍋中，略事烹煮五分鐘，這種方法叫做「滲味」。把過甚的鹽味，滲煮減低，但不可煮久了。隨即切成「八大塊」，放在大碗裏，入籠悶蒸，

並撒上冰糖屑少許，文火蒸兩小時，即可取出服食。碗內的蒸餾原汁，可以蘸著麵包、饅頭、窩窩頭吃，也非常可口。

2.紅燒鹿鞭鹿筋的處方：

鹿鞭鹿筋全具，炮炙　醬油五湯匙　食鹽一湯匙

鮮筍一斤，切滾刀　生薑一大塊　胡椒二十粒　花椒五十粒

銅龜二隻　肉桂一錢　豬骨頭濃湯五大碗　蔥白五根，紐結

【製作方法】適宜於療養院，家庭裏有條件的人自然也可以用的，茲將製作方法分述如下：

第一，鹿筋一具。照買賣習慣，都應該附帶「鹿鞭」，又名「鹿蔥」，即雄鹿的生殖器。如果沒有鹿鞭，則是雌鹿，價格要低廉很多了。

把鹿筋鹿鞭用「子母灰火」炮炙一遍，用鐵夾夾著，不住手在灰火中反覆搓動來回抽送，使它遍體接受灰火的「炮炙」，耳聽眼觀，手不停搓，小心在意地炮炙它，聽見它喳喳喳的爆炸聲，看著它表皮「泡起」，微帶「酥鬆」，通體一樣受遍了火力，即取出來，淬入淘米水內，浸泡三五天，每天換「淘米水」一次，一直浸透「軟綿如帶」，即細細刮洗。同時把鹿鞭從中心剖開，把裏面洗乾淨，再三淘洗，切成二寸長一段的材料，準備烹調。

第二，銅龜的選材、去「騷精」與飼養的方法，皆詳見前述，這裏不再重複寫了，如沒有銅龜，改用鱉魚。

第三，把鹿筋鹿鞭、銅龜的準備工作做好之後，即把豬骨頭燉的濃湯五大碗傾入砂鍋裏，加入生薑、胡椒、醬

油、食鹽、蔥白、肉桂、鮮筍等作料，調和均勻，再放入鹿、龜，覆緊蓋子，用文火慢慢紅燒，約燒四小時，以鹿筋爛透為標準。即可盛在碗內，佐飯服食。

第四，服食這東西，在二十小時內，禁止吃蘿蔔，因為蘿蔔是鹿脯、鹿筋、鹿鞭、鹿茸的「解藥」。彼此對消就失去補性了。

4.乾蒸鹿胎的處方：

鹿胎一具　生薑一大塊　蔥白五根，紐結　淡菜三兩
食鹽一茶匙

這個處方是「可遇而不可求的」，是比較稀罕的東西。在西康、青海一帶草原或高原地區，在「三伏」期後，「立秋」節前，獵鹿季節裏，倒是常見的。可惜鮮的不能運銷內地，風乾的鹿胎，功用就不顯著了。

把雌鹿腹剖開，將鹿胎連胎盤全部托出，用水沖洗掉外面的淤血，隨即放在「蒸鍋」裏，加入淡菜、生薑、食鹽、蔥白，隔水悶蒸，但與蒸雞汁等的做法不同，這種乾蒸，卻不能扣緊蒸鍋的蓋子，應該把蓋子除去，敞著口蒸，使蒸餾的汽水倒注在蒸鍋內面。這樣蒸三四小時，則鹿胎爛熟，而湯汁也滿注一鍋了。

睡醒空腹服食，大補「腎命真元」。食後忌吃蘿蔔。

（十一）海狗腎白菽漿的處方：

海狗腎一個，剖開洗去膜，切細絲　白菽漿三湯匙　水半碗
生薑末一撮　食鹽少許　蔥白末一撮

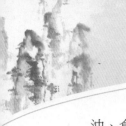

【製作方法】每次用海狗腎一個，用溫水發開，剖成二片，撕去膜絡，再用「片刀」做成薄片，切成細絲，以備烹調。

按：海狗腎屬於血肉品，根據食醫炮製的理論，血肉品「利於水而不利於火」。有人把它在瓦上焙焦，其有機成分，已被破壞無遺，且有氧化碳或硫化碳的毒性滲入，對於治療和營養的價值，都會降低。應該把它溶解於水，是合科學的處理方法。也說明食醫的理論和方法是正確的。

把海狗腎切成細絲之後，同時把「白薉漿」（即糝糟汁）混合白水，連同海狗腎絲一齊放入砂鍋裏，用文水烹煮，約煮二十分鐘，即加入食鹽少許，以不鹹不淡為度。再煮二三分鐘，即傾入碗裏，調和生薑末、蔥白末，隨意空腹服食。

服食這個處方，食前食後的三個小時內不能吃糖，否則脾胃痞滿。這種服食方法，大補「腎陽」，「強精壯力」。因此在服食當中，應該「寡慾」，禁止性生活的放縱，否則反而有害處。

（十二）羊外腎的處方：

鮮羊外腎一對（即睪丸），切片　豬骨頭湯一碗

豬脊一付，去骨切　花椒十粒　胡椒末少許　生薑末一撮

蔥白兩根，紐結　芫荽末一撮　食鹽一撮

【製作方法】先把羊外腎剖開，撕去裏面的騷筋和外面的薄包皮，沖洗乾淨，再用「片刀」作成薄片，準備烹

調。

另外把熬好的豬骨頭濃湯，加入花椒、胡椒末、食鹽、生薑末、蔥白，一齊放入鍋裏，用文火燒沸。隨即投入豬脊髓（先切成一寸一段、沖洗乾淨），約煮十五分鐘，再投入羊外腎片，同時改用武火，大約二三分鐘，看羊腎片起了「燈盞窩」，立刻離火，傾入碗裏，再撒上芫荽末，隨意服食。

（十三）清燉牛鞭蹄筋湯的處方：

鮮黃牛鞭一具，切洗　鮮牛蹄筋一付，洗淨　胡椒十粒
花椒二十粒　生薑一小塊　蔥白五根，紐結　食鹽適量
急性子二十粒，紗布包燉　芫荽末一撮　豬前蹄一對，炮洗

【製作方法】分述如下：

第一，把鮮黃牛鞭，循著「騎縫」用刀剖開，沖洗清潔，切成一寸長一段，準備候用。

第二，把鮮牛蹄筋，沖洗乾淨，也切成一寸長一節。如係乾的蹄筋，則須用「子母灰火」先行炮炙，放入灰火中，用鐵夾夾著，反覆搓翻，來回抽送，使牛筋遍體受火，炮炙酥鬆，投入淘米水內，浸泡三至五天，每天換淘米水，同時剔洗。再切斷成節，準備使用。

第三，豬前蹄的炮製方法，已詳前述，參照執行，如沒有豬蹄，可改用鮮牛尾一條。

第四，前三項準備工作做好之後，即放入砂鍋裏，摻水大半砂鍋，同時放入生薑、食鹽、蔥白、花椒、胡椒、急性子（布包燉）用文火慢慢燉著，約四小時，牛筋爛

軟，則牛鞭、豬蹄已早熟多時了，即可盛在碗裏，佐飯或佐酒、佐露，皆隨意服食，多餘的原湯，可以下麵。

按：急性子即白鳳仙花所結的子，它有「軟堅透骨」的作用，既能使牛筋早熟，又能引導性味，直達腎臟，不過不能多用。這種服食方法，不特「補腎」，而且「滋肝」。材料也不十分難找，在療養院裏，在農村中都很適用。尤以康藏、內蒙、青海等處牧畜區的人們「近水樓臺」，正好儘先採用了。

（十四）椒鹽油酥黑豆的處方：

圓黑豆_{不拘量，油酥}　　食鹽_{適量，炒研}　　花椒_{適量，炒研}

菜子油_{適量}

這處方最重要的一點，首在選材。按黑豆有兩種，一種形如腰子，顏色雖黑而顆粒不大，名叫「馬料豆」，味微苦澀，品質最劣，只宜飼馬之用，不適合做人的服食品。另一種色黑光潤，圓如豌豆，才合標準。中藥店和市場裏兩種都有，應當選用圓的。

【製作方法】先把圓黑豆淘洗乾淨，用水發透，再取出晾乾水氣，以半乾半濕的程度為標準。另將菜子油下鍋（用油不多）文火煎沸，隨即把半濕的黑豆下鍋油酥，不住炒抄，候黑豆爆炸聲音減少，炒抄時鍋裏有「沙！沙！沙」的酥脆聲，同時香氣四溢，火候就到佳了。即可鏟在盤子裏，攤開晾冷，臨服食的時候，再撒上事先炒研和勻的「椒鹽末」，拌和少許，佐粥服食，也可以佐酒，但不適於佐茶。

這個處方，能除脾濕而潤腎燥，補益脾胃兩臟，使它們不相剋制，各盡各的功能。同時這個製作方法簡單易行，材料豐富易得，無論城鄉，四季咸宜，是一種大眾化的營養上品。

（十五）紅燒枸杞烏梢蛇蛤蚧熟地黃的處方：

寧夏杞子－兩　　鮮烏梢蛇肉－條，宰，去皮腸雜，切斷

大熟地黃二兩，切片　陳皮三錢　　山奈－錢

雞鴨火腿湯四大碗　　黃酒三兩　　鮮筍四兩，切片

八角茴香－錢　　花椒三十粒　食鹽三湯匙　嫩葦根－尺

蔥白五根，紐結　　活蛤蚧－對，去頭足腸雜，留尾

醬油三湯匙　　豬油二兩　　菜子油－兩

這個處方，是屬於「大方」和「補劑」的一種，專門「以味補質」為目的。對於腎臟「陰陽兩補」，有很高的營養價值。凡有感冒風寒的人，絕對禁止服食。

【製作方法】條列如下：

第一，烏梢蛇的選材，以尾巴細長，能夠穿上小銅錢二百枚者最合規格。如沒有烏梢蛇，改用菜花蛇也可以的。把蛇宰殺之後，剝去皮子（繃伸陰乾，可作琴鼓）。剖腹去除腸雜（把膽取出，滴酒內調和，服之能除風濕），洗沖乾淨，切成一寸長的「火炮筒」。準備紅燒之用。

第二，蛤蚧選擇雌雄一對，宰去頭足，但必須把尾巴保留完整，因為蛤蚧的滋補成分，大部分在尾巴上，再剖去腸雜，並把表皮用沸水燙過一遍，剝去不用，保持整

體，不必切碎。

第三，鮮葦根是水葦根，不可錯用為蘆竹根，葦根生長在淺水邊、江湖沼澤的兩岸，隨地都有，在南方是很尋常的東西，顏色玉白，中空有節，選擇肥壯嫩尖一尺長（臨服食之先撈出扔掉）。

第四，鮮筍切成骨牌片，如用乾的「玉蘭筍乾」，則發透作成大塊薄片，再橫切細絲，作成「一把梳」，類似「魚翅」的形狀，把它美術化。

第五，熟地黃須選擇肥大粗壯，黑色晶光的，而且必須經過九蒸九曬的製煉，才合規格。削去「蘆」、「臍」和表皮，再把它開切成「筷子頭」。或者用「片刀」使用「滾龍抱柱」的刀法，作成「萬卷書」，把整個熟地黃片成連續不斷，長達一二尺的「橫幅」薄片，再把枸杞子同筍絲各用少許，捲在中心裏，捲成長筒形式，外面用葦根順著纖維撕破作長帶形，分二寸為一段，逐漸把熟地捲心筒捆紮一周。然後逐段中心切開，恰好葦根帶束在腰間非常好看。這種「手工菜」富有美術價值，名叫「玉潔丹心」又叫做「皂白清」。

第六，諸事準備好之後，即把豬油和菜子油混合下鍋，用文火煎沸，隨即放下蛇肉、蛤蚧，略事溜炸，以肉「翻花」為標準。速將黃酒浸入烹煎，續下食鹽、醬油、枸杞子、胡椒、花椒、陳皮、八角茴香、山奈、鮮筍片、蔥白、葦根等作料，一併略事抄炒，即攙入雞鴨火腿湯。候湯燒沸，再轉入砂鍋裏，半掩半開著鍋蓋，繼續用文火紅燒。大約經過三小時，蛇蚧肉爛軟，以筷子一剝蛇肉，

能「離骨」而起「登子」為標準。即可盛入碗內，佐飯或佐酒服食（葦根撈出扔去不用）。

按：這處方在療養院裏，可以集合二三人合夥服食。不浪費而得實惠。尤以廣東籍的人們，最對胃口，而且對這種服食品並不陌生。

這種做法，有個粗俗的名字，叫做「龍苟合」。推敲語氣，是從「切口」來的，似乎無啥含義可取。

（十六）烏靈參：

烏靈參、雞心肘的處方：

烏靈參四隻，各切八片　　烏骨雌雞半隻，切登子

豬心一個，洗淨　　豬肘一個，洗淨　　食鹽兩湯匙　　生薑一小塊

蔥白五根，紐結　　花椒二十粒　　雞油四湯匙　　黃酒四兩

鮮筍片三十片　　紫石英一兩，布包　　靈磁石一兩，布包

這個處方，有「心腎相交」、「水火既濟」的滋補功效，對於心腎兩臟有病的人，最為相宜。

按：烏靈參又名「雷震子」，表皮黑如光漆，內裏的肉呈白而微黃的顏色，全身類橢圓形，有蒂而無根莖，蒂茁土面，類似「鼠牙半枝」（草藥名稱），深藏土中，土作空窟，光滑如罐子一般，烏靈參即安居其中，天上響雷，大地震動，烏靈參亦隨之而在窟內跳動，故有雷震子的名稱。

它的莖屬蔓生的寄生科，春夏之間，寄生在野草或豆苗之上，並不是生長在土中的，所以名叫「莫娘藤」（燉

黃酒可治痔瘡，甚效）。藤上所結的子，名叫「 絲子」，是補腎的專藥。烏靈參與它的藤相隔很遠，而自生在土中，與「茯苓苞」的藤和茯苓相隔很遠而生，是相似的，因此挖掘它必須根據這些象徵。古代的養生家服食這東西，相傳的神話很多，雖然是迷信，確因它有滋補的價值，才產生無稽的訛傳。

烏靈參產地以四川的灌縣、綦江等地為上品，體壯重實，氣旺圓大，黑如鬃漆，紋理細膩。我一九四六年在杭州慈雲嶺，曾挖掘四個，不如川產。每年夏季，常有新貨上市，價格便宜，貨源雖少，因懂得的人也少，吃的人更不多，因此價格低廉，一般人把它當作菌類服食，真太可惜了。

烏靈參能通肺、腎，脾三臟，為補氣利水的上品，性味甘平，兼有人參、茯苓二者的長處，而無它們的缺點，的確值得介紹，而且這處方的製作方法也不繁難，配合的材料又普通，正適宜於廣大群眾的服食。

【製作方法】先把烏靈參每個切成八片，雞肉切成「登子」，隨即把雞油下鍋，文火煎沸，將烏靈參和雞塊放下油鍋溜炒，以雞肉縮皮翻花為標準，速將黃酒傾入烹煎，約二三分鐘，即攪入白水七八大碗，同時加入豬心、豬肘、食鹽、生薑、蔥白、花椒、筍片、磁石、紫石英（皆用布袋包著）。加大火力燒沸，再轉入砂鍋，仍用文火慢慢地燉著，燉到肘子、雞肉都爛熟了，即可盛入大碗內，隨意服食，豬心、肘、雞可以蘸點醬油吃。

按：烏靈參在四川草藥鋪裏有時可以買到乾的，製作

方法須用雞油多溜炸五分鐘，否則始終綿軟不爛，特須注意。

（十七）雞腎、鴨腎：

雞鴨腎貓耳絨湯的處方。

雞腎十枚　鴨腎十枚　貓耳朵三十個　豬骨頭濃湯一碗
胡椒少許　食鹽適量　生薑末一撮　凝粉一湯匙
火腿絲一撮　蔥白末一撮

【製作方法】先把雞、鴨腎洗乾淨，放入鍋內，沸水「滲過」一遍，以剛剛燙熟為原則，不可滲久，因而燙老。隨即取出，把腎的外皮輕輕剝掉，保持原狀。準備服用。

另一方面，用麵粉發濕，做成三十個「貓耳朵」（食量大的可以酌加）。同時把瘦火腿少許，切成細絲，準備服用。

再把事先熬好的豬骨頭濃湯（白水也可以）入鍋燒沸，先下貓耳朵，煮熟之後，即下胡椒末、食鹽、火腿絲、雞鴨腎，混同煮約五分鐘，隨即放入凝粉，濃縮原汁，使成絨湯，傾入碗裏，撒上生薑末、蔥白末，調和服食，鮮嫩無比，百食不厭。

按：雞鴨腎即是雞鴨的睪丸，據舊的說法，雞鴨腎強性淫，交接無度，在以類補類的理論之下是補腎的上品。從科學的觀點分析它，所含的「睪丸素」非常豐富，營養價值很高。材料來源很多，製作方便，尤其在農村裏，雞

鴨成群，取材更易。農民們，終年勞動，據中醫學「久勞傷腎」的理論，更應該服食這個營養品，用以滋腎壯骨，加強勞動力，間接增加生產。

又按：雞鴨的睪丸與一般動物不同，雖然同是附脊而生，但它因季節氣候的變化，隨之而長大縮小。觀察它長大縮小的規律，一般雞鴨喝了「清明水」，睪丸即開始增長肥大，喝了「秋分水」，即開始縮小。同時在身體外面，也隨季節而換毛，因此在清明、秋分節前節後宰割，「新毛筒」最難除盡；在夏至節到立秋節期中睪丸最為肥大，鴨子睪丸挺大的有如鴿蛋，且比較長些。雞的睪丸這時也大如龍眼。在這時期裏，是採取的最好季節，過早過遲，逐漸小如黃豆，沒什麼食頭了。這些材料，不特關係服食品「採取及時」的學問，而且對生物學的研究，有精細的觀察，可見古代食醫並不簡單。

又按：雄雞雄鴨，只想採取它們的睪丸來吃，而不想宰殺它，最是合理。可以使用「閹割」手術，在清明節以後，把它們「閹割」了，還可以使它們變成「閹雞閹鴨」肥壯異常，飼養到春節過年再吃（雄雞鴨都很少板油，閹了則與雌雞鴨一樣，板油增多）。至於「閹割」手術，農村裏有「閹匠」，可以請求執行。其實自己學習一回，也能操作的。

附「閹割」方法：把雄雞鴨捉來，側向右面臥著，左側面朝天，用一隻腳把它的雙足踏緊，另用一隻腳把它的雙翅「反剪」著而踏緊。再在它的最後一根肋骨下面，循傍著肋骨的紋理，斜斜用牛耳小尖刀剖開一條刀口，長約

五分至八分（這位置要選擇準確，開刀之時才不會出血，事後又不會脹氣），即用一個「繃弓」把這刀口鉤著繃開，隨即另用一個「套杆」伸入腹裏，撥開腸子，直抵脊柱，利用「套杆」尖端的「馬尾活套」把睪丸套緊，再用尖刀伸進去，齊著睪丸，把腎系切斷，則睪丸即被套在「馬尾活套」上，輕輕被取出來了。再如法取第二個。事完之後，就便在雞鴨的腋下，拔兩匹軟細的絨毛，順著刀口，把毛貼上，即能黏合傷口，幾天就復原了。如果兩三天以後，刀口處「脹氣」，鼓起一個氣泡，可用銀針，或橘子樹上的刺，把它穿破放氣泄水，即會痊癒。

（十八）雞腎草：

雞腎草豬蹄湯的處方：

雞腎草—兩　　豬前蹄—對，如法炮炙，或羊蹄四隻　　食鹽—湯匙
生薑—小塊　　蔥白三根，紐結　　胡椒十粒　　花椒三十粒

這個處方，簡單易行，清淡之中而又有濃厚的性味，因此它的營養價值很高，可以達到「形不足者補之以氣，質不足者補之以味」的雙重要求。不論城鄉，都能普遍地適用，尤其是在農村裏，更能隨地取材，採掘新鮮的雞腎草，配合豬蹄或者羊蹄燉湯，補益的功效更能提高一步。

按：雞腎草是一種野生的草本藥物，它屬於宿根類，根上結生一種類似雞腎的東西，所以名叫雞腎草，春分出芽，葉似蠶豆而較長，淺青肥潤，一莖對生，至夏高約三四寸，莖端開淡綠色的花蕾，味甘淡微鹹，功能強腎。隨

處皆有，採集容易。

（十九）鹿含草：

鹿含草酒的處方：

鹿含草四兩　　黃酒二斤

【選材和製作】都很簡單，既能「除濕補腎」，又能「壯氣提神」，最適合於勞動人的需要，尤以能喝酒的人更對胃口，因為「酒客」大多數不喜歡喝甜酒，而喜歡喝微有苦味和澀味的酒，所以對黃酒的評價，以「苦為上，澀為次之」，為品題的標準。鹿含草酒就具備這種性味。

把鹿含草採集足量，清洗乾淨，晾乾水氣，即整顆浸入黃酒瓶裏，時時搖轉，泡過一天一夜，即可隨自己的酒量，配合葷菜或素菜服食。

按：鹿含草，有些類似車前草，秋季抽心三四莖，莖端開花，結實，有如小櫻桃，鮮紅奪目，名叫「鹿含珠」。泡酒服食，須連「鹿含珠」，否則除濕力大而補腎效小。鹿含草以產陝西留壩張良廟附近與四川峨眉山的最有名，其他各地亦皆出產。

七　其他病症食譜的舉例

（一）胃病的食譜

胃病最難治療，不易調養，因為它不能不每天納飲食，既要納飲食，就不能不被刺激，一受刺激，問題就難處理了。因此，胃已病的療養和未病的保健，必須以「次

多食少」為原則，如此，有病可以療養它，沒有可以健壯它。茲就飲食療法和營養品的服食，簡單介紹如下：

1.法羅海酒的處方：

法羅海八兩，切片　　無灰黃酒二斤

這個處方，治胃疼痛，不論病的虛實，時間的長短，發炎或潰瘍，服食這酒，絕無副作用，而有定痛消炎的功效，尤其對於胃氣劇痛沖心，痛不可忍的症候，有突出的療效。累試不爽。

【製作方法】極為簡單，只把法羅海切成薄片放入酒裏，浸泡三天，即可取酒服食，服食的分量，一般人用一兩，能喝酒的人和疼痛劇烈的人，服用二兩。

這酒越陳越好，每次取用一兩之後，必須同時加添一兩進去，可以保持一個相當長時期的服食。

按：法羅海係宿根草本，是雲南昭通縣附近的土產，大半生在少數民族居住區，其他各省，我還未發現過。它的形狀有些像黨參，葉莖有點似土人參，花淡黃色，單瓣五出。雲南昆明市、昭通市經常有賣的，產量不大，雲南同胞常把它作土產饋贈親友，價格雖然低廉，卻是很稀少的珍貴品，能夠設法移植，化野生為家種，是非常必要的，希望有關方面研究。

2.鯽魚蘿蔔絲湯的處方：

鮮鯽魚一尾，約八兩，去鱗雜　　白蘿蔔絲五錢　　豬骨頭湯一碗
胡椒末少許　　生薑束一撮　　蔥白末一撮　　豬油二兩

食鹽-湯匙

【製作方法】先把鯽魚剖去鱗雜，白蘿蔔切成細絲，再將豬油下鍋，文火煎沸。先下生薑三五片，炸焦撈出，再放入鯽魚，溜炸一遍，不可炸得太老，以魚尾翹起為度。抄翻一回，再略事溜炸，隨即傾入事先燉好的豬骨頭湯或者白水亦可。繼續投入蘿蔔絲、胡椒、食鹽、生薑末，仍用文火烹煮，約經二十至三十分鐘，即可盛在碗內，撒上蔥白末，佐飯服食。

按：魚類只有鯽魚，是專門「補土」的，諸家本草經介紹很詳。蘿蔔隨處皆有，能夠「利水消食」，「化痰健中」。這兩種服食品，對於胃脾病具備治療和營養的雙重價值，無論城鄉，大眾大骨節咸宜。

3.清蒸石首魚的處方：

石首魚-尾，去鱗雜　　豬網油適量　　生薑十片　　胡椒末少許
蔥白五根，紐結　　食鹽-小茶匙　　上等醬油-湯匙

【製作方法】先把石首魚剖去鱗雜，沖洗乾淨，隨用豬網油包裹著，放在大碗裏，或大條盤裏，再加入食鹽、生薑、胡椒、蔥白、醬油諸物齊備，即放入蒸籠內悶蒸一小時，即可和盤托出，剔除豬網油（仍可做別的用處），單吃魚肉和湯，佐飯或佐酒服食。

按：石首魚蒸熟以後，在腦袋裏有塊東西堅硬如石，所以名叫石首魚，在南方是常見的魚類，能夠滋養胃陰，和補益腦力衰頹。

4.狗肉：詳見前述。

5.雞汁：詳見前述。

6.柿餅和柿餅霜：詳見前述。呃氣和胃痙攣的人最宜服食。

7.韭：詳見前述。

8.羊肉汁：詳見前述。

9.飯焦粥：詳見前述。

10.豬肚、牛肚：詳見前述。

11.芋芀：

①：椒鹽幹蒸芋子的處方：

紅毛芋子不拘量，洗淨泥土　　花椒適量，炒研　　食鹽適量，炒研

【製作方法】簡單易行，不特營養價值很高，又有「養胃生津」、「降肅胃氣」的治療功效。歷代以來的養生家，在初步練「氣功」的期中，大多入山「坐茅棚」，每在子時練功完了之後，服食芋子二三枚。又在宗教裏面，很多的「道場」在「辦法會」時，也採用這種服餌品。這些事實，說明了芋芀的服食價值，是從經驗累積中證實了的。這東西產量很大，無分南北，農村中都能生產，最適宜於農民的服餌營養，尤其氣功療養院所更當採納。

先把芋子沖洗乾淨，斟酌所需要的用量，把芋子放入蒸籠裏，悶蒸一小時，以芋子「爛熟粉透」為標準，即可連籠取出，臨服食的時候，把皮子分幾路剝開，只剝開一半，不必全部剝完，而用手拈著沒有剝開的那一段，蘸著

事先研好的椒鹽末，細嚼咽吞，再配合「陳倉米茶」服食，更合胃病的要求。

如果蒸籠不方便，把它放在「子母灰火」中煨熟，抑或放在烤爐中烤熟，再蘸椒鹽服食，更有一種甘香的美味，不過煨烤的方法有些「燥性」，不如蒸的和平。兩種方法，都可適宜採用。如係「胃陽虛」的人，用煨烤方法是最合理的。

按：芋芀的選材，以「紅毛」品種為最好，它分做水芋芀和旱芋芀兩類。最好是旱芋芀，即種植在土裏生長的。又從芋芀本體的分類，分做「芋母」和「芋兒」，又叫做「芋頭」、「芋子」。芋母是生莖長葉的基本，全國產品以廣東第一，大如人頭，因此又叫做人頭芋。芋子是旁生在芋母四圍，大只如酒杯。蒸烤兩項服食，選材都以芋子為對象的。

②：素燴芋母的處方：

紅毛芋母適量，去皮，洗淨，切骨牌片　　菜子油適量　　麻油適量

食鹽適量　　醬油適量　　大蒜苗三五匹，切五分一股

【製作方法】以素食為原則，不宜葷食，否則油膩太過，反變有滯胃的作用，無益有害了。

先把芋頭剝削去皮，切成骨牌片，隨即放入鍋內加水「滲過」一遍，滲去芋頭的「麻性」。因為芋頭有麻味，所以必須「滲過」，而用水要「寬」（即加多點水的意思）。大約經過二十分鐘，芋母已軟爛透心，即用畚箕濾去涎水，同時把菜子油、麻油混合下鍋，文火煮沸，先放

食鹽，下鍋酥炸，隨即將芋母傾下，不住炒抄，再加醬油，繼續炒抄著，約抄二三十下，即加入白水一碗，停止炒抄，慢慢細燴，約經十五分鐘，即加入蒜苗，炒抄和勻，盛入碗裏，佐飯服食。

12.蟾皮糯米糕的處方：

金蟾皮一兩,炒研　糯米半升,炒,磨粉　紅砂糖四兩
蜂蜜半斤

【製作方法】首先注重蟾皮的選材。按：蟾有「水蟾」和「金蟾」兩種，水蟾即我們通常見著的黑色「癩蛤蟆」，金蟾是比較少見的黃色「癩蛤蟆」。服餌蟾皮，以金蟾皮為合規格，黑色的水蟾皮，只可做外科用藥或者做小孩玩的「繃繃鼓」的材料。

先把金蟾皮切成寬約二三分的條片，拌和粳米一合，放在鍋裏，用文火炒炮，炒到發泡起了「魚蛋子」為標準（即蟾皮經過加熱分解，爆裂許多米粒大的細泡）。即把它鏟出，留皮去米，研成細末，準備做糕之用。

次把糯米半升，放入紅鍋，文火炒抄，炒到香黃酥脆為度，不可過於炒老了。即取出晾冷，用石磨磨成細粉，以備應用。

把上二項準備工作，分別做好之後，隨即把它和拌極勻，再加赤砂糖與蜂蜜，繼續搓揉拌和，以均勻為度。最後放入「糕模子」內，壓成各種形式的糕餅，收存瓷缸內，隨時作點心服食，同時配合一盞花露茶，最為愜意。

（二）高血壓病的食譜

高血壓症的病理原因很複雜，不可一概而論，用藥物治療，應辨證施治，不能固執一方，以圖僥倖。因此，對於飲食療法和營養品的服食，也不能例外。為了適應患者的需要，和掌握它的規律而採用處方起見，茲分別舉其現症與普通易行者互相結合，條述如下：

1.涼拌海蜇頭的處方：

海蜇頭適量，開水發脹，洗淨　　醬油適量　麻油少許

【製作方法】把海蜇頭選擇肥壯的材料，用開水發脹，洗去砂土，拌和適量的醬油、麻油、佐山藥粥服食，不特鮮脆可口，且與山藥粥配合，功效相得益彰。

這處方的適應證，以頭面發熱，面頰發紅，口乾舌燥者最為適宜。

2.淮山藥粥的處方：

鮮淮山藥適量，切骨牌片，乾的也可以用

糯米一撮，與山藥三比一淘洗

馬口鐵一塊，如無馬口鐵即用灰口鐵代替

【製作方法】先把馬口鐵一塊，入鐵鍋裏摻水先煮半點鐘，次下糯米合煮，皆用文火，煮到米已爛熟，再下切好的淮山藥，繼續煨煮，煮到山藥也爛熟了，即可盛在碗裏服食。配合涼拌海蜇頭更好。同時把馬口鐵撈出洗淨，二次再用。

這處方的適應症，以上重下輕，頭脹目眩，口乾心

煩，飽食易饑，小便短赤者，最為適宜。

3.金不換、雞子黃羹的處方：

金不換葉_{四匹，鮮的}　雞蛋黃_{一枚，去蛋清}　蜂蜜_{一湯匙}

【製作方法】先把新鮮的金不換葉下鍋，文火煮煎，約十五分鐘，一面用雞蛋一枚，去蛋白而用蛋黃，盛在碗裏，把它打碎，隨即把金不換湯沖入攪勻，沖成蛋花羹，調和蜂蜜，空腹服食。

這處方的適應症，以目眩頭暈，動則天旋地轉，難以起坐者，最為適宜。

按：金不換又名鐵蒲扇，又名大暈藥，係一種野生移植而為家種的宿根草本，葉似蒲扇，色蒼青而有紅筋，一本叢生。為四川的特產，成都附近產品更佳。藥農種植常採鮮葉出售。也可以作成涼拌素菜服食。

4.涼拌血皮菜的處方：

鮮血皮菜_{一握，選嫩葉}　醬油_{一湯匙}　陳醋_{少許}

這處方先選擇血皮菜的嫩葉，或嫩菜尖，下鍋用沸水「滲過」一遍，不可滲得太熟，只宜剛剛燙熟為原則，速即撈起「吊乾水氣」，拌和醬油、陳醋，佐粥或佐面飯服食。

這處方的適應症，以自覺身熱，夜間尤甚，手足心常常出汗，皮膚燥癢如有蟲爬，心常煩躁者，最為適宜。

按：血皮菜，雖以菜名，而不是一般常吃的菜蔬，是屬於草藥類的一種宿根草本，也可以說是一種野菜。四川

和廣東農村裏常有人移植為家種。它的莖類似紅油菜，葉闊長而有鋸齒，顏色緋紅，雜以青翠。吃起來略有一點「土臭」氣味。它還可以治婦科血熱崩漏的病。

5.銅龜汁的處方：

活銅龜－隻　淮知母三錢，酒炒　黃柏三錢，酒炒　母薑－片

【製作方法】首先須做銅龜的飼養，清洗它的腸胃與去騷精的工作，這些方法，已見前述，這裏不再重寫了。把銅烏龜宰割之後，即連同知母、黃柏、母薑，一齊裝入蒸鍋裏，隔水重湯，文火悶蒸五小時，以把龜板（胸前那塊軟骨）蒸軟化為標準。即可取出，打開蒸鍋，服食原汁。這種服餌方法，以「食苦堅骨」、「食辛潤腎」為目的，味道並不難食，而療效頗高。

這處方的適應症，以腎水虧損於下，火炎於上，常覺頭昏腦漲，雙腳發熱，自腿「內廉」上沖，腰酸背痛者最為適宜。

6.桑根白皮茶的處方：

桑根白皮－兩　石泉－盞，或百花露一盞

這個處方把桑根白皮的一層表皮輕輕刮去，沖洗乾淨，切成短節，同時用砂壺盛石泉，以松果燒沸，以「蝦鬚沸」為度，隨即投下桑根白皮，略事烹煎，約三五沸，即行離火，用蓋蓋緊，稍「悶」幾分鐘，即可斟在茶杯裏喝了。

這處方的適應症，以身體肥胖素有痰飲，溜滯胸膈，

喘息抬肩，呼吸不至肝腎，因而引起的高血壓，望診其下眼瞼，時常作黑色或隆起如「臥蠶」者，最為適宜。

7.竹瀝酒的處方：

高粱酒一斤　松木釘八個，削圓尖　活南竹一根

煅石膏粉五兩　扯鑽一具　彎嘴漏斗一只

【製作方法】比較繁難，分述如下：

第一，先選南竹一根，仍須利用它種在地上鮮活的生氣，選用第四五六節，在每節的上端，用扯鑽鑽開二孔相對，再用彎嘴漏斗插進一個孔內，另留一個孔通氣，以抵消空氣的壓力，酒才能灌進去，隨即把高粱酒從漏斗灌入竹節裏，大約灌滿三分之二，即停止再灌，即把漏斗退出，用松木釘同時釘入兩個孔內，將它塞緊，再用煅石膏粉調水敷在周圍，嚴密封固。這樣操作，一直把酒逐節灌完為止。

第二，酒灌入竹節內，大約經過四十天（必須經過一次或二次月圓），以竹葉逐漸變黃而枯萎，為火候到佳的標準。即可將竹子從根部砍倒，用一根長的鐵通條，從根部向上穿通，逐節打穿，把酒取出，盛在瓶裏，隨時服用。這種做法，丹道家名叫「自然鼎」，煉出來的酒名叫「竹瀝酒」，又名真正的「竹葉青」。這樣煉出來的酒，是採煉竹子的精華和攝取「太陽真火」、「月魄寒精」，因此能夠變化高粱酒雄烈的氣味，而為醇淡沖和，不含酒味，又富有清香，沁入心脾的竹子氣味。養生家很重視這種飲料，雖名曰酒，其實沒有一點酒味了。

第三，製煉這酒的季節，必須在春分節之後，夏至節之前，及時採煉，否則酒質既不醇和，而且折耗很大，失去「調劑盈虧，均衡滿溢」的氣化作用。如在霜降節以後採煉，則竹內的酒因氣候下降，陽潛於陰的關係，點滴無收了。

第四，服食這酒的方法，必須把它斟在「燙杯」裏，隔水燙熱，才開始飲用。

第五，這處方的適應症，以痰客經絡，化為熱痰，身重倦怠，筋惕肉瞤，頭昏口乾，經常自汗，舌尖朱紅，舌根黃厚，西醫所謂的血管硬化，因而引起的高血壓患者，最為適合。

8.牡蠣黃：

牡蠣黃的處方和製作方法，詳見前述。因肝虛血燥引起高血壓的人最適宜。

9.涼拌蚶子的處方：

活蚶子三十枚　醬油一湯匙　麻油少許　生薑末少許

【製作方法】先把蚶子沖洗乾淨，放在大碗裏，再用滾開水一壺，澆淋碗內，把蚶子燙死，以每個都張開了貝殼為標準，即行撈起，放在盤子裏，拌和麻油、醬油、生薑末，半生半熟地服食，味道鮮美，大滋真陰，佐竹瀝酒或佐飯服食都可以。

這處方的適應症，以肝腎陰虛，引起高血壓的人最宜常服。

10.荸薺、甘蔗汁的處方：

鮮荸薺不拘量，榨汁　　紅甘蔗不拘量，榨汁

【製作方法】先把荸薺、紅甘蔗，分別剔去浮根，洗淨泥土，再用淡鹽水漂浸消毒，最後用榨汁的方法，把鮮汁榨出，渣滓榨乾，平均兌和，隨時當做飲料喝。

這處方的適應症，以大便秘結，小便黃赤，口常乾苦，四肢不遂，胸腹痞滿者，最為適宜。服食之後，大便爽利，抑或溏稀。

11.蛟肉連鍋湯的處方：

鮮蛟肉四兩　　醬油適量　　食鹽一茶匙　　鮮苦筍片三十片

這處方先把鮮蛟肉切成「一塊玉」的薄片，同鮮苦筍片一齊下鍋，摻水烹煮，約二十分鐘，放下食鹽，調和之後，即可隨意服食。吃時蘸點醬油。

這處方以真陰素虧，虛陽上逆，引起血壓升高，同時舉陽不倒，夜不安眠者，最為適宜。

按：蛟肉顏色雪白，類似蠶蛹，而略如立體長方形，一端有眼、口，狀似浮雕。產於西南與西北高原地區，四川、雲南、貴州人，俗習呼之為「太歲」（西北情況如何，未經實際瞭解）。每在夏秋之交，山洪暴發的時期，農民在耕鋤山地當中，常有發掘。相傳是蛟卵孵化，尚未成蛟出土，故名蛟肉，其味鮮脆，並無腥膻氣味。

此種傳記，趙學敏在《本草拾遺》裏，也曾採訪記載，目前尚未經生物學家鑒定，不知其究竟是否？然就我

的觀察和根據祖國藥物學理論而言，「太歲」這東西，是一種化生的爬蟲動物或者是濕生的芝菌類而絕不是卵生，這可以肯定。因為它沒有卵殼，只有一層堅韌柔滑的表皮，剖開來看，裏面又沒有臟腑腸胃的組織，只有一個酒杯似的軟囊袋（因我見得太少，未能達到全面觀察，所知僅只如此，或許因挖出時間的不同，其化生情況，自然也有變化，為我所不知），因此我推斷它是一種低級的爬蟲動物或是屬於芝菌類，二者必居其一，不過化生出土以後，是個什麼東西，我的知識已不能解決了。

據父老傳說，山中有一種叫「蛇王」的生物，形似升斗，用腹部爬行，嘴巴生在前面，與身子一樣大，噴出毒氣，捕食野物，似乎與「太歲」有些相近似，但我沒有見過「蛇王」，也不能臆斷，介紹給科學家們研究吧！

據它的生長環境和肉色性味而論，是滋補肺腎兩臟的東西似可成為定論。我於一九三九年，在四川邛崍縣的蒙山養病，同幾個人曾大吃過一次，當夜酣睡，日高三丈才起床，雖然不見其他功效，卻足以說明它養陰的價值，後來有朋友曾送來一塊醃肉，也未吃它，至今想起來，可惜沒有專門去研究它，引為憾事。

12.素炒滃菜藤、小暈藥的處方：

滃菜藤<small>四兩，去葉，選嫩尖，順筋切細絲</small>　小暈藥葉尖<small>五錢</small>

麻油<small>三湯匙</small>　食鹽<small>一撮</small>

【製作方法】將麻油下紅鍋，武火烹煎，油沸下鹽，把食鹽炸炒，約一兩分鐘，隨即把滃菜、小暈藥一齊傾下

鍋內，用筷子炒抄（鍋鏟炒抄，分散不開）。約經七八分鐘，菜剛熟透，須要帶一點脆性，不可炒得太熟，即行取出，盛在碗內，佐飯或佐粥服食。

這處方的適應症，以氣血失調，上焦不利，頭暈腦漲，腳腿浮腫，小便短澀，靜脈管繃張的人，最為適宜。

按：滃菜，又名空心菜，又名藤藤菜，有大葉小葉二種，能行血中之氣，通利三焦，調和氣血，宣腑逐淤。

按：小暈藥係野生草本，莖似竹節，節節生單葉，葉似土牛膝葉而有紅筋，我們現在移植試驗，發育的情況良好，是值得特別介紹的。

13.大小暈藥炒鴨蛋的處方：

鮮大暈藥葉_{四匹，切碎，或用小暈藥葉}　綠殼鴨蛋_{一枚打散}
麻油_{一湯匙}　食鹽_{少許}

【製作方法】先把大暈藥葉或小暈藥葉，採集洗淨，切碎，同時選擇綠殼鴨蛋，敲破打散，把切碎的暈藥加入，並加少許食鹽，調和均勻，隨即把油下鍋，文火煎沸，再將鴨蛋傾入鍋內，炒抄三五分鐘，即可鏟出，佐飯或空腹當點心服食，皆隨己意，服後配合一杯桑根白皮茶。

這處方的適應症，以頭暈昏脹，甚則房屋皆轉，上盛下虛的高血壓患者，最為適宜。而且療效甚高。

14.鮮生地、鮮地骨皮、鮮桑葚露的處方：

鮮大生地_{一斤，去臍}　鮮地骨皮_{一斤}　黃酒_{一兩}

鮮桑葚十斤，選黑熟　　冰糖末二兩

【製作方法】先把鮮生地、鮮地骨皮、鮮桑葚，選擇乾淨，共入石臼內，搗杵為泥，用葛布袋絞汁去渣，澄去沉澱，只取精汁，加入冰糖二兩、黃酒一兩，混合搖轉，收存玻璃瓶內，蓋子不可塞緊（因為酒、糖、加下去，要起發酵作用，蓋子塞緊，有時破裂）。經過七天以後（收藏愈久愈好），即可隨意服食，當作經常的飲料，每次可以服二兩。也可以佐葷素的下酒菜，比葡萄酒味道還好吃些。

這處方的適應症，以陰虛引起的高血壓患者，最為適宜。一般的高血壓症，也宜服用。因為這處方是用「補精以味」為原則的。

15.千秋茶的處方：

千秋葉不拘量，採東面者　　石泉一盞，或百花露

【製作方法】須先採集千秋葉，淘洗乾淨，放竹畚箕內，以沸水澆淋五遍，再放鍋上蒸熟。取出陰乾。隨時以石泉或百花露燒「蝦鬚沸」，沖泡作茶飲。

這處方的適應症，以「血管硬化」，「肺失均衡」，「經絡血淤」的高血壓患者，最為適宜。

按：千秋葉，即捲柏葉，丹道家服餌方，皆以此名之。一般的柏樹葉，其性味也差不多，一樣可用。

16.鮮藕汁的處方：

鮮藕汁不拘量，去節

這處方選擇肥大鮮嫩的藕,切去藕節備用。因為藕節性味苦寒,不宜單獨作服食品,只宜入湯藥用於亡血症。而去節藕的作用就大不相同,它能通氣利水,養胃生津,疏導關竅,調整氣脈,升降清濁。因此,養生家對於藕的評價很高,列為上品。有多種多樣的服食方法,例如瓤糯米藕、蜜餞藕、排骨燉藕湯、素炒藕絲、葷炒藕肉片、涼拌糖醋藕片、涼拌薑汁藕絲、蜜醃藕尖、藕粉(藕粉的變化,又多種各樣)、藕涼膏等等的製作方法。藕汁不過其中的一種而已。

把藕選好,切去藕節之後,即入石臼搗爛如泥,用葛布絞汁去渣,把藕汁累積起來,至少積成一茶杯,隨意當飲料喝,喜歡甜食的人,可以酌加少量蜂蜜。

這處方對一般高血壓的人,都很適宜,而無流弊。選材既容易,做法也簡單,沒有病的人,也是很好的營養服食品。

17.蕉心水:

新鮮蕉心水的處方,詳見後述消渴症。

(三)消渴症的食譜

消渴症西醫名叫糖尿病,歸納為慢性病的一種,中醫也認為是一種「難治之症」。單就中醫辨症施治的分類而言,分做上消、中消、下消三種,個別的治法不同,這裏只談飲食療法和服食品的「宜」、「忌」問題。而以選材容易,製作簡單又有補益為原則,茲略舉其概要如下:

1.三吃椰子汁的處方：

①：鮮椰子汁：

把椰子皮剖去，現出硬殼，在它的蒂部有天生的三個小孔，可用鑽鑽開，即把椰子汁傾出，盛在杯子裏，隨意當飲料喝。每天吃一二枚，可以隨意，這是第一種吃法。再把硬殼用「狼錘」敲破，或者向硬地上用力一摔，亦能摔破，隨即把裏面的肉，剝削下來，再照下述方法服食，既不浪費，又能材盡其用，同具療效。

②：椰子肉汁：

這種製作方法，即把椰子殼敲開，將肉剝削下來，放入石臼裏，酌量加入冷開水，搗碎絞汁，取汁生飲，留渣別作用途，這是第二種吃法。

③：椰子肉糯米粥：

用搗過汁的椰子肉渣滓，利用它的纖維撕碎成細絲，再用紗布包好，同糯米一酒杯（不宜多用）摻水同煮，以文火慢煨，一直到糯米爛熟透心，即把椰子肉渣撈出扔去，另加食鹽、蔥白末、麻油各少許，調成鹹味服食。

淡吃也可以的，不過有些「生澀」氣味而已。這是第三種吃法。

2.蕉心水的處方：

新鮮蕉心水─茶杯

這處方首先要懂得操作採取蕉心水的方法，否則有芭蕉也無法取得蕉心的水。按芭蕉心的水，採取時間，最好是夏季，為了冬末春初服用，在秋季可以多採取些，放在

冰箱裏，或者冷藏在農村的冰窖裏，儲藏起來，也一樣可以保存，慢慢服用，每天可以喝兩次，每次最多喝一茶杯。雖然當作飲料喝，但又不可過量了。

採取蕉心水，事先須做好一種特製的工具，這種工具係用竹管一支，管口約五分的直徑，一端留著竹節，一端則削成斜口，傾斜約成十五度的銳角。照這樣製作竹管，可以多做幾支，以備需要。

把斜口竹管做好，即選擇粗壯高大的芭蕉，從地上量起，在芭蕉的根部上面，約二尺至三尺之間，將竹管與芭蕉作四十五度的角度，向芭蕉的中心斜插進去，以竹管的斜口正對芭蕉中心為標準。

但須記著竹管的斜口，必須仰面朝天，與芭蕉的莖末成一致的方向，這樣竹管的斜口，才能承接蕉心水的下注，流入管內。大約竹管插進蕉心經過半點鐘至一點鐘之久，管內即會注滿蕉心水了。仍從原孔輕輕退出竹管，把水傾入杯內，如法再取，以取足需要量為止。

3.天蘿水的處方：

新鮮天蘿水 半茶盞

天蘿水是一種野生的絲瓜藤裏面的汁水。如果找不到野生的絲瓜藤，即家種絲瓜藤，一樣可用，同具效力。

絲瓜藤採取時間，以夏秋之交水汁最旺，春冬則無處可採了，然而，在近代科學發展的今天，我們為了需要服用這東西，盡可採用溫床培養的方法，雖在冬春二季裏，也可經常服用。照目前一般療養院的情況而言，大多數都

有花房設備，可以在花房裏播種絲瓜藤，採取天蘿水，以供病員的服用，是個容易行得通而又是惠而不費的事。

沒有花房溫床設備的地方，也可以在秋季採取大量的天蘿汁水，把它放入冰箱，或者冰窖裏，冷藏備用。

每天可以服用兩次，每次只限服半茶盞，不可過多，唯病情嚴重的人。例如尿糖、血糖，都是頂高，而且口渴乾苦，飲水無度，不能止渴，自覺全身發熱，甚至眼紅、頭脹、昏暈，手足心、背心、前心時時自汗，小便黃赤，全身酸軟，四肢無力，有似癱瘓等等重病現象的患者，可以每天服用三次。每次仍只限半茶盞。一面請大夫用藥治療。

採取天蘿水的方法，只要準備一個小口瓶子，一把剪刀就行了。選擇肥壯粗長的絲瓜藤，在白日裏選好作記，必須在半夜裏，「子丑之交」準時去採取，時間早了，則汁水少，而味淡不純，時間遲了，則味變濃厚，而汁水也會減少，「子丑之交」正是恰到好處的時機，這是經過若干年從實踐中積累的寶貴經驗，而不是星相家說子午的迷信。我們以科學眼光來分析它，其中道理並不簡單，它包括了氣象學、植物學、物理學等等的作用。如果用中國醫學陰陽五行的生化理論來解釋它，又更精微，不是三言兩句可以了事的。

在「子丑之交」，去到絲瓜藤下，靠近根部，用手的中拇指細細摩挲一番（因為中拇指的觸覺特別靈敏，據中醫內景的學理而言，它是心包絡的「氣脈所出」的「井穴」，心為君主之官，所以它特別敏感，用中指是有道理

的），摩挲著根部的粗皮與藤部的細皮吻接的地方（一般
大約在距泥土根部兩三寸的地方，沙土種的則約四五寸，
比肥泥土要高些），閉著眼睛去摩挲，容易準確，睜著眼
睛去看著摩挲，反而依稀彷彿，以致猶疑不定，難以下剪
了。這種操作方法，據丹道家的傳授，也有它的精深道
理，是富有物質基礎的，而不是迷信或神話，是值得我們
發掘和繼承的東西。

先在藤的粗皮細皮吻接的地方，摸準確之後，隨即用
剪刀從中剪斷，立刻把剪斷的藤，插入小口瓶子裏去，將
瓶子固定在土地上，以防翻倒。經過這樣處理，即不必再
去管它，第二天八九點鐘，再去收拾瓶子，則全部天蘿水
都流注在瓶子裏面了。採集歸來照方服用。

注意瓶子需用小口的，如果瓶口太大，不特絲瓜藤容
易脫落離瓶，而且小蟲子會爬進瓶裏去。最好在固定放瓶
子的周圍，撒上些防蟲劑，如六六六粉之類的藥物，更加
妥善。我們採用古人的方法，而不被古人的方法所局限，
應適當地予以改進和革新，才是最合理的研究方式。因此
我建議這樣改進一下。

4.天花粉、山藥粥的處方：

鮮天花粉五錢，乾的也可用　　鮮淮山藥二兩，乾的也可用但不可炒

把天花粉切成薄片，淮山藥切成骨牌片，稱足分量，
一齊放入鐵鍋裏，用文火慢慢煮煨，煮到爛熟，傾入碗
內，以淡食最好，否則加入少許的醬油或食鹽。

5.淡竹葉芯露的處方：

鮮淡竹葉芯 不拘量，用苦竹葉芯亦可

先把鮮嫩的淡竹葉芯，抽集若干根，集合起來，放入蒸餾器裏，照升煉各種花露的方法，把竹葉芯的精華，化固體為液體，蒸餾變而成露，把露冷藏起來，隨意作飲料喝，但應該喝本味，而不可加糖。

在家庭養病的人，沒有蒸餾器，可以委託中藥店代做，既省事又方便。

6.鮮藕汁的處方：

這個處方，詳見高血壓症的食譜，不再重述了。不過消渴症的人，服用鮮藕汁，卻不能加入蜂蜜，而應當吃藕的本味。這與高血壓患者的服食方法有不同之處。

第四章

介紹舊式的氣功療法與評價

　　一九五八年十一月十八日，黨中央在關於貫徹執行中醫政策的文告中，再一次地明確指出：「中國醫藥，是我國人民幾千年來同疾病作抗爭的經驗總結。它包含著豐富的鬥爭經驗和精湛的理論知識，它是一個偉大的寶庫，必須努力發掘，並加以提高。我們必須組織力量認真的學習、研究、加以整理。」

　　根據這項指示和徹底執行這項指示，則有關中國醫學的東西，都應該努力發掘、整理、提高。誠如指示所說：「這是一件大事，不可等閒視之」了。

　　氣功療法，是中國醫學遺產的一部分，也是最重要的一環，因為它包括了「治未病」的保健預防作用和「治已病」醫療現症的功效。尤其我們的祖先最重視保健預防的方法，所謂「上工治未病」的含義，可以說明重視這項觀點的濃度，而治療「已病」則落在「下乘」了。

　　氣功療法兼有這兩項作用，所以從古以來，流傳到今，許多醫書的經典著作和歷代名家的撰述，都記載著豐

氣功藥餌療法 與救治偏差手術

196

富多彩的練功方法。它們都非常重視這些方法而把它列為著作裏的首要部分。例如：《內經》的第一卷，《上古天真論》、《四氣調神大論》、《生氣通天論》、《金匱真言論》，冠列篇首，足見重視的程度了。它又讚頌氣功的效力說：「心安而不懼，形勞而不倦，氣從以順，各從其欲，皆得所願。」這意思是說氣功做好了，腦力健全，筋骨堅強，不論腦力勞動或者體力勞動，都能夠愉快勝任而達成任務。同時又最注重練功要與自然界配合，適應環境與研究服餌方法，因此主張「美其食、任其服、樂其俗」。根據這些文件來看，氣功的歷史既悠遠，內容又豐富，發掘整理，不是簡單的工作。

說到挖掘的工作，只就醫家的經典來做對象，是不夠全面的，還須擴大發掘的面積，齊頭並進向道家和佛家的典籍去努力。這三家的氣功，各有長短，各有目的，茲作概略的評述，並介紹其主要的輪廓如下：

一、醫經和諸家的著作，關於氣功的記載，雖然都占重要篇幅，可惜大都散漫零碎，毫無系統，練功口訣，也不全面，是它的短處。但古代的醫家，多精通氣功，而且能夠與「藥物」、「服餌」，結合起來，運用於臨床，所以記載的文獻，能並蓄兼收，這是它的優點。

本來中國氣功出源於道家，醫經典籍所記載的氣功方法，可以肯定它不出乎道家練功的範圍。因此，可以把它歸納在道家的門類裏，而對其方式方法的優劣長短，不必單獨提出評論了。醫家的文獻，還有個很特別的優點，即歷代的統治階級、封建帝王，利用儒家的禮教學說來束縛

人民的進步思想，同時列醫家為九流之一，鄙視醫家和摧殘醫學，尤其對於氣功療法，被認為是「異端」，給以無情的打擊。可是，歷代的名醫，仍堅韌不拔，與反動階級作長久持續的鬥爭，老師傳徒弟，徒弟再傳徒孫，輾轉承傳，法統不絕，仍舊站穩立場，堅守陣地，保守著師師相承的學術傳統和臨床運用的技藝，而絲毫不受儒家「理學」的束縛。

尤以「宋儒」的「理學」猖獗時期，更顯出這種偉大的精神。那時思想開闊的士大夫如蘇東坡等人，反而走進了醫家的領域，從事研究養生、服餌、方劑等學術。從此，可以看出歷代醫家崇高的品質，在各家的著作裏，細細玩索，瞭解它的內容，完全出於道家的學理，而沒有一絲儒家的氣味，雖然有「儒門事親」一類的書名，「儒醫」一類的雅號，而它的內容，仍與儒家毫無關係。這種堅持學術鬥爭的精神，經歷兩千多年的長期鬥爭，使中國醫學能夠流傳到今，實在值得學習，否則，我們今天從事發掘的工作，連種子也找不出了。

二、丹道家對於氣功的經典著作，以及各宗各派的一家之言，的確稱得起「豐富多彩」而無愧。它有一套完整的「從有為以造無為」、「先修命後養性」的理論，又有一套精細的「氣脈雙修」、「還丹內斂」、「吐納導引」、「動靜無礙」的練功口訣。無論「動功」和「靜功」，都有系統、有理論、有次第、有方法，而且另有一套救治練功出了偏差的密傳。又還有一套「練功」與「服餌」結合的營養學理論和燒丹煉汞的方法。綜合它這一系

列的東西，所謂「有為無為」、「修命養性」的理論與方法，都是有物質基礎的，不特不是玄談，而且是很合科學的唯物觀點。它所說的「氣脈經絡」，是很細緻的生理解剖學，也是中國醫學獨特的理論根據，從此加以提高，或可成為超過世界水準的一個重要因素。

它所說的「內視」、「清靜」、「搬運」、「入定」等，用巴甫洛夫的學說，可以得到一些科學的證明，雖然，巴甫洛夫的理論，在目前還不能完全足以解釋這一套東西，但，對於我們進一步研究奠定了基礎。例如：「前知神通」，與科學家所說的「預測神經」不是很相類似嗎？又例如「無礙神通」，與科學家所運用的「生物電流」操縱「機械手」，也是很相類似。

總而言之，在目前，在將來，在進步的科學時代中，這些富有神秘色彩的神權堡壘，肯定在不久的將來，絕對會被科學大軍所攻破的。

上面所述，是丹道家於氣功療法的優點，我們發掘它以供保健和治療之用，是合理的，也是必要的。而它的缺點呢？最嚴重的是消極厭世，逃避現實，脫離生產甚至被某些人利用，穿上了迷信的外衣，宣傳以成仙為目的，反而把它本質的優越性埋沒了。

其次是極其保守，秘不外傳，造成了發展氣功療法的無限損失。再其次是宗派主義非常濃厚，彼此各立門戶，互相排斥，不能彼此交流，通力協作，以求氣功的發展，而為廣大的人民服務。

至於丹道家和佛家，在氣功方面的比較，各有優點和

缺點。以我不成熟的意見而論，鍛鍊筋骨臟腑，以祛病延年為目的，則佛家不如道家，尤以結合練功和藥物服餌的方法，更以道家為優勝。單就「練氣」、「修脈」而論，道家的方法，精細完整，而不離開物質基礎，以訂立各種練功口訣，比佛家的「觀想脈輪」方法，切合實際，比「寶瓶氣」等吐納方法，更細緻嚴密。總結來說，所謂「動功」的一切法門，吐納導引的各種口訣，功夫與藥餌服食的合一，當以道家為優勝。

　　三、佛家的氣功、吐納導引，例如少林派的達摩易筋經、天臺宗的六妙法門、西藏密宗的金剛拳、寶瓶氣、九級風，都是鍛鍊筋骨臟腑的很好方法，不過佛家不注重這一種鍛鍊而已。

　　所謂「修命」的方法，它認為色身是個「臭皮囊」，無足重輕，而偏重予「見性」的「靜功」方法，總以「成佛」為目的，尤以「禪宗」特別重視這種理論，所謂「大乘」教理強調這種說法和觀點，有一套很精深的唯心哲理和「入定」的方法，講究超出三界，出入人天而無礙。因此，關於「靜功」方面，佛家比道家更勝一籌。

　　雖然如此，我們以辯證法則來看它，所謂「大乘」教理的「成佛」，科學已證明其是荒謬的，對此我們應持批判的態度，而對於一般練功的人，可以完全不必理會它。但，我們承認所謂「有部」的存在性，是合乎唯物辯證法的。因此，佛家「小乘」和「二乘」的一切方法，尤其是「靜功」的基礎，我們用於治療和保健，是合科學原理的東西。

不過，它所謂的「四禪八定」一類的方法，在純宗教立場，以「禪定」的功夫而論，宗教家用來做它「了生脫死」的方法，固然有它唯心論的體系，那另是一回事。

　　如果我們用於治療和保健方面，說客氣一點，這些方法「太高深了」，說直率一些，則事實證明沒有採用的必要。

　　我們不妨作一個統計，屈指一數，某些禪功很深的前輩名家，他們的「色身」大多數不合乎健康標準，足以證明我這項意見是有根據的。

　　根據上述的概論，佛家「靜功」的優點，採用它「入靜」的基本方法，用於治療和保健，能夠使人在練功時意識集中，思想不開小差，令人真正達到休息的目的，所謂「清靜境界」，以生理學和心理學的觀點而論，是合乎科學邏輯的。

　　總結上述三條意見，我們對於佛家、道家、醫家三者的氣功療法，有了一個概念。各家的優點和缺點，自然心中有數，掌握「取其精華、去其糟粕」的原則，當然會運用得非常的靈活了。某些病該使用「動功」，某些病該使用「靜功」，某些病又該「動靜並用」，而於動靜功又分作三七成、四六成、二八成的分配，在臨床辨證中，斟酌適宜，對症運用，才不致有「學古而泥於古」的毛病，又才能達到發掘、整理、繼承、提高的要求。

　　最後，我鄭重地再一次說明，我的意見是不成熟的。我所寫的方法，是很膚淺而又遺漏甚多，不過只就我所知所能的介紹出來，其餘高明的東西或者我不瞭解的方法，

我不願輕率地抄寫經文來充塞篇幅，容我再學習再鑽研之後，將來再補充介紹吧。

第一節　練功的禁忌事項

大凡練氣功夫，不論用以治療疾病，或者用來保健強身，首要選用適合自己所需要的口訣，因此，口訣是最主要的基本條件。其次則需要嚴格遵守禁忌事項，配合口訣以從事練功，使二者配合，相得益彰，才能收到預期的效果。因此，練功的禁忌事項，不僅是個常識問題，而且是必須遵守執行，有如律令。否則功虧一簣，於練功沒有好處。

佛家和道家的「修行戒律」，對於練功有很大關係，宗教家非常重視它。不過，這些戒律有純宗教的觀點和儀軌，而不完全適合於醫療的需要，我們選擇其可用成分，而加以整理，綜合起來，歸納成條款，予以統一的運用，對於我們練功的人說，是有利無害的。

關於練功的禁忌事項，把佛道兩家的理論觀點，對照起來一看，以道家所論不離物質基礎，又有系統，其說很合乎科學觀點。試從根本上去瞭解它，足以代表這種學說的文獻，就張湛《養生集》的序言而論，可以看出它的輪廓。他說：「養生大要，一曰嗇神，二曰愛氣，三曰養形，四曰導引，五曰言語，六曰飲食，七曰房室，八曰反俗，九曰醫藥，十曰禁忌。」從根本上去看它，練功是一套整體的東西，也是一套以物質為基礎、以生活為對象的

科學，而不是空談的玄理。

其次，單就廣義的養生禁忌事項而言，綜合經論和諸家著述的要點，可以提出皇甫隆問青牛道士封君達的養生法則為代表，他說：「體欲常勞，食欲常少，勞無過極，少無過虛，去肥濃，節鹹酸，減思慮，損喜怒，除馳逐，慎房室。」他還有一套很精明的勞動理論，他反對「逸樂」，而主張合理的勞動鍛鍊。他說：「人不欲使樂，樂人不壽。但當莫強為力所不任，舉重引強，掘地苦作，倦而不息，以致筋骨疲竭耳。然勞苦勝於逸樂也。能從朝至暮，常有所為，使之不息乃快，但覺極當息，息復為之，此與導引無異也。夫流水不腐，戶樞不蠹者，以其勞動有數故也。」他這種理論，是從實踐中體會得來，而與逸樂作相對的比較為出發點的。

他很明顯地指出，「舉重」、「掘地」、「朝暮」、「常為」、「覺極當息，息複為之」，不特有理論，有方法，而且富有熱愛勞動的觀點，堅持勞動的紀律，是值得表揚和學習的。以我的意見，無病的人，固當從事勞動鍛鍊，即神經衰弱的慢性病患者，照他這原則去勞動鍛鍊，肯定也是有效的。

另外還有一派主張十二少、十二多，對於人們養生的禁忌事項，作反正的敘述，我們可以採用。它說：「少思、少念、少慾、少事、少語、少笑、少愁、少樂、少喜、少怒、少好、少惡。行此十二少，乃養生之都契也。多思則神怠，多念則忘散，多欲則損智，多事則形疲，多語則氣爭，多笑則傷臟，多愁則心懾，多樂則意溢，多喜

則忘錯昏亂，多怒則百脈不定，多好則專迷不治，多惡則焦煎無歡。此十二多不除，喪生之本也。」這種主張，尤其對於慢性病的患者，在療養期中，是有補益的。

再次，專就練功的禁忌事項，統以行、住、坐、臥，分條詳列於下，以供練功的人們，採納和參考。

第一項：禁忌「預執妄念」

這項意思是指在練功之前，自己即事先打算「這次上坐，一定要坐一點鐘，一定要小腹發熱，一定要一分鐘只呼吸幾次」，如此等等，都屬於預執妄念，還未著手練功，早已造成緊張局面，難於放鬆，對練功最為不利。

第二項：禁忌「著意分別」

這意思是指在練功當中，故意地去追求某些「動觸」的現象，一旦發現了丹田發熱，自己就有意識地去分別它，「這熱氣不很熱，或者熱得很？」「這熱氣在臍下一寸三、二寸、三寸？」「這股熱流沖到尾閭關，為啥不上轆轤關？」「熱流上到玉枕關，為啥遲遲不過關？」如此等等，都屬於著意分別。造成意識紊亂，甚至一知半解地用意識去引領這股熱流，違反自然的規律，造成「經絡紊亂」的偏差流弊。導致氣機發動，不可自制，形成氣竄全身，盤頭不下，搖頭聳肩，扭腰弓背，手舞足蹈，翻打跟頭，狂呼驚叫，漫歌淺唱等等的毛病。

第三項：禁忌「雜念攀緣」

這意思是指在坐功時候，念頭不集中，思想開了小差，雖然身體在坐著練功，而自己的念頭則根本離開了練功的口訣，把過去、現在、未來的一切事情，回憶已往，

幻想將來。一個連接一個的雜念，一股腦兒都搬出來了。或者發現了丹田熱氣，即因緣現實而攀想到「某人對丹田如何說法」，「某本書對丹田又如何記載」，或者攀想到「丹田已熱，應該通三關了」，如此等等，都屬於雜念攀緣。愈攀緣則愈支離，愈支離則神愈散，造成頭昏腦漲，氣聚「祖竅」（又名山根、額中，即鼻梁根），氣不得歸元。不特得不到神清氣爽的享受，反而弄得精神疲乏。因此對於氣功失去信心。

第四項：禁忌「心隨外景」

這意思是指在坐功當中，眼、耳、鼻、舌、身、意的「六根」作用。例如：耳根聽見小孩哭、人叫馬嘶、車聲轆轆、不可起煩躁恚恨的念頭。鼻子嗅著煙香或鄰側酒肉香，不可起欲食的念頭。身上哪裡發癢，哪裡酸麻，不可去搔抓它。舌尖上翹，津降「華池」，不可隨時去咽吞它。眼睛垂簾，看見外面的事物，不可棲心在那些事物上面去，或者閉著眼睛，「內視」到某種「光色」，也不可棲心在那光色上去，尤其不可發歡喜追求的念頭。意識到氣機發動，有「八種動觸」的景象，不可去理會它，追求它，任它在自然的規律下去發展。

這些禁忌，都屬於心隨外景。心念一隨外景轉移，意識就不會高度集中，功夫也就等於白練了。

第五項：禁忌「入房施精」

這意思是指在練功的一定時期當中，精力充沛，對於夫婦的性生活，應當禁止。尤其以因病練功的患者，更當禁忌。即令無病的人，也應當「交接有時」，尤不可自恃

練功有基礎，恣意放縱。更不可信從胡說八道的「房中採補」邪說。

第六項：禁忌「大溫大寒」

這意思是指練功的場合與平時居住穿著，既不可重裘厚褥，過事溫暖，又不可單衣短褲，過於寒涼。因為「大溫消骨髓，大寒傷肌肉」。

第七項：禁忌「五勞暗傷」

這意思是指久視傷血，久臥傷氣，久立傷骨，久行傷筋，久坐傷肉。凡此五勞，在日常生活中或者療養練功中都該適可而止。

第八項：禁止「坐汗當風」

這意思是指在坐功的場合，不可當風。練功之後，身出微汗，不可當風。

第九項：禁忌「緊衣束帶」

這意思是指練功之先，需要寬衣解帶，不可把身體綁緊，妨礙了氣脈循著經絡的流注貫通，影響了「河車運轉」、「周天循環」的作用。

第十項：禁忌「饕餮肥甘」

這意思是指練功期中和平時養生的飯食問題，禁忌任隨自己的所好，大吃大喝。例如：肥胖的人喜歡食鹹辣濃厚的肉食品，而不願食糖，是該禁忌的。而應當聽從大夫的指導，嚴格遵守「飲食療法」，與服餌營養品的規定。

第十一項：禁忌「跂床懸腳」

這意思是指練功採用「平坐」的方式和平常起居生活，坐在床沿，或者坐在椅凳，需要把腳心平正地安置在

地上，不可懸空吊著，上不接天下不著地，這樣久成習慣，會發生腳重腰疼，變做「血痹」的病症。

第十二項：禁忌「久忍小便」

這意思是指練功當中，和平時生活起居，小便不可久忍不解。雖正在盤腿上坐的時候，也應該從容起來，小便之後再度上坐，尤其在平時生活中，飽食之後，宜立著小便，饑餓之時，宜坐著小解。

第十三項：禁忌「搔抓癢觸」

這意思是指正在練功當中，氣脈流注，身上發現一種「動觸」，有似小蟲在肌膚之間爬行的景況，這種現象名叫「癢觸」。尤以在頭頂下至額顱、面頰、兩鬢、鼻旁、唇口一帶，感覺特別靈敏，這時絕不可用手去搔抓癢處，妨礙了氣脈的周流與交會。

第十四項：禁忌「卒呼驚悸」

這意思是指在練功當中，因人卒然呼喚，自己驀然吃驚。因此，事先須選擇清靜的環境，同時要事先佈置，關照周圍的人，在練功時候不要來打擾自己。萬一偶爾遇上了這類事故，自己應當鎮靜，從容應聲。更不可恚恨、發怒，以免氣脈紊亂了。

第十五項：禁忌「對景歡喜」

這意思是指在練功時候，發現了各種「動觸」的景象，例如「丹田發熱」、「逆行三關」等一系列的景象，自己面臨著這些「動觸」，認為是功夫的「好現象」，一時歡喜，故意追求，情不自禁地加功呼吸，因而使吐納方法違逆了自然規律，造成偏差的毛病。

尤其是對於專門練「清靜法門」的人，更容易發生「對景歡喜」，雖然不會發生像練「搬運法門」那種偏差的毛病，但因一生歡喜心，念頭即已「分別為二」，而不是「歸一旨趣」了。也就是把原來高度集中的念頭，被某一種外景所吸引著，而分心到那種「景象」上去了。

　　同時念頭在集中與分散的交替之際，一剎那的時間，原來念頭高度集中所顯示的那種景象，也如電光一樣，眨眼消逝了。結果是空歡喜一場，而且相對的會產生懊惱追悔的念頭，引起煩躁不安的情緒，而不能再坐下去，因而功夫也不會有進步。

第十六項：禁忌「久著汗衣」

　　這意思是指練「動功」和「靜功」中都常有的事件，有些陽虛的人，在初步練功時期，每每多汗，汗出濕衣，不可繼續穿著，應該用毛巾擦乾汗水，在夏天尤宜以熱水沐浴一次，另換乾衣。還有一些「濕氣」很重的人，在練功當中，會出黃汗，把衣服染成黃色，不易洗脫。應當一面練功，一面告訴指導大夫，配合藥物治療濕氣，或者配合飲食療法除濕。這樣能收事半功倍的效果。

第十七項：禁忌「饑飽上坐」

　　這意思是指饑餓的時候，或者吃飽之際，不宜練功，應當在飯後兩小時才可以開始上坐。因為「饑則胃陽動，飽則胃陰凝」，從科學的生理學看它，餓了胃會痙攣，飽了胃會充血，是相通的。按：不論動功、靜功，在饑飽之際，都不宜練，唯有一種專門練脾胃卻病的「叫化功」，反而應該在吃飽之後，如法去練，以健運脾胃，消食化

積。這又當別論，不受此限制（詳後述叫化功）。

第十八項：禁忌「天地災怪」

這意思是指天地的氣候忽然變化，而非四季的正常現象和二十四候的合理規律。從而把氣象學與練功結合的理論。也就是在狂風、暴雨、迅雷、閃電、驟冷、突熱等氣象變化的時候，不可以練功。道家對這種天地氣候突然的變幻，認為是「天地陰陽」的「氣化」不和，因而發生這些不正常的現象，名之曰「災怪」。它於人體有直接的影響，所以不宜練功。

同時為了預防這些災怪的影響，研究「內外九氣」的吐納方法，對十二種異常氣候的忽然來臨，有精細的方法，應付裕如，不致影響正在練功的未完功課（有些人能坐若干天不出定）。而且還可以借此試驗自己功夫的深淺。不過，功夫淺的人，說不上這些高深的運用而已。

第十九項：禁忌「真言偶聽」

這是專指初步練功的人而言。在一個老師同門的師兄弟，或者在一個療養院的病員，必須遵守的一項忠告，而不是為了迷信，也不是為了保守。因為各個人的臟腑虛實不同，所患的病也各有差別，所以各個人練功的方法方式，必須切合自己的實際需要，而決定個人的練功口訣，雖然吐納基本原則不變，作用則大大的不同，非真正同類同型的病，絕不能籠統用一種方式方法來治療百病。

因此，為了防止初學的人為好奇心所支配，互相問詢口訣，胡亂試用不切合自己的練功方法，導致不幸而出偏差，所以禁忌「真言偶聽」，不許亂問亂試。但求練功先

有了基礎以後，可用任何一種方法，才可以隨意地試驗。好奇亂問，盲目亂試，對練功是絕對沒有好處的。

第二十項：禁忌「昏沉傾欹」

這意思是專指在練靜功當中，昏沉瞌睡，姿勢傾斜，這種現象，是練功的障礙。指導的人該及時糾正，或者練功的人自動起來活動活動。不可以勉強再坐，或者讓他繼續昏沉下去。

第二十一項：禁忌「大怒入坐」

這意思是指練功的人不能在大怒後去練功。因為怒則氣升，會與吐納導引的氣脈相逆，能使諸脈紊亂。

第二十二項：禁忌「過樂入坐」

這意思是與「大怒入坐」相對而言的，不能在過度大樂之後去練功。因為樂則氣降，會與吐納導引的氣脈相逆，可能使諸脈紊亂，與大怒之後去練功，有同樣的壞後果。

第二十三項：禁忌「吐唾無度」

這意思是指練功的人津液常滿，不能常常吐口唾，因為口唾是一種很好的津液，是煉津成精的基本，應當把它細細咽吞（按：有病的人，咳嗽而吐濃痰，另是一回事）。養生家最重視這種津液。正在練功的時候，特別明顯，更不可吐了。

第二十四項：禁忌「生疑懈怠」

這意思是與「精進修持」相對而言的，也是練功的人最大的禁忌。有些人只具備五分鐘的熱忱，最初抱著好奇心理和「試試看」的態度，而缺乏篤信篤行堅持練功的決

心。開頭幾天勉強練功，覺著沒啥突出的功效，因而疑心氣功療法不能治療自己的病，遂因疑而產生懈怠的惰心，於是馬馬虎虎再練幾天，終於慢慢地就停下來了。結果一點好處沒有，只落得幾回腰酸腿麻和難受的印象深存腦海。關於這項禁忌，練功的人須要特別注意。否則，練功的一切的一切，根本都談不到了。

第二節　動　功

一　總　論

　　「動功」統攝於氣功療法中，與「靜功」是相對比較而言的。在相對的基礎上，兩者的作用，不能分割，要統一它的關係，才能結合「由動入靜」的方法。又要分開練功，才能顯示出「動」、「靜」的作用不同。這種理論，舊說叫做「動靜相因」、「表理相循」。根據這種理論，動功是靜功的基礎，也是練功夫的入門正路。因此丹道家對於練氣功夫，訂立了一個動靜兩賅的總原則，並創造了一套「由動入靜」，「以靜制動」，「用柔濟剛」，「行氣導脈」，非常精緻的動功方法，以達到有病治病，無病強身，所謂祛病延年，治療保健的宗旨。

　　動功的方式，各宗各派，各個不同，精粗有別，互有短長。然而，它們有完全相通的方法，一致的要點。其最主要的是口訣都採用「柔道」。所謂「柔道」的含義，有下述的幾項：

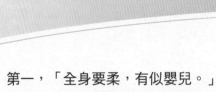

第一，「全身要柔，有似嬰兒。」

這意思是說，四肢百骸，關節肌肉，都要柔軟得像嬰兒一般。也就是把全身的筋骨、皮肉，一切的「肌腱髀樞」，全部放鬆，不可帶一點兒硬性和使用一絲的氣力。

第二，「真氣要柔，沉下丹田」。

這意思是說，練動功的時候，要把真氣儲蓄在丹田裏，但要順應自然，不能勉強硬練，有如皮球一樣，任何一點拍著它，它都自然地相應跳動。絕不可聽信把丹田用力鼓得很硬的說法。如果只體會氣沉丹田的生硬方法，而不體會柔的滋味和作用，自然更不會柔的操作，則練氣的成就，必然會變成「外家功夫」的「硬弓勁」，只能鍛鍊外面的筋骨皮肉，而不能鍛鍊內裏的五臟六腑。因為「柔」的相對是「剛」，既然走不上柔的道路，必然走到剛的途徑去了。

我們辨證剛柔，只有柔才可以包括剛，也可以變化剛，更可以克制剛，唯柔才可能引韌伸縮，才可能不折長存，這才是真正的「至剛」，亦即以柔濟剛的大用。因此，柔可以等於剛，而剛則不能等於柔。

我們瞭解柔和剛的道理，也就知道「內家功夫」和「外家功夫」同是練氣，而兩者又是有分別的。練功的作用也有天上地下之別。我們對於練「外功」的職業者和職業體育運動家作個統計，大約在四十歲以後，多數都因臟腑受震傷而生病，不能再做運動員了。因為他們只鍛鍊外表的剛，而不會剛柔相濟的鍛鍊方法。

單獨說氣沉丹田，柔道的用法，其概要統攝於「升、

降、開、合」四種口訣。這四種方法用於「外表」、「有象方面」，則又歸納於「呼吸吐納」，呼吸又分別為「反正順逆」兩種運用。「升、降、開、合」四種口訣，用於「內裏」、「無象」方面，則又歸納於「意識導引」，這種方法又區別為「分經、歸元」兩種運用。統一內外表裏的連鎖關係，分用呼吸，反正的吐納方法，發生升降開合的運氣作用。這一系列的操作關鍵，完全繫於下丹田，也就是說一呼一吸，都以下丹田為起止的「處所」。一降一升、一開一合都以下丹田為「依歸」。分經運行，以下丹田為出發點。導引歸元，以下丹田為歸宿地。

凡此種種，都不離開下丹田的關係，而以下丹田為統一的總發電機。這些關係說明了「真氣要柔」、「氣沉丹田」是「活潑自在」的，而不是「生硬執著」的。活潑自在的運用，即是內家的「柔道三昧」。生硬執著的固守，即是外家的「硬勁弓力」。

以上概說「真氣要柔，沉下丹田」，雖然只足以說明它的輪廓，但其中的精要，可以說大體無餘了。至於詳細解說，參看峨眉十二莊口訣詳解，這裏不再重複介紹。

第三，「呼吸要柔，綿綿不斷。」

這意思是說呼吸出入，吐故納新，不拘執用反呼吸（即逆呼吸），或者用正呼吸（即順呼吸），都要做到「綿綿不斷」、「若存若亡」的要求，也就是把呼吸要調整得細而又長，如像春蠶吐絲一樣，吐納連續，無有盡止的樣子，這是單就外向的呼吸吐納而言。

另就結合呼吸在內裏的意識導引，分經歸元而言，則

又當像蜘蛛布網一般，它的規律，必須先把上下升降垂直的絲結好，次結左右開合橫行的絲，在四面八方佈滿絲網之後，蜘蛛仍舊歸回網心潛伏著，以應付外來的蟲類入網，飛快地捉蟲吞噬。這就和運轉丹田真氣抵外侮的邪氣，消滅疾病的情況是相同的。

如果使用於武術方面，所謂「聽勁」和「發勁」的作用，也就是這個道理。因為能夠運用柔道的「至剛」之氣，所以能把敵人打出很遠。另外關於動功的呼吸，有精深的理論和方法，在「九氣」的九種「息法」當中，只限於「口呼口吸」的運用。功夫很純熟之後，才可以進步到「鼻吸口呼」的方法。這種次第，絕不可急進躐等的，希望學習的人，特別注意。

第四，「動作要柔，蛇行蛹動。」

這意思是專門說練動功、打架子，一莊一式、一舉一動，「揮手抬腿」，「掉頭下腰」，「伸屈指掌」，「凹腹吸胸」，一切動作，都要做到「柔若無骨」的要求。每個關節，每條肌肉，都個別鬆開，作柔的運動，即關節連關節，肌肉連肌肉，關節又連肌肉，都要有聯繫，大的關節肘、臂、股、腿、好似蛇行，盤旋夭矯，昂頭擺尾的滋味。小的關節腕、指、脊、頸，好似蛹動，蠕躡迂遲，進而又退的狀態。能夠細細體會「蛇行」和「蛹動」的精神，則動作要柔的韻味，不難深入了。

第五，「觸覺要柔，流水穿堤。」

這意思是專指兩種因素而言，首先是對外面接觸的人物和氣候的因素，其次是對內裏接觸的臟腑經絡交會流注

的因素。也就是說外面拳腳運動，各式架子的操作，內裏吐納呼吸，分經運氣的循環，把它統一結合起來，內外一致，不論觸覺到外來人物的襲擊，或者風寒的侵犯，抑或觸覺到內裏臟腑的氣脈阻礙，都運用「柔道」的原理和方法，對待這些內外觸覺的病因，運行「真氣」，予以流水般的衝擊，好似流水潺潺不斷、涓涓不塞的情狀，一直對準它所觸覺有阻礙的場合，發出以柔克剛的作用，猶如「流水穿堤」的情況，則全身氣脈通暢，病邪不干，而能袪病延年了。

動功主要以柔道為原則的內容，概如上述。其次則注重陰陽氣脈的交變和五臟六腑的分經運氣。在「柔道」原則的指導之下，每一種架子的運動，包括了頭、頸、肩、臂、肱、肘、腕、掌、指、脊、胛、腰、膂、臀、腱、髀、樞、股、骱、脛、踵、跗、趾、胸、脅、肋、腹，等等。在一個動作之中，這些主要部分，都要發生一定的氣脈變化，表現於運行的遲速，流注的多寡，陰陽的變換，經絡的交會，初步練功的人，一般對於真氣運行的體會，都自覺酸、麻、脹、疼、寒、熱等等「動觸」現象。

功夫慢慢進步了，則自覺的滋味也隨之而發展。從前的酸麻脹疼，一變而為輕鬆舒適，神清氣爽，所謂如飲甘露，如灌醍醐。即使在工作疲勞之後，專心練一趟動功，疲勞反而會消逝，精神恢復之外，還會增長。

根據上述兩種要點，不論練哪一派的動功，都會練到很高的境界，所謂外練筋、骨、皮，堅如金剛，柔似止水，外邪不侵，疾病不生。如果練得火候純青，全身氣

脈，瞭若指掌，動念即動，止念即止，打下了靜功的基礎，是上了「由動歸靜」的正確道路，一旦上坐去練靜功，順理成章，那真可保證所謂「限期取證」，在一百天以內，能夠完成九種次第的初步功夫。每一百天加練一步功法，則不出三年，「九種次第圓滿」，功夫深厚，百病消除，延年可期。練到這種境界，所謂「自利」的目的，已經達到了。

除此之外，還有一個好處，即奠定了「利他」的技術基礎。按：丹道家練功的宗旨，原來包括兩個目的，所謂「自利」與「利他」。自利用練功方法，以「祛病延年，長生久視」為宗，利他用醫藥方法，以「救濟病苦，廣渡有情」為宗。這兩種觀點，雖然是十足的宗教思想，富有濃厚的神權色彩，然而，單就治療和保健的科學觀點來看它，那種精神在新社會裏，也有可取之處。

因為它所謂的利他，是指推己及人，以廣大人民為對象，包括「人、我、眾生、壽者」的理論，而採用醫藥治病的方法為手段，以實現利他的宗旨，包括「燒丹煉汞，丸散膏湯，針灸薰洗，導引按摩」等等醫藥及技術。這一系列的理論及技術的發明和運用，完全以「內景功夫」為根據，從動、靜兩種功夫中，經過千錘百煉體會摸索而得來的各種方法，是有物質基礎合乎科學的，是實踐中綜合所得的結果，是非常可貴的東西。

從動功的「內視」方法中，每一個架子，全身都在「蛇行蛹動」地運動著，對於全身筋、骨、皮、肉的節合離散，陰、陽、氣、脈的交流灌注，都體會得如掌上觀

紋。這些體會所得，在「經絡論」的基礎上，建立了「針灸科」、「整骨科」、「按摩科」的理論與精細的操作方法，也就是說這些理論和方法，都是從練動功而總結出來的。因此，總結練動功的好處，除了袪病延年、治療、保健的效用之外，對學習中醫學有不可分割的關係，尤其是針灸療法的操作，整骨折傷的接逗技術，按蹻導引的調整氣脈，非精習動功真能達到高深的造詣境界，技術水準，根本上就無法提高了。

我們從文獻方面作歷史的考據和在近年親身接觸的事實，大體統計一下，凡是精通針灸，整骨、按蹻的歷代名家和前輩先生們，可以肯定地說，他們至少都會動功，而且有精湛的造詣。

其次，有了動功外練筋骨皮的基礎，進一步去練靜功，除了「內練精、氣、神」能獲袪病延年，有治療保健的效用之外，它對於「內景」的體會更進一步，更精細地掌握了五臟六腑氣脈的流注規律，不特一般性的規律能充分瞭解它和掌握它，而且進一步對於人的喜、怒，哀、樂、憂、思、恐和眼、耳、鼻、舌、身、意、色、聲、香、味、觸、法，所謂「七情」、「六慾」、「十二處」，一系列的氣脈發動情狀，都有深度的體會，因此，對於人身的生理變化，氣血循環，通暢痞塞，對臟腑的陰陽盛衰、五行生剋、母子相傳，等等「內景」的實際滋味，都能在練功的實踐中獲得證明，從而與理論結合起來，辨證施治，運用於臨床，發揮功夫與醫藥合一的作用，在丹道家而言，可實現他們「利他」的宗旨，就醫學

療效而言，可充技術高深的大夫。

最後總結而論，練功夫雖然分動、靜兩大類，而它的方法，是緊密聯繫的。它的作用雖然也分內、外兩途，而祛病延年的效用，則是一致的。

二　分　類

（一）武當派的太極十三式

太極功是武當派的張三豐創造的一種動功，後來分做楊家拳、陳家拳、吳家拳，都是很寶貴的功法，在民間流傳極廣，會練的人也很普遍，對於祛病延年，治療保健的作用貢獻很大，大多數虛弱患者，堅持長期練太極功，效果都很明顯。

這些事實，為大眾所熟悉，不必多事介紹了。不過一般練功的缺點，多數從武功制勝著眼而發展，反對練氣保健的注意不夠，在醫療的運用上，需要加以改進。

現今流行的太極拳，門派分歧，本質自然也因之而有些差別，詳細觀察各家的方法，連練功的「拳路子」也不相同。至於內裏氣脈的運行，各家更是分歧，然而都共同地運用「全身放鬆」和「氣沉丹田」的方法，因此很難評論各家的長短。

但就所編造練功的「拳路子」而論，似乎過於繁複，而違背了「太極十三式」的簡賅原則。尤其是有某些動作，在身法的方向轉折，腿腰的消步進步，指掌的屈、伸、探、撈，胸腹的吞、吐、凹、吸，肩背的消、聳、

搖、曳，頭頸的頂勁撞勁，都因架子繁複，反而把全身的「經絡」、「氣脈」搞得糾結不清。

例如：三陰的氣脈每每過遲，三陽的氣脈，經常領先，太嫌過速，二者不能緊密地配合。

據我不完全的統計，我所接觸過的一部分練太極功的人，大約十分之三四犯了上述偏差，他們不是面如塗朱，便似酒醉，表面容光煥發，精神健壯，而細察內臟經絡，每患消渴症（即糖尿病），虛陽上逆症（血壓高的病因之一），左半邊身體發麻症（陰分受病的現象），後來大半因高血壓而中風不起。

根據上述，我的意見贊成近年推行的簡化太極拳，並且希望恢復十三式的本來面目。因為簡化太極拳，雖是精華，但是只打架子，缺乏運氣的內功，是不夠的。

同時建議各家指導太極功的老師們，精研改進，把改進的總結，貢獻給黨和政府的主管機關，以供作綜合鑽研的材料。

（二）少林派的達摩易筋經十二式

《易筋經》原分上下兩卷，為佛家「達摩尊者」所創造，「般刺密諦」譯師翻譯的。據傳，達摩尊者自印度東來，住錫少林寺，傳授佛家的禪修「大乘法」，為「禪宗」東來的第一代宗祖（照印度推算他是第二十八祖）。他看見從學的僧侶，身體很壞，因此，他創造這一套練功的方法。

他的內容包括「靜功」與「動功」。關於靜功的練

法，歷代傳授，逐漸失真，後來的禪宗多偏於大乘教理的闡發，對於練靜功只注重「參話頭」一種方法了。我曾普遍地叩問過很有名的。幾位宗門大德，都不出這個範圍，而且他們都不會動功，會動功的人又不精坐法，因此動功則與靜功分道揚鑣，竟至不能配合運用了。直到今天，少林派易筋經的傳授，已屬支離破碎，真正可惜。

現在留傳的動功十二式，係王祖源氏得自嵩山少林寺的東西，與原來的「靜功圖」、「擊技譜」已有些不同。我曾訪問請教過一些前輩，皆無法鑒定其優劣，大體的評論，認為王氏這種選擇是精美的。

我根據前輩黃箴老的指導，也曾試練過易筋經的方法，運用起來，全身氣脈流注合度，一直未發現過有遲速痞滯的偏倚跡象，證明前輩的批判是正確的。茲將得自黃箴老傳授密義，分條介紹其操作方法如下：

第一式，韋馱捧杵的口訣：

韋馱獻杵的架子，與第二節三式是有密切關係的，這三種姿勢，是易筋經動功的基礎，練氣的入門。這個架子開始運用平心靜氣、斂神的原則，結合人體的內景生理，經絡氣脈，運用得非常合理。深得「動中涵靜」，「動靜兩賅」的精義。

尤其對於調節肺氣，發揮「肺主均衡」的作用，一開始便從這裏下手，單刀直入直接掌握了「肺為氣筍」的關鍵，控制了全體氣運的總樞紐，是非常可貴的方法，比其他各宗派的「起手」架子的確高明得多。細細體會口訣，

就可以明白了。第一式韋馱捧杵的口訣如下：

立身期正直，環拱手當胸。

氣定神皆斂，心澄貌亦恭。

這口訣的意思，是說開始練功，第一項的操作，要把身體端正直立，不能偏倚偏斜，不能用勁，全身放鬆。要想做到這項要求，必須先把「地盤」站好，解決腳下「立」的問題。兩腳不可並踵站立著，一經並立，腳下氣機發動，就會有勁，反而緊張不會鬆軟了。因此，必須兩腳相距約一尺二三寸的距離，最好以本人的腳為標準，兩隻腳的距離等於一個腳的長度。同時後踵和腳尖必須看齊，兩腳的內側空襠裏，立成一個長方形的樣子。

第二項操作，要把脊柱豎立端直，不可弓背彎腰，把兩肩的「肩顒穴」（即肩的尖端處），微微向上略抬三四分高，則脊柱就會自然筆直，而不帶一點強硬的滋味。

第三項操作，兩眼半睜半閉，平視正前方，這樣可以收到澄心和斂神的作用，因為「眼上視則心神上浮，眼下視則心神下降」，不得平衡。

第四項操作，兩手順應自然地下垂，輕貼著大腿的外側。

第五項操作，運動垂著的兩手同時從下向正前方慢慢向胸前抬起，先伸後屈，兩掌手心相對，緩緩間胸前收攏，距胸前約一拳停止，把兩掌相接「合十當胸」，與兩乳之間的「膻中穴」相對。這樣能使肺臟上下左右「位置適中」，升降開合、呼吸合度，從而達到「氣定」的要求。氣機能定，則心境澄清，神意內斂了。

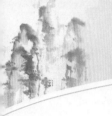

第二式，橫擔降魔杵的口訣：

　　足趾柱地，兩手平開。

　　心平氣靜，目瞪口呆。

這口訣的意思是說，緊接第一式姿勢動作之後，一面把兩掌交成「陰掌」（掌心向下），順著左右的方向，從合十當胸的架子，向左右外開，與肩相平行，開成個一字形，這架子名字叫做「橫擔降魔杵」，是一個有意義的名稱，因為這時會自覺兩肩沉重，如負重擔似的，一面把後踵升起，腳尖點地，功夫深了，用腳大拇趾點地，其餘四趾是憑空離地的，這種動作，必須配合兩掌左右外開的運行，上下同時動作，不可參前落後。

在這個動作當中，心念一定要寄託在掌心和足趾尖，才能做到心平氣靜的境界，心平氣靜在外面的象徵，是目瞪口呆的樣子，如果目瞬則視亂，口動則氣粗，那就作用相反。而腳尖點地，必然站立不穩，東倒西歪，飄搖欲墜了。

第三式，掌托天門的口訣：

　　掌托天門自上視，足尖著地立身端。

　　力周骸脅渾如植，咬緊牙關莫放寬。

　　舌下生津將腭抵，鼻中調息覺心安。

　　兩拳緩緩收回處，弛力還將挾重看。

這口訣的意思，是說接連著「橫擔降魔杵」之後，順著一字形的架子，兩手繼續向上做半個圓周的動作，同時兩掌隨著胳臂向上作半圓的當中，把「陰掌」緩緩翻成

「陽掌」（掌心向上），令兩掌心朝天，兩掌的中指微微接觸，直對「天門」（前額髮際內二寸），這時兩個胳臂已變成平行筆直，微微偎傍著兩耳門。這種架子名叫「掌托天門」。同時用「眼根」的意識向上「內視」，從「天門」觀看到兩掌。

切切注意不可仰頭真的用眼去看，誤用「觀法」必然頭暈腦脹，而且站立不穩了。

在這動作的同時，還須用腳尖點地，繼續升起後踵，以不能再升高為度。後踵且須微微向兩外側分開些，使「陰蹻庫」收合，關閉「地戶」，使三陰的氣脈順三陽而逆運上升。同時使「會陽」絡穴雙雙鬆開，以期「督脈」會絡三陽氣脈，發出都督綱維的均衡作用，使背後三關自然通暢。同時架子會自然站立穩固。

這種架子，看似簡單，實屬細膩，很難做得純熟。如果練得合度，全身氣脈會自然端張起來，自覺渾身如鋼鐵一般的堅強，似樹幹一般的牢植，尤其以兩側的脅、肋、髀、骰股、骺等部位，肝臟、膽腑、脾臟所流行的經道，特別感覺明顯。

其次，緊接著上述動作，把左右六個大牙齒微微咬著，緩緩咬緊運氣。自覺咬緊牙關之後，耳根震動，上及兩鬢為度。同時舌頭微微接觸上腭，承接津液，含在口內，呼吸由口呼口吸，改為鼻呼鼻吸，把息調勻，調到細而且長，綿綿不斷的標準。

再次，把掌托天門的兩掌，一就原勢捏成拳頭，仍分左右，依照原來上舉時的老路子，往回下降，好似去挾腋

下的東西，返還「橫擔降魔杵」的架子，同時雙腳也一齊動作，上下配合，不可參差，緩緩落平後踵，還原站立著。

第四式，摘星換斗的口訣：

隻手擎天掌覆頭，更從掌內注奴眸。

鼻吸口呼頻調息，兩手輪迴左右侔。

這口訣的意思，是就連接著第三式的動作而說的，就橫擔降魔杵的架子，把右手單掌緩緩向右上方舉直，在上舉的過程中，把掌向前方轉變到左面而內向著頭頂，仍舊保持陰掌（掌心仍向下）。同時掉頭向右偏視，注視右手陰掌的掌心。在右掌運動的同時，左掌則相反的向下降落，一邊下落，一邊向背後轉移，用手背貼著「腰眼」（在脊柱十四椎的兩旁，橫開約三寸的宛宛中）。這時內裏氣機的吐納，須用「鼻吸口呼」的方法，把息調勻。

最吃緊的關鍵，是一面用眼注視掌心，一面則把心念集中在左手背貼著的腰眼，隨著呼吸的吐納，腰眼必會自然發生一凸一凹的作用，心念和手背，隨著這種凸凹開合的動作，也隨順著它微微運動著。呼吸的次數可以隨便，三次五次，不必拘執。

其次，照著上述的操作，相反的把左手上舉，掉頭左視，右手下落，貼著腰眼，又照右手的呼吸方法，同樣地體會運動。這樣地交替輪迴操作三五次，但必須兩手的次數相等。

有些人練這一手功夫，把掌心向上朝天「袖底勁」向

外，是錯誤的，應該糾正過來。因為這種架子是掌托天門的方法，它是練三陰氣脈外開的法子，所以用掌外托。而摘星換斗的架子，是把三陰氣脈收回內斂，變換成回陽的架子，去練三陽氣脈的方法，所謂摘星換斗的含義，從外向內才謂之摘，等於說摘花摘葉，有收摘的意思。又把北斗南斗的天星形狀，形容比喻這個架子的精神。

第五式，倒曳九牛尾的口訣：

　　　　兩腿前弓後箭，小腹運氣空鬆。

　　　　用意存於兩膀，擒拿內視雙瞳。

　　這口訣的意思，是接著摘星換斗而運動的架子。分析它的操作次第，條舉如下：

　　第一動作，就摘星換斗的架子，必須在左手向上，右手貼腰眼的姿勢開始，順著「左陰右陽」氣脈的自然規律，以右手右腿領先，千萬不可操作反了。

　　把右手從右腰眼離開，微向下垂，順勢向右前方變成陽掌，向前抄去，緩緩抄到與肩相平，肘臂微屈，有似仰月，同時把掌變成陰掌的「擒拿手」（腕部與手掌成直角，五指撮攏，如雞頭形。氣機集在掌心的勞宮穴），心念集中在掌中，有如挽著牛尾巴向後倒拉的滋味。

　　第二動作，在右手運動的同時，右腳一齊開始，向右前方上進一步，把右腿變成彎弓的形式，而左腳則順著右腳上步的姿勢，伸成箭一般的筆直，這叫做前弓後箭。

　　第三動作，在右手向前抄，變換「擒拿手」的同時，左手也須同時動作，就原勢的陰掌順勢向下降落，一邊下

第四章　介紹舊式的氣功療法與評價

落，一邊也同樣變換成陽掌的「擒拿手」，反向左背的後面抄去，與左腳的箭形成同方向的兩條線，手比腿部約高十五度。

第四動作，右弓左箭，右手擒拿於前，左手擒拿於後，心念集中在兩掌，隨著呼吸的吐納，與小腹丹田的氣運開合，相應著運動，在吸氣的時候，兩眼內視觀注，右掌向後倒拽，在呼氣的時候，兩眼內視，觀注左掌，向前順牽。兩腿和腰、背、肩、肘的身段，都要隨著倒拽和前牽的韻味，微微相應而戰動著。

把這四項動作，緊密地操作完畢，隨即依照這種方法，變換成左腳上前的左弓步，左手反抄向前，變成陰掌的擒拿手，右手則反向背後抄去，變成陽掌的擒拿手，右腳則變成右箭步。如此反覆操作幾次，左右仍要平均。

第六式，出爪亮翅的口訣：

挺身兼矞目，推窗望月來。

排山還海汐，隨息七徘徊。

這口訣的意思，是連接第五式而來的，仍就前弓後箭的架子，倒拽順牽的韻味，順勢變換成出爪亮翅。首先借著前面的弓步，和前手擒拿向後倒拽的「內勁」勢子，把後面的箭步隨勢前收，兩腳看齊站立，後面的手同時也順勢抄向前面，與先在前面的掌看齊，兩掌變成「排山掌」（掌指翹立筆直，掌心向外），肘、臂與兩肩等齊平行，向前伸直，朝前方推去，開始前推，輕如推窗，繼而前推到極點的時候，則重如排山。這時身架直立，兩目張開，

不可瞬動眨眼，平直地望著前面，集中心念，觀看兩掌的中間，「觀想」明月的滋味（功夫深了，這種韻味，自然發現。不可追求）。

其次，再把排山掌緩緩向胸脅內收，有如海水還潮，落汐歸海的韻味，一直把掌、腕、肘、臂內收，貼攏左右兩側胸脅的部位。

再次，就收回的架子，重向前方平直推去。如此往復來回操作七次，每次向前推，必配合呼氣，絕不可參前落後，更不可把呼吸做反了。

第七式，九鬼拔馬刀的口訣：

　　側首屈肱，抱頭拔耳。

　　右腋開陽，左陰閉死。

　　右撼崑崙，左貼胛脊。

　　左右掄回，直身攀舉。

這口訣的意思，是接連第六式出爪亮翅的練功架子。在劍術裏面與拔劍式是相同的。

茲分述操作的次序如下：

第一種操作，先就排山掌的架子，右手向上舉提，朝腦後做圓周運動，一面作圓，一面隨著做圓周向後的進度，把掌變成半陰半陽掌（手心向左，手背向右，大指向上，小指在下）。一直向後進行，直抵後腦，用掌心抱著「玉枕關」，用手指輕輕拉著左耳朵的「天城穴」（即耳朵的尖端，把耳輪折捲，有騎縫處）。

第二種操作，在右手做圓的同時，整個頭和頸項，隨

同動作，掉頭扭項，面頰向左正方旋轉，後腦轉向右方，迎接右掌相抱。

第三種操作，右掌已經把頭抱著，把耳攀著，這時的右肩與臂、臑，必須相平，右腋張開，不可傾倚收閉。

第四種操作，右掌抱頭攀耳之後，微微拔牽，頭頸同時與掌相應著運動。這時心念隨著氣脈的運行，集中在右手的肘尖。這樣一拔一攀，頭肘張弛相應，運動三五次。

第五種操作，左掌在右手運動的同時，配合運動，不可落後參前，先就原來排山掌的架子，順式向下降落，由陰掌變為半陰半陽掌，反手向背後作圓周的運動。在下降到與左腿平行相對的時候，即當再變為陽掌，掌心正向背後，於是用手背循著左腿，偎傍著髀樞，從盆骨向上，反掌貼著背心，掌背貼在兩個胛骨的中間，約當脊柱第五六七椎之間。隱約彷彿有被背心吸著的韻味，把左腋下牢牢閉著，同時與右手抱頭，拔耳的運動，順應它微微響應著。另外在頭手的運動中，身子既要放鬆而又要筆直，不能隨著動搖。

第六種操作，把呼吸配合著上述五項運動，從第一種動作開始，即須「氣沉丹田」，不可升、降氣機，微微略帶閉氣的意思，輕輕呼吸。頭、頸、胸、肩才能特別放鬆，全身才能筆直，氣機也才能沉靜下來。

第八式，三盤落地的口訣：

上腭抵尖舌，張眸又咬牙。

開襠騎馬式，雙手按兼拿。

兩掌翻陽起，千斤彷彿加。

口呼鼻吸氣，蹲足莫稍斜。

這口訣的意思，是連接第七式而練上盤、中盤、下盤的方法，所以名叫三盤落地。

把它分析成幾個動作，條述如下：

第一動作，先就九鬼拔馬刀的姿勢，身子筆直地立著不動，兩手分別從後腦和背心，各順左右的方向，各自向左右平伸，使左右兩手，與肩相平，成為一字形，掌心向下。

第二動作，次在兩手平伸之後，隨即把左腳順著左側的正方向，分開胯襠，兩腳的距離，大約以二尺五寸為標準，但高長的人可以跨大些，矮小的人，可以跨小些，總以不大不小，兩腿不覺彆扭為原則。

第三動作，兩腿下彎，變做「騎馬襠」。騎馬襠的標準，以大腿緩緩下彎，其彎的程度與膝髕骨成水平線為度。同時腰背脊柱，不能彎腰駝背，須求筆直，與大腿的騎馬襠成九十度的角。

第四動作，在兩腿下彎，變化騎馬襠的同時，上面的兩掌也一同動作，配合兩腿下彎的速度，不可參前落後，都用陰掌（掌心向下），緩緩往下按，好像按壓一種東西似的，綿綿不斷往下沉壓按去。兩掌下按的程度，以掌與膝髕骨相平為標準，即當停止下按的勢子。以待變化第五項動作。

第五動作，將下按的雙掌，一齊翻轉，變成陽掌（掌心向上），彷彿兩掌心裏拿著很重的東西一樣。

第六動作，變好陽掌，雙雙如拿東西的姿勢之後，隨即兩腿上升，慢慢還原成站立的姿勢，而兩掌也一齊隨著上升，這時覺著掌中很沉重。上升的標準，以雙腿立起豎直，雙掌上拿與胸部相平為度。這時左腳仍沿外開的動作，向內收回，與右腳看齊，兩腳相距一尺二三寸平直站立，兩掌保持上拿的姿勢，不予變動。

第九式，青龍探爪的口訣：

青龍探爪，左從右出。

左掌糾行，蜷傍脅部。

右爪乘風，雲門左露。

氣周肩背，扭腰轉腹。

調息微噓，龍降虎伏。

這口訣的作用，是專練肺臟、肝臟、膽臟和帶脈的方法，所謂降龍伏虎的動功。

茲分析操作次第如下：

第一動作，先就第九式兩掌上拿的姿勢，把左手陽掌翻轉，變成陰掌的「龍探爪」（五個手指半伸半屈，把五指分散開，各約三四分的距離，掌心裏空而又圓，可以容納一枚雞蛋，氣脈集中在掌心，這叫做龍探爪）。順勢向左側面的脅肋部位收縮回去。在收縮的時候，運動左肘尖領先，向後倒退，肩、臂、腕、掌隨著它運動，一齊向左後方縮去，不能緊張。

第二動作，在左掌變化運動的同時，右掌也一樣翻轉，變成陰掌的「龍探爪」，借著左掌向左後方縮去的勢

子，順著勢子伸右掌，如乘風浪一般的動，似波浪相連，相應的朝左側面「探爪」抓去。注意要把左邊的「期門穴」、「雲門穴」張開，右邊的「期門穴」、「雲門穴」閉著。

第三動作，在左掌後縮，右掌左探的同時，腰部和腹部隨著肩、臂的勢子，相應的向左扭轉，同時要把腰部和腹部放得很鬆，才能把束在腰間的「帶脈」鍛鍊得柔韌如絲，鬆緊合度。

第四動作，在一二三項操作中，呼吸的運用，用「撮口音」發出「噓」字的音調，右掌向左面伸，而又探爪向前一抓的同時，即當撮唇發音。微微探爪，如波浪一個接著一個地向左探爪，同時微微發出「噓」音相應著。有些像唱戲曲運用花腔似的。

第五動作，頭頸也跟著向左側方轉去，與掌、肘、肩、臂、腰、腹相應。

第六動作，以上五項動作都操作完畢，再照這種次第，反縮右掌，探深左掌，向右側方抓去，照左邊運動的要領一樣，與右邊交替輪番練兩三次。

第十式，臥虎撲食的口訣：

> 兩足分蹲身似傾，左弓右箭腿相更。
> 昂頭胸作探前勢，翹尾朝天掉換行。
> 呼吸調勻均出入，指尖著地賴支撐。
> 還將腰背傴低下，順式收身復立平。

這口訣的作用，是俯身低下，用矮架子來鍛鍊經絡

的，在武功的運動方面，又可以變化成各式「地支」的架子，少林派《擊技譜》所載的「地趟招」，十八變化，是有名的拳技殺手，都從此演繹而出。

茲將本式的操作次序，分條列後：

第一動作，先就青龍探爪的架子，順著右掌左探，左掌內縮的姿勢，隨即抬起右腿，向右前方跨進一步，把右腿彎曲，左腿伸直，變成右弓左箭的「弓箭襠」。同時把胸、腰、臀順勢前傾。

第二動作，順著兩腿變化弓箭襠，身子前傾矮下的同時，把右掌順勢借勁，從「左探爪」的姿勢，向右前方變成陰掌，斜行削擊，以正對右腿膝髕骨的前面為度。

第三動作，左掌也隨順著右掌的運動，直接從左邊脅肋下面，變成陰掌，朝著左前方以四十五度的角度，斜行下撲，像老虎撲食的樣子。適與右掌平整看齊。

第四動作，兩腿兩手運動，合了一二三項的要求，隨即雙掌下撲，把雙掌的掌心貼著地面，以支援前半身，再把右腿彎縮一些，左腿伸直一些，以支持後半身，同時把頭昂起，兩眼注視前方，又把腰部放鬆，脊柱凹平，千萬不可強硬，或者凸起。

第五動作，隨即把雙掌掌心凹起，另用五個指頭尖，分散成像傘網似的，點柱在地上，支持體重。同時兩隻腳的後踵也離地升起，只用足大趾尖點住地，配合雙手指尖，支持體重。

第六動作，再就第五項姿勢，單獨把雙手的肘關節緩緩由上向下、一屈一伸，一沉一起，同時把胸部向前緩緩

前進四五寸，再退回四五寸。如此來回運動三五次。

第七動作，在雙手肘關節屈、伸、進，退的同時，把伸直的左腿，用膝關節向上翹起，只翹起下半段的小腿。這個姿勢，叫做「虎尾腿」。翹起的程度，以腳心朝天，小腿與大腿成九十度的角為標準。

第八動作，左腿上翹，配合兩手、右腳如法運動兩三次之後，隨即放下還原，順勢收縮彎曲，變成左弓步，同時掉換右腿，再把右腿翹起，照前述動作，繼續運動兩三次。如果在換左弓步翹右虎尾腿的時候，手足指尖支力疲乏，可以放平掌心和足心，鬆口氣再升起來。

第九動作，這時內裏的呼吸，使用「鼻吸口呼」的方法，在雙手肘關節一屈一伸，胸部一進的時候，當同時呼氣，而在一沉一起胸部一退的時候，當同時吸氣。

第十一式，打躬擊鼓的口訣：

> 兩掌持後腦，躬腰至膝前。
> 頭垂探胯下，口緊咬牙關。
> 舌尖微抵腭，兩肘對平彎。
> 掩耳鳴天鼓，八音奏管弦。

這口訣的操作，是連接著臥虎撲食的架子，而鍛鍊腰腿的。茲分條敘述操作的次序如下：

第一動作，就臥虎撲食的架子，把右足虎尾腿練過之後，隨即把虎尾腿放下，還原成右箭步，同時再把手指尖、足趾尖，完全放平。掌心、足心接觸地面。

第二動作，隨即縮右腿與左腿相平看齊，變成蹲著的

姿勢，同時把腰豎起，又把兩掌離地，反掌把後腦的「玉枕關」貼著，貼的姿勢，掌心把兩耳孔閉塞著，兩掌的中指尖微微相接，指頭都貼著「玉枕關」兩肘彎曲，向頭相對，肘與肩要成平行。

第三動作，貼好「玉枕關」之後，隨即慢慢立起腰腿，全身放鬆而須要筆直。立直之後，開始用中指、食指、無名指輕輕敲擊後腦的「玉枕關」。左右兩手交互著動，頻頻敲擊，這種動作名叫「鳴天鼓」而敲擊的音調節奏，照規定應該用「漁陽三撾」。分二四邊音與中音的擊鼓法。再用「幽冥鐘」一百零八杵的撞鐘法。

在音符的理論，叫做「黃鍾」、「大呂」合奏，始為「鳴天鼓」。初學的人，不必這般細緻講究，只運用指頭輕敲，發出鼓聲就可以了。

第四動作，鳴天鼓做完之後，繼續就原姿勢雙掌抱著後腦，慢慢俯身彎腰，腰胯放鬆，將頭向兩膝的空檔中間彎垂下去，向胯下彎垂，以不能再垂再彎為度，但不可硬作強求，能彎垂多少算多少，同時雙腿要挺直，不能彎曲的。與打躬的樣子相似。

第五動作，彎腰與垂頭之後，隨即慢慢直立起來，還原全身筆直的架子。再度鳴天鼓一次。

第六動作，在彎腰與垂頭的動作中，牙關微微咬緊，同時呼吸大半閉著，只可很微細地用「鼻呼鼻吸」，功夫深了，可以完全把氣閉著。直立起來之後，則照普通呼吸。

第十二式，掉尾搖頭的口訣：

　　膝直膀伸，推手及地。

　　瞪目搖頭，凝神一志。

　　直起頓足，伸肱直臂。

　　左右七次，功課完畢。

　　祛病延年，無上三昧。

　　這口訣是易筋經的最後一個，也是結束練功的一種方法。看來簡單，實則這方法能使全身二十部常經奇經的氣脈，通通調和，使全身氣血因各別鍛鍊之後，統一鬆散開來，會全身在練功之後，覺得輕鬆舒適。

　　茲分述操作次序如下：

　　第一動作，就打躬擊鼓的架子，把兩掌從後腦向正前方推去，使兩隻胳膊伸直與肩相平行。

　　第二動作，把兩掌十指交叉，輕輕扣著，掌心向地，再向胸前收攏，約距胸兩拳遠近，隨即慢慢下推及地，不能推掌到地的人，以能推多少算多少，同時腰部放鬆，隨著雙掌下推之勢，一齊下彎。但，雙腿須要筆直。

　　第三動作，雙掌推到地上，將頭部四面微微搖轉。

　　第四動作，隨即緩緩伸腰，兩掌同時上提。不可參前落後，恢復原來直立的姿勢。

　　第五動作，雙掌鬆開，向左右各揮動七次，兩足各頓地七次。

　　第六動作，這個架子的呼吸，完全用普通的自由呼吸。

　　第七動作，雖然不用特別的呼吸，但要把意識集中兩

個地方。在直立的時候，集中在鼻尖上。在推掌及地的時候，則集中在掌心裏。因為這樣意識集中，呼吸放鬆了，是接著去練「靜功」的準備階段，也是「由動入靜」的聯繫辦法。

（三）華佗的五禽圖

五禽圖又名五禽戲，相傳漢末華佗採取「君倩」（人名）道家導引之術，模仿禽獸的動作，創造這一套動功。引挽腰體，動諸關節。佗傳弟子廣陵吳普、彭城樊阿，兩人皆得佗的傳授，尤以吳普更精此術，練功到九十餘歲，耳目聰明，牙齒堅完，飲食如少年人，足以說明這種動功是有保健作用的。

據我接觸的張覺人大夫和四川有名的曾崧生前輩，練這功夫很深，都得到很大的益處，可惜還沒引起人們的重視，甚至有人把它簡單化為一種古代的醫療體操，這種瞭解是很不夠的。因為我只研究過這功夫，深知是很好的方法，但沒有練過它，缺乏切實的體會，所以只能介紹名目，有興趣練習這種功夫的人，可以訪求功力深厚的老師傅去學習。茲介紹其名目如次：

一、虎，又名羨門虎式。

二、鹿，又名士成綺鹿式。

三、熊，又名庚桑熊式。

四、猿，又名費長房猿式。

五、鳥，又名亢倉子鳥式。

（四）太陽宗的火龍功

太陽宗是丹道家的一個小宗派，相傳在明末清初的時候，人才輩出。據古老傳說這個宗派是崇禎帝的長公主和明朝一些遺老顧亭林等主持的，內容富有反對清朝恢復明朝的意旨。

這個宗派最好的方法，叫做火龍功，可以作為養生保健的功夫，又可以作為運氣治病的方法。火龍功的優點，是能夠速成又能夠限制它只在有病的地方運氣，單獨對生病的部位，發生療效，而氣不會運到其他地方去。

使用這種方法，首決條件，必須要精通人體二十部經絡氣脈的道路，所謂「內景」的詳細機構，才會發生作用和收到療效。因此，這種方法，一般練功自修的人，不能採用（能精通經絡當然可以）。

我介紹這個方法，是專門貢獻給氣功療養院、所的大夫參考和採納。

這種方法，如果是沒有病的人，練好了可以把氣練成一團火球，像鴿蛋一般大小「如珠走盤」似的，在全身經絡道路上，循經滾轉，不住地流走著（旁人可以看見運走）。若是有病的人練好了，最初出現一股熱氣，循著有病部分的經絡，先由「陰經」轉行到「陽經」，再由陽經返還歸入「竅」裏，多練些時候，也能練成火球，似彈子一樣，循著病部滾轉流走。對於治療痺症，或者左癱右瘓的中風症，配合藥物治療，是有效的方法之一。

我曾指導過幾個人，練這種功夫治療痺症，成績很

237

好。一九五八年夏天，也還在北京指導一個左半身中風三年的病員劉念渠（住朝外芳草地五號二十二院）練這功夫，當時還約同佛協會的巨贊法師和研究心理學的專家丁瓚，一道去參觀這方法的運用。兩天之後，劉先生即能運用掌握，後來也練成。一粒圓珠，循經滾轉，經過五個月，劉先生的病情，自覺逐步好轉一些，在我離開北京的時候，曾去為他作最後一次的診視，劉先生告訴我，他已經能使用左腳站起來了。

可惜我離京以後，沒法繼續為他配合藥物治療，至今引為遺憾，而劉先生也來信嘆惜。

練火龍功的方法，先用一種外用的藥物，它們取名叫做「金丹」，是一種金石品的「鍛鍊藥」和草木品的「散藥」，配合而成的粉劑。把藥事先配合好，臨時酌量需用多少，取出「金丹」放在杯盤裏，用「新汲水」調和均勻（如用特製的危室油更好），如像「稠米湯」的濃度，不可太稀淡了。調好之後，用毛筆蘸飽藥汁，循著診斷決定的經絡道路，先從足下的「陰經」的「井穴」起，在皮膚上畫一條線路，一直循經上行，畫到所統屬的手上「陰經」的盡頭處，隨即接連著毗鄰的手上「陽經」、「井穴」，繼續不斷畫一條線路，循著那一條手足相統屬的「陽經」，自手上內行再循足部下行的經道，一直畫到足趾盡頭處的井穴，這樣把陰、陽經道畫上一個大圓圈，這名字叫「坎離圈」。

這種畫線操作，看似簡單，做卻不易，因為人體經道複雜非常，畫得不正確，作用大減，練氣功夫即不會貫通

周流，而且阻滯在半路上，收不到療效，更談不上練成火球了。如果精通經絡，把這個陰陽循環的「坎離圈」畫正確了，一定起作用的。

在畫坎離圈的時候，當金丹畫線之際，病者立刻自覺有一股涼氣透骨，筋絡舒適的快感。把線圈畫好之後，隨即作第二步的練功指導。其方法如下：

這種方法，名叫「感攝法」，是屬於「河車搬運法門」的一個導引項目。我把它歸納在動功裏，因為它借「外丹」的作用，不全是靜功的方法。

按：太陽宗的密傳，練這功夫，首先要「觀想上師莊嚴寶象」。其意思是先行閉著眼睛，默默觀想老師的面貌音容，猶如對面，觀想完畢，再進行第二項練功方法。

細細研究這個開始的方法，還不完全為了宗教的儀軌（成分當然有的），更不是迷信，而是合乎科學的。它是一種很有效的「收攝心神」的法子，也就是一種集中意識，不叫思想開小差的辦法。它不用觀想其他的事物，而限定要觀想「上師寶象」，不論就「教理」的觀點，或者科學的分析，是有獨到之處的方法，因為老師對於徒弟，大夫對於患者，具有吸引的向心力和偶像的崇敬心理。所以一經觀想，容易收攝心念。

這方法看來腐敗，其實中含至理，研究氣功的大夫，站在科學的立場，可以斟酌取捨它，變通它，能發明一種超過它的方法，那就更好。

做好「觀想」之後，隨即運用集中了的念頭，把全身放鬆，很自在活潑地把心念轉移到「關竅」上去，亦即放

在開始畫線路的那一個「井穴」的地方，閉著眼簾，一心一念「內視」著那一個「關竅」，也不用呼吸吐納，只是專心一念貫注線圈的起點，如此練下去，每天不拘定次數，隨意練幾分鐘或十幾分鐘，慢慢把時間加長，不可一意求急，稀鬆平淡地練下去，經過相當的日子，那個線圈的起點，即會產生一股熱氣，而順著所預畫的線路流走，由陰經而流轉到陽經，周遍循環一個大圈，仍然歸回到陰經的終點，自行還入關竅而消逝，這股熱流絕不會亂竄亂走，很規矩地在那畫就的線圈上循行著。

這樣繼續不斷堅持下去，再經過相當的日子，這股熱流，即會由一條線而漸漸縮短，凝練成一團火球，像珠子一般，仍然循著所畫的那條線路循環流轉著。如此，每天練功，凡熱氣經過之後，那些經絡會感到舒服而活絡，漸漸把麻痹趕走，恢復健康。

火龍功練純熟了，那粒火球，在經絡裏流轉的情況，旁人可以看見一個圓球滴溜溜地不住滾轉，好像在皮膚下層奔馳似的，旁人用手指去摸撫它，可以覺出有一種彈力和一絲熱力。

這種功夫，練起來很容易，比其他的練功方法，易於下手，尤其對於中風癱瘓，麻痹的症候，最為適宜，並且不會產生偏差的流弊。因為練功不用盤腿打坐，只就患者平正臥著，或者坐在床上隨意練習。又因為借用「外丹」限制它的運氣經路，所以不會練出偏差來，這是火龍功的優點，而為其他宗派所沒有的方法。

單就功夫的觀點而論，火龍功也有它的缺點，練這種

功夫不能「一得永得」，「永不退轉」，幾天不練功，功夫就會退縮，而且凝練到火球的火候，即不會再有進步，始終只能在經絡的外路上循環，而不能夠「歸元」、「入靜」的。它還有一個缺點，最怕「內行」去破它，不懂功夫的人用手摸撫它，倒沒有什麼關係，萬一自己炫耀狂妄，遇著高明的「行家」，必然會懲戒他，舉手之間，就會把火球破去，功夫毀於一旦，再要去練，就很成問題了。

關於練火龍功所用的「金丹」，是所謂「外丹」之一種，因為它的顏色是黃的，所以也名叫金丹，而服食的金丹和內煉的金丹，名同而物異，不可弄混淆了。

茲把它的藥物和修治的方法，分述如次：

一、生白礬，一兩，研細，入火鼎，文火煉枯，再研細末，備和合
二、生月石，一兩，研細入火鼎，文火鍛煉，煙盡為度，再研細末，備和合
三、馬牙硝，一兩，研細，生明礬五錢，生月石五錢

共同研細，入火鼎，用文火烊化，化成溶液，用桑枝不住攪和，慢慢濃縮，一直到像很乾的漿糊一樣，把鼎倒翻轉來，也不會流下溜滴，為火候適中的標準，這種操作，名字叫做「烤胎」，隨即倒放在微火上面去烤烘，烤到「發泡」，有如饅頭或麵包樣，發泡酥鬆，以全體白色為度。將鼎離火，候冷取出，研細備用。

四、生蒲黃，一兩，研細末備和合

五、鐵線透骨消草，一兩，研細末備和合

六、真梅花冰片，一錢，研細末備和合

分別把各藥修治好，再把六味藥物共同在乳缽內緩緩乳磨均勻。收存在瓷瓶裏，固封備用，用新汲水調和如稠米湯的濃度，用筆蘸飽，作畫線路之用。

按：鐵線透骨消草，是一種蔓生的草本，莖長如鐵線，略現方形，葉似金錢而邊有鋸齒，秋後經霜，莖變桃紅色，葉亦變紅色筋紋，生於田土近水之處，不是一般藥店裏的透骨草，也不是鳳仙花（鳳仙花也叫透骨草）。

（五）叫 化 功

道家的各宗各派，都有叫化功這個練功法子，似不能歸諸哪一家，同時也不知道是誰人創造的方法，大家都會練。這個名字雖然取得非常庸俗，但是，據前輩先生們告訴我，是有它通俗的含義的。在舊社會裏，很多無依無靠的窮苦父老和兒童，因為被那個時代的統治階級、地主階級，剝削無餘，年老年少，又無勞動力，被迫流於乞丐群中，沿門叫化，所以名「叫化子」。

他們在饑寒交迫中，為了抵抗饑餓和寒冷的侵襲，在經驗累積之下，發明了這種方法，與饑寒作斗爭，以維持他們的生命。因此，養生家學習這一方法，以專門鍛鍊腸胃祛病和抵抗寒氣，是非常有效的功夫。

凡是練功，各種方法，在飽食或者饑餓的時候，照理論而言，是不能練功夫的，唯有叫化功這一個方法，在吃

飽之後，如法練功，可以幫助消化。對於腸胃病患者，是有益無弊的，又在寒冷侵襲的時候，如法練功，可以祛寒。尤其是對於腸胃消化不良，蠕動遲緩，大便秘結，腹脹胃滿，慢性的潰瘍症候，呃氣吞酸，不知饑餓，飲食後疲倦思睡，腸胃痙攣吐瀉等等，練這種動功有百利而無一弊。茲介紹其操作方法如下：

一、先選擇筆直的門板，或者光滑的牆壁。

二、把全身放鬆，將頭、背、臀、腿，全都筆直地貼著門板或牆壁，兩腳跟則須距牆根約兩拳遠，兩隻腳則與雙肩的寬度相等。

三、將雙腿緩緩屈膝下蹲，上身仍舊貼著牆隨著它緩緩下降，一直蹲到臀部，與腳跟小腿相接觸為度，同時把雙掌覆在膝骨上，中指把「犢鼻穴」輕輕地扣掐著，下蹲的同時，配合吐納運氣的「嗨」字訣，動作吐納要一致。

四、將腰背離開牆壁，同時腳跟升起，把全身體重集中在腳趾尖上，順勢向前方推去，把大腿前推，以平為度。這樣則可使腰、臀、背，騰空懸著，頭部則把後腦支在牆壁上，但須注意，全身放鬆，不可用力。這時的胸、膈、腹部都相應挺起來成一條直線，內裏的腸胃，同時恰好受到適當的運動。在這動作當中，配合吐納運氣的「呬」字訣，動作與吐納也要一致。

五、照第四項操作，返回原來的蹲勢，仍舊緩緩把腳跟落平，肩、背、腰、臀貼著牆壁。這還原的時候，配合「嗨」字訣。

六、這樣來回蹲下運動，其次數須以自己的支持能力

而定，可以三五次，也可以十次八次，不願練了則慢慢貼著牆壁站起來。功夫純熟，可以用一種「背山勁」的方法，用肩在牆上一背，同時雙掌圈攏胸前，向前一推，借勁立起來。

七、吐納運氣的方法，是用的「逆呼吸」，採用「嗨」字訣，呼氣外出，而把真氣反而下降丹田，肚皮鼓大。用「吶」字訣吸氣入內，反而把真氣升上膻中，肚皮縮凹。

按：「嗨」字訣係吐納發出的聲音，張口平舌而呼氣，發的是「喉音」。「吶」字訣則微微張唇，扣齒而吸氣，發的是「舌齒」音。

（六）虎 步 功

虎步功是峨眉宗的六大專修功之一，外面用來專練腰腿，內裏用來專練腎肝，綜合它的功用，是專練治「下元虛損」的一種動功。所謂下元虛損的症候，例如對陰虛火逆的高血壓症，腎虛的腰痛症，因肝虛而導致的血不營經的腿疼症，因陰虛而導致的上重下輕症，都有很好治療和保健的功效。因為一般人的病，大多數皆因下元虛損，而引起各種病變，所以特立這種練功方法，以補助其餘動功的不足，而尋取專門的療效。

這是針對著人體病變之源而制訂的一種練功方法，從病理學和生理學方面講，有它獨到的見解。又從多年的經驗累積看，證明它是正確的。

虎步功的操作方法，分條敘述，詳介如下：

第一式：全身正立，氣定神閑，雙手垂直，微微貼著大腿的外簾。用兩眼平視前方的辦法，使氣自然調平，神意安閑，因為眼上視則氣升，眼下視則氣降。又用微抬雙肩的尖端約二三分高的辦法，使脊柱像塔一般的筆直，使脊椎骨一個重疊一個地豎立起來，自然地不鬆不緊。兩腳跟看齊，中間的間隔，相當於兩肩的寬度。

第二式：兩手緩緩上提，叉在腰間，大拇指在後，貼著「腰眼穴」（在背部腰標的凹陷中），四指在前，輕輕併攏，把食指尖貼著「章門穴」（在季肋端），把腰部微微束緊。

第三式：先將左腿的股關節提起，膝關節微屈向前，把足大趾尖點在地上，變成虛腳，這時自覺足小肚發脹，最脹的地方叫做「承山穴」。同時把右腿微微下蹲，支持全身的體重，變成「實腳」，這叫做「虛實相應」的練法。眼睛必須平視前方。

第四式：將左腿關節全部伸得筆直，足尖向下，足脛繃直，腳背與脛骨成為直線，向著正前方慢慢地、輕輕地朝前踢去，足掌離地約五寸，這名字叫做「搜襠腿」的練法。同時右腿仍然微屈著，支持全身。

第五式：左腿搜襠式踢出去之後，隨即把足尖向上翹起，後踵微微帶點意思朝原來方向一蹬，這個方法名叫「翹剪刀」。再把足尖朝下一點，後踵收縮，恢復原來足背與脛骨成直線的姿勢，這方法名叫「鳳點頭」。再把腳掌向內一轉，劃個圓圈，再向外一轉，反劃個圓圈，配合足脛腕部運動，叫做「反順太極圈」。再用翹剪刀的方

法，蹺腳伸踵準備第六式。

第六式：利用「翹剪刀」後踵繃直的姿勢，順勢自然下落，先用後踵著地，慢慢把膝關節彎曲，大腿順推向前，同時腳掌配合這種動作，也慢慢放平，變成「弓步」。在這動作的同時，右腿順勢伸直，變成箭步。又在這動作的開始時，呼吸方面配合著「嘿」字訣，使用「逆呼吸」的方法，把氣降到丹田。

吐納運氣的時候，必須配合變弓箭步的動作，起止一致，不得參前落後。從此保持著氣降丹田，一直操作下去。不用升氣的方法，因為要使全身氣脈集中在下丹田，充實下元的虛損。這一點非常重要，是練虎步功的重點所在，不可輕率忽視了。

第七式：前弓後箭的步法，不可跨得太長，只能跨半步。這時微微把前弓後箭前引後伸二三次，腰部隨著兩腿的動作，也微微相應著，同時把大拇指貼著腰眼穴，腰部向前微送的時候，即貼緊它，腰部向後微退的時候，則放鬆它。意識集中在大拇指與腰眼穴的一張一弛，一送一退的相應動作上。

細細體會腎臟開合、啟閉的滋味，功夫深厚的人，從這種「內視」方法，可以體會出腎臟在內裏活動和氣機在內裏循環的真實景象。

第八式：將右腿的箭步，輕輕朝前一蹬，向前一送，身體借著這股彈力向前微微一探，隨即把右腿收回，與左腿看齊，用腳尖點地，如第三式的架子，變成右腳「虛勢」，左腳「實勢」，而左腳原來的弓步，與這同時也變

 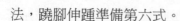

成第三式右腳的架子，支持體重。

第九式：把右腿照第四式伸直，起搜襠腿，再繼續參照五、六、七式的架子運動。如此左右交互地運動著，一步一步往前，如走路一般，朝前走去，走到盡頭，可以向後轉再照樣練下去。

次數的多少，不必拘執，隨自己的意思去練，如果自覺兩腿有些酸脹，即可停止。

第十式：停步停功的時候，即就弓箭步的姿勢，先將後腿箭步收攏，還原站立的架子，隨即把兩手放下，同時把丹田氣鬆開。

附注二事：

一、「嘿」字訣的呼吸方法：將口微微張開約二三分，舌頭伸直放平，六個大牙彷彿咬著一枚棗核似的，同時把「人中」、「兌端」兩穴（屬督脈，在上唇溝中和上唇翹尖上）微微繃著，貼著「齦交穴」（屬督脈，在上唇內面，門牙的根縫中），隨即呼氣，發出「嘿」字的音符（hei…………→）。這氣要呼得均勻，柔細長綿。呼氣到最末一剎那，迅速把牙齒輕輕扣攏，同時用舌尖輕輕地急速朝牙上一頂一送，好比汽車的「車」似的，這叫做「吹」字法訣，能夠把氣送下丹田，而且把它壯緊。

二、真氣沉下丹田之後，不可放鬆它，既要保持長久時間，另外又要自由呼吸後天的氣。最好使用「扣腎齒」的方法。用反呼吸的「嘿」字訣，把真氣沉在丹田之後，隨即把六個大牙齒輕輕咬緊，丹田的真氣，就不會鬆弛。後天的呼吸可以自由了。

（七）峨眉宗的十二莊

在氣功界裏，峨眉一派，頗具威名，因為它在動、靜兩方面的功夫，包括有佛門和道家的優點，尤其是它具備佛家的「大乘」基礎，而以「小乘」的練氣為下手的功法，所以能得佛道兩家之長，方法比較全面一些。它在理論方面，主張「色」、「心」兼攝，也就是說主張動功和靜功並重，因此，採擇了道家動功的特長和佛家禪修的優點。綜合了兩家之長，創立了一套動、靜兩賅的練功方法，同時也注重藥物的配合治療和營養品的服食方法，與練功結合起來，相得益彰。

在這裏大概介紹它的動功，全部動功一共分十二個鍛鍊方法，名叫十二莊，又配賦六大專修功法。分舉如下：

一、天字莊。

二、地字莊。

三、之字莊。

四、心字莊。

五、龍字莊。

六、鶴字莊。

七、風字莊。

八、雲字莊。

九、大字莊。

十、小字莊。

十一、幽字莊。

十二、冥字莊。

十二莊的練功原則，以天地兩莊為統一的基礎，以後的進度，則以各個人身體的陰陽虛實為個別發展的標準，因此各個不同，而不能死板地練功，必須考慮其人的需要，再選擇十二莊中的加功練法。又有嚴格的次第程式，哪種身體該先加練哪一種，再次再三又該加練哪一種，繼續增加，堅持鍛鍊下去，以把十二莊練完為止。則全身的經絡氣脈，逐漸得到調整和加強它的功能，以達到祛病延年的目的。

這種靈活運用的練功方法，在內景理論上，是有很精深的理論根據。雖然只有十二個固定的方法，但可以變化多端，適應需要，等於數學從一至九的基本數位，可以加減乘除，變化無窮。

其次關於十二莊的練功內容，每一個莊式，都含有個別的次第練法，一步一步練上去，一點也不能躐等，超越層次，強求不得，須要功夫火候到家，自然順勢上練，才能體會其中作用。所謂水到渠成，完全在自然的規律下，去求功夫的進度和次第的發展。它每一個莊式，各分九步功夫，一般說來，我們採用於治療和保健方面，最多只用第一二三步功法就夠了。有些方法，是屬於宗教性的專門東西，對我們沒有用處。

六大專修功，是輔助十二莊的不足，又是動功與靜功的聯繫方法，它包括「武功的演化」、「氣脈的奠基」、「靜功的前奏」、「導引的手術」四項，尤以「指穴功」的三十六式天罡指穴法，最為內行所推許，既可以運用於按摩治病，又可以運用於武功制敵，而其最精的用處，是

用於大、小兩種導引術，以救治因練功而出了偏差的毛病，能夠導致氣脈歸元，使患者當時停止亂動亂跳的動觸現象，解除真氣內竭的危機，而恢復正常的氣脈運行，再配合藥物治療，以求標本兼治。

這種方法和藥物的配合，是值得挖掘和推廣的東西，如果能夠掌握了這套方法，對於目前有少數人因練功而出了偏差，遂影響了一些患者，對練功有恐怖心的問題，則可以迎刃解決，不用擔心練功出偏差的問題了。茲分舉六大專功項目如下：

一、虎步功。

二、重捶功。

三、縮地功。

四、懸囊功。

五、指穴功。

此外尚有一套紐絲拳，是綜合各式的練功方法，比較「推手」一類的方法，要精細些。

六、涅槃功。

關於十二莊和六大專修功的內容，既然如此複雜，須作詳細介紹，實非三言兩語可以了事，又不能草率成稿，因此，徵得有關方面的同意，把這一套動功的口訣，作個詳細介紹，使其人人會練，而收到治療與保健的作用，計畫另外寫成一個單行本，專門介紹這種練功方法，以供同志們研究和練習，在這裏只選擇十二莊裏面的四種口訣，藉以介紹其輪廓而已。

提出的天字莊、雲字莊、小字莊、地字莊四種口訣，

是採取「和盤托出」的介紹方式，照手抄本轉錄下來，未予增減一字，以供研究，至於詳細注解，另見單行本。還希望練過這功夫的前輩和同好，予以指正。

天地莊合訣訣章解句品：

象天則地，圓空浩生，大小開合，唯妙於心。如如不動，是真陰陽，實斯不動，發用乃常。唯氣與脈，不動動生，意動神到，開合降升。降則嘿嘿，升則嘶嘶，開合一如，結丹在茲。靜如秋月，動若飆風，彬彬克敵，分寸之中。輕若鴻毛，重逾泰山，用中無形，體用一焉。大哉天地，十二莊首，默識心通，貴在勤苦。

解曰：氣平正立平肩襠，兩掌前起半陰陽。後臂平肩等胸闊，前肘微屈對鼻梁。大指翹立齊眉際，四指輕聯並雁行。再將左右任分腿，平肩擴大一字襠。大指收筋陰掌肘，揮元開氣左右方。臂肘揮圓勿著力，神存五指起小孃。左右開平成一字，曳開肩胛通臂長。納氣華蓋與膻中，當下會陰緊收藏。督脈齦交微著力，壬脈同鬆開承漿。大椎廉泉微後縮，納氣嘶嘶莫急慌。氣納膻中莫壯緊，緩開填佈滿玉堂。動指當中壯不久，隨指吐氣亦無妨。再將掌指朝天立，掌心向內背內蹌。平指分合鷹爪勁，繼又虎爪屈捲張。還原平復通臂勁，續翻兩肘半陰陽，同時屈指描太極，小指居先次第行，大指指天分筋骨，四指輕依似梯牆，鬆掌隨腰如落日。神寄掌心袖底旁，下腿下腰下手掌，同時俱動忌參商。腿下騎馬襠為止，腰鬆脊豎若塔椿。兩掌圓落對犢鼻，若捧河沙供佛王。落脈平胸止曲池，齊腰袖底半陰陽。臂臑缺盆須開

曳，腳合湧泉與少商。同時緩吐壬脈氣，換合丹田督脈降。腎齒六枚如咬物，兌端緊合應承漿。齦交扣緊吐嘿字，陽關命門盡開張。關元氣海壯真氣，吸嘶填中加字剛。再就童子拜佛起，緩緩上升復原莊。此時升開丹田氣，嘶納壬脈聚玉堂。下穴會陰緊收合，上提肩顒開承漿。並提督脈耳根勁，百會大椎應長強。納氣一如開兩手，交作抑陰而升陽。凡此動止是天字，全身不可著力量。一任自然順氣脈，細味小字妙訣方。地字訣與此相反，不同起手左右張。開平一字合中脈，下降童子拜佛莊。升降開合同一理，陰陽反正細推詳。

以上天地莊口訣，釋解章句竟。

拿雲莊旋風莊合訣訣章解句品：

拿雲旋風莊，顧名即知義，背鎖源力揉，擒拿化封閉，耙粘聯鉤搭，套托隨繃擠，進步用弓箭，合機誘伺敵。虎口掌托天，袖底鉤截地，兩掌運三昧，五指藏太極，耙刁手腕斷，繃擠骨脅碎。大開拿陰肘，掉身背擠敵，耙粘尋掌腕，揉套審彼力，勿當衝馬勁，橫鎖刁牛鼇，封閉借來法，點穴最上智，借以子之矛，還攻子之弊。我常自在靜，雷發丹田氣，大開誘來攻，利我居主位，是莊秘要訣，雲進與風退。

拿雲莊解曰：首起天字兩臂開，左上含機抱月懷，左右揮圓收盒印，圓翻陰陽慎勿乖，掌肘平向莫傾倚，右上左下傍乳偎，三尖相對平前視，丹田壯氣弗遲延，含機續變弓箭襠，左掌穿陽右腋開，右掌順勢回陰手，指描太極傍腰崖，推掌須降丹田氣，收掌壬脈升莫延，左腳含機止

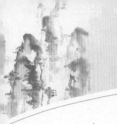

氣功藥餌療法與救治偏差手術

252

弓箭，右掌順穿左腋骸，左掌撩眉順陰收，右掌翻陽例外開，掌指揮圓共五個，大小回環仔細裁，右左含機互弓箭，兩掌循環照舊來，往復詳審陰陽勁，擒拿封閉此中賅，如此開合氣與之，陰陽勁脈仔細猜。

以上釋解章句竟。

大小莊訣解合一品：

小字莊訣解，解曰：小字與大字，訣裏俱藏莊，反正相輔用，參修莫稍忘。天地十二式，苦練重小字，凡此用上訣，萬端出小處。地磐腳進退，上三手動止，中三俯仰側，尤須悟徹此。小莊動靜參，氣脈表裏間，外用以降魔，敵傷不覺焉。起勢仍天字，腳站平肩襠，平心又靜氣，兩眼視前方。左掌單起前，陰掌止平肩，指天變中脈，揮圓落腰間，五指描太極，動止似虎鷹，叉腰四指前，大拇穴命門（大指之少商穴，貼在命門上）。氣脈升與降，隨掌上下一，吐納參天字，亦唯呼與吸。右掌依左式，一般動與止，兩掌齊叉腰，再開襠咫尺。續化騎馬襠，彎弓射明月，先左次右行，掉頭復揮臂。返還叉腰式，緩緩向上升，重複平肩襠，小莊訣斯真。

以上小字莊訣釋解章句竟。

（八）其他雜修術

氣功即古時的導引術，其最古的記載，除老子和莊子的著作有「吹呴呼吸，吐故納新，熊經鳥伸，為壽而已」的簡略記載之外，已不可詳考。

據現存文獻而言，氣功的發現，還在醫藥之先，在春

秋戰國時代，已風行一時，而且已總結出一套完整的練功方法了。

據《史記・封禪書》所載：「齊威、宣之時，騶子之徒，論著終始五德之運，及秦帝，而齊人奏之，故始皇採用之。而宋毋忌正伯僑充尚羨門子高，最後皆燕人，為方仙道，形解銷化。」又據《漢書・藝文志》，彙集方技有四：把研究病理學的醫經、藥物學的經方和養陽種子的房中術、祛病延年的導引術，並列為四種。

《韓非子》的《說林》篇，也說到「獻不死之藥」。《墨子》有《枕中五行記》，《淮南子》傳鴻寶萬畢術，劉向《列仙傳》，葛洪《神仙傳》，乾寶《搜神記》，王嘉《拾遺記》，魏伯陽《參同契》等著作，皆說氣功導引的專書，足見春秋戰國至秦漢兩晉的時代，對於氣功的研究，已豐富多彩了。

關於動功的記載，其最早而又有具體的練功方法者，當推華佗的五禽戲。據《後漢書・方術傳》、《通志・藝術傳》，皆並載華佗的五禽功。已見前述。

因為自漢以後，以至清代，各派紛起，各有方法，除我瞭解的已介紹於前，而我所不瞭解的，則選其比較著名者，介紹其名目如後，以供同志們的鑽研。

一、《抱朴子》的行蹻術，其方法約為三種，一曰龍蹻，二曰虎蹻，三曰鹿盧蹻。

二、《逍遙子》的導引術，抄錄口訣的全文如下：

水潮防後患，火起得長安。夢失封金櫃，形衰守玉關。鼓呵消積聚，兜體治傷寒。叩齒牙無疾，升觀鬢不

斑。運睛除眼醫，掩耳去頭旋。托踏應輕骨，搓塗自美顏。閉摩通滯氣，凝固抱丹田。淡食多能補，無心得大還。

三、陶宏景《養生圖》，分三十六式，有鴻鶴徘徊、鴛鴦戲水等圖。

四、潘霨《衛生要術》（咸豐八年刊本），王祖源《內功圖說》（光緒七年刊本），兩家所載的動功相同，皆有可採，足供參考，選介如下：

1.十二段錦。

2.分行內外功訣。

3.祛病延年法。

4.赤鳳髓四十六勢。

5.八段錦。按八段錦有文八段、武八段的分別，這兩種方法，我曾練過一些時間，簡而易行，功效很高。

五、張君房《雲笈七籤》彙集的「雜修攝」亦足供參考。

1.太清導引養生經凡十二事。

2.寧先生導引養生法。

3.蝦蟆引氣法。

4.龜鱉行氣法。

5.嚥月精法。

6.彭祖導引法凡十事。

7.王子喬導引法凡三十四事。

第三節　靜　功

一　總　論

　　靜功是氣功療法的一部分，與動功相對而言的一種功夫，就外面的形式來說，它盤腿握手，閉口垂簾，身體坐著不動，與打拳運氣，手舞足蹈對比起來，所以叫做靜坐功夫。其實，這樣坐著，還不能說是真正的靜功，因為它雖然用呼吸吐納的一切方法使人體的氣脈內在運行，慢慢導致歸元，意識集中，得到真正的休息。所謂的清靜境界，才算得著靜功的好處。但，很多人在坐著的時候，每每意識不能集中，念頭不斷湧來，反而比不坐的時候意識更為紛亂。所以說不算真正的靜功。

　　關於靜功的理論和方法，可分為佛家與道家兩大類，而兩家則又門派眾多，各有短長，因此，這裏不預備作學理的討論。只綜合各家的優點，作實用的介紹，分別把幾種簡要易行，行之有效的方法，切切實實介紹一番而已。雖然原則如此，仍附帶介紹幾種參考書，以供讀者們作重點的鑽研。

　　屬於佛家的經典，譯成漢文的典籍，可以《大安般守意經》、《天臺小止觀法》和《摩訶止觀》為代表著作。其餘高深的東西，不必要了。

　　屬於道家的經典，可參考《道藏》第三洞洞神之部的著作，自「盡」字型大小起，一直到「命」字型大小止，共二十一大卷，都是研究吐納服氣的方法，共有三十二

種，內容豐富。對於吐納氣功，具有參考的價值。

　　總的說來，靜功在治療和保健兩方面，在配合動功的基礎上，是可以提高其有效程度的。同時動功和靜功的配合，其比例要恰到好處，就一般練功的規律而言，初步練功的人，應當先從動功入手，練過一些時期，再進入練靜功階段，慢慢在「由動入靜」的規律之下，把動功逐漸減少，靜功相應增多。

　　再慢慢把靜功方法掌握好，運用得極其純熟，進步到只是運用「內動」而達到「入靜」的真正清靜境界，則外練的動功，可以捨去不用，而身體健康的程度，自然能夠提高，治療的效果，自然會如願以償的。

　　關於練習靜功，除了應該遵守前述的禁忌事項之外，還當注意下列的十二項要點。

　　一要有信心。堅定信念，氣功能治好自己的病，能保健自己的身體。

　　二要有恒心。堅持久練，不可因為中途療效不顯著而停止。

　　三要能忍耐腰酸腿麻，專心致志地練下去。

　　四要隨時隨地，在生活中，在工作中，都利用機會，練習吐納呼吸。把練功與生活、工作打成一片，結合起來。

　　五要體會方法是否適合自己的需要。要知道「損益」、「取捨」，在練功當中，自覺某種方法於己有益，則勤勤練習，如果發現於己有損，則放棄不練。

　　六要善於辨證各種「動觸」的現象。凡是氣脈流注，

周遍金身，所產生的熱、涼、麻、酸、震掉等等，都是練功過程的必然現象，而這些現象象徵著氣脈的運行，與疾病作抗爭的滋味，必須把這一切看作事理的當然，而平淡視之，絕對不可故意去追求它，也不可認為是什麼好現象，或者當作壞現象，更不可自生恐怖畏懼的心理。

在各種「動觸」產生的時候，照上述的辨證體會，熱就讓它熱，癢就讓它癢，麻就讓它麻，一切的一切，給它一個不睬不理，不聞不見，一心一念，集中念頭，照著口訣去練功。則這些「動觸」的現象，自然會被自己「善巧運用」，而變做「溫養功夫」的一種資料，對於治療和保健，才有益無損。這一要點，關係練功很大，希望練功同志們細細體會。

七要密行練功。得到了益處，不可向人談說，即使沒有得到益處，也不可胡亂向人問長問短。應該向指導的大夫彙報，或者向高明的人請教。這樣才可以避免練功發生枝節和障礙進步，才會有益處。

八要在上坐開始，先把姿勢如法調整好。要全身放鬆，不要緊張。

九要如法調息。把呼吸吐納合度，「神與氣合」，若存若亡。

十要把念頭集中，思想不可開小差。在練氣的時候，要「神與氣合」，在修脈的時候，要「神與脈合」。都要相合一體，有似水乳交融。

十一要在下坐之後，自行導引按摩。擦面、摩頭、拔耳、熨眼、叩齒、搓掌、搖肩、扭腰、伸腿、舒足。

十二要把口中的津液，細細咽吞，不可一口吞下。

關於佛家和道家氣功的運用，導引呼吸的異同和治療保健的作用，細細對比研究，大同而小異，還不能評論誰優誰劣，不過道家的練氣口訣比佛家的方法多些，而且細緻，可以分經運用，操作起來易於著手，歸納起來，當以黃庭山人所闡發的《太上玉軸真經》六字訣為最妙。以呵、呼、咽、嘻、噓、吹六字音符，分治五臟六腑諸病，即佛家天臺宗頡大師也援引這六字用於「小止觀」。《禪波羅蜜》一書也引用這六字口訣。

不過，用嘻字治三焦的病，以噓字治肝臟的病，以呬字治腎臟的病（與道家孫思邈「千金方」所說相同，略有差別而已）。

佛家的十二種息法，所謂上息、下息、滿息、焦息、增長息、滅極息、煖息、冷息、沖息、持息、和息、補息等等方法，是很合生理學和物理學的原理的。不過比道家的方法籠統些而已。

至於兩家練靜功的入靜方法，各有一套完整的口訣，各具效力，殊途同歸，也難以評其優劣，然在高度的靜功而言，佛家所謂「八正道」之一的「正定」，「六度」之一的「禪定」，則道家不如佛家了。

這些高度的靜功是宗教徒的事，目前於我們治療與保健上還沒有用處。將來透過科學研究和證明，也可能是有用的方法。

練靜功最重要的一著，千萬不可去追求一切動觸現象，尤不可聽信「動是好現象」的指導，否則「大動」得

不可收拾，那就後悔不及了。

因為靜功以入靜為目的，顧名思義，當然以「清靜」為初步的要求，進一步以「定住」為究竟，連氣脈的內動也要它逐漸歸元，而要限制它動，甚至「念頭」也不能動，所謂「動念即乖」，要這樣的練靜功，才是合理的，才是有好處的。明白這個道理，則對於故意追求動觸現象或者對於動觸情況發生歡喜心理或恐懼心理，都是錯誤的，應該糾正這種觀點。

神經衰弱的人，不會練功夫，身體各部也會感覺各種動觸情況，這證明了人體氣脈運行與疾病作抗爭，是某種動觸的表現，是一種自然的象徵，並不足怪，用不著以驚奇的眼光去理會它。一切「付之不聞不見」，是一個最有效的對治方法。

有人常常這樣問我：「坐中動觸是當前存在的事實，面臨著這些存在問題，不聞不見是辦不到的。」

我曾這樣反問他：「您不是在練功嗎？練功不是有口訣嗎？口訣不是要您在練氣時要把念頭與氣合一嗎？在修脈時要把念頭與脈合一嗎？您不把念頭集中在練氣的方法上，而讓念頭開了小差，跑去和動觸現象擾纏在一起，這是反在求動而不是練靜。譬如面前擺了許多油膩的菜（等於各種動觸），而您已經吃飽了（等於思想集中），則這些菜自然不能吸引您的食慾，存在是菜的存在，自己不去吃它，則決定在乎自己，同時也不否定那些菜的存在，您能夠深度藐視菜的存在，則您不吃菜的念頭，就會相應的加深，同時您把意識運用到練功方法的發展上去，同與您

練功有利的另一種存在結合，則菜和您的意識必然漸漸不相干，您是您，菜是菜，這等於動觸任它去動，清靜我自清靜，久久鍛鍊，自然會戰勝一切動觸的現象，念頭就不會開小差。」

這項比喻，是「以靜制動」的要旨，是我對靜功的體會，從實踐中證明它是正確的，因為這一問題，關係練靜功的成敗，所以特別介紹一番。

再就生理學神經反射的作用而言，譬如，您真正睡得很沉熟了（等於意識高度集中），在熟睡中，有些臭蟲蝨子在您身上咬著，而且吸吮您的血液（等於一切動觸現象），您一點也不會感覺咬得痛和爬得癢。因為神經系統真正休息了，反射的作用，就會相應的減低，這等於您練靜功程度的深淺，與動觸的感覺成反比例。

也就是說，臭蟲蝨子咬您固然是存在的事實，而您睡熟了也是存在的事實，這兩個事實的存在，在相對的程度上，有深淺的不同，在靜功的作用下，自然會相對的不相干。

這種比喻，我們在生活實踐中，可以體會得很深刻的。因為「以靜制動」的滋味，很難用文字語言來描寫清楚，所以再一次介紹我的體會。

其次，練靜功與環境有很大的關係，因為四周的環境，一切事物的存在，能夠決定人們的意識，自然界的接觸，能影響人的氣脈，環境清靜，於入靜練功是有幫助的。所以古代練功的人，講究「法、財、侶、地」，選擇環境幽靜的地方，是一個重要條件。

二　分　類

　　氣功療法的靜功方法雖多，就它的功用而言，可以歸納為兩大類。一類是屬於保健性的，一般人可以練習。一類是屬於專門治療性的，每一種症候，各有一種方法，只能按病施治，不可以隨便亂練。根據這種歸納，再分別介紹各種練功的方法，逐條寫在後面。

保健性的氣功口訣

　　沒有什麼特別病的人，或者身體一般性衰弱的人，以保健為目的，可以採用這類練法。這類方法，又分為下列兩種：

　　周天搬運法，　歸一清靜法。

　　這兩種方法，練的方法不同，作用也因之而有差別。因此，嚴格分析它，又各有適應的症候，不可採用錯了。茲分述如下：

（一）周天搬運法的要訣與適應症

　　這種方法的適應症，以「陽虛」或者「氣虛」的人為最適宜。所謂「陽虛」的現象，一般症狀，最主要的是怕冷；其次是打瞌睡，食慾不振，精神疲乏，容易感冒，腦力減退。全身酸困，消化不良等等。所謂「氣虛」的現象，一般的症狀，主要是自覺氣短，打呵欠，胸膈悶，一勞動就出汗，容易疲乏，上下樓梯覺得氣急等等。

　　根據上述一般的症狀，辨證「陽虛」或者「氣虛」，再照這方法練功。

這種練功的方法，分為三部。一曰坐的姿勢。二曰練氣吐納。三曰修脈搬運。這三部方法是互相聯繫的。而「練氣修脈」的口訣和關係，有如下圖（圖4-1）

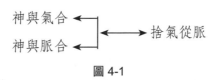

圖 4-1

再就這三個口訣和坐的姿勢，分別敘述它的用法和相互間的聯繫。如法掌握去操作它，慢慢練習純熟，循序漸進，逐步進入清靜境界，練這種功夫，就算成功了。

1.坐的姿勢

在未上坐之先，必須照著前述的練功禁忌事項和練靜功的注意事項做好準備。同時，把衣服鈕扣，褲帶都解鬆，然後再輕鬆愉快地照這方法開始練功。這裏所說坐的方式，名叫「跏趺坐」，又分析如下：

(1) 盤腿：先準備好一個坐凳，用二尺見方，前面兩隻腳高度二寸，後面兩隻腳高度五寸，使前低後高成為緩徐的斜度，上面再鋪上一個薄棉墊子。如沒有這種特製的凳子，改用硬板的床上後面鋪個墊子也可以的。但不能坐軟的沙發或鋼絲床。又冬天盤腿，須用一條薄毛毯圍覆著雙腿。夏天用一條布巾覆著。把這工具準備好，再開始盤腿。

盤腿的操作，初步練功的人，不宜用「單盤」，更不宜用「雙盤」，只宜「散盤」。先把雙腿放平，貼著坐凳，同時要把腰腿放得很鬆，隨即先踡盤右腿，把右足的

後踵，輕輕抵觸「會陰穴」（穴在前陰與後陰的中間）。再把左腿蹺盤，同時將左足的後踵，輕輕抵觸右足的「跌陽穴」（穴在足脛彎的凹陷中）。一直到練習純熟了，腿不發麻，再改進為「單盤」，單盤也練純熟了，再進步到「雙盤」。

如果在練功中，發覺腿盤麻了，可以左右交換一下。但仍須照舊輕輕抵觸會陰穴和跌陽穴。這樣盤腿，腰腿會自然放鬆，臀部自然穩坐，不必故意把臀部向後凸出。

⑵豎脊：在盤腿之後：須要把背脊骨調整筆直，不可駝背彎腰，前俯後仰，但，又要放鬆，不能硬勁強直，才合標準。其方法是把雙肩微微上聳二三分高，則每一個脊椎骨，自然重疊筆直，鬆緊合度，不會硬勁強直。

⑶含胸：在調好脊柱之後，隨即調整胸部，以胸部微微向內陷凹為標準。陷凹的部分限於「膻中穴」與「玉堂穴」之間，即在兩個鎖骨交接之處與兩乳之間，成為三角形的地帶，使這胸部的三角地帶微微陷凹進去，叫做含胸，這是控制肺部呼吸量的一種主要方式。它的方法，在把兩手掌握好之後，放在臍下的同時，把兩肘尖微微朝前方「飛開」。即把左右兩個肘關節從後面反向正前方分開約二三分，有如雀鳥張翅欲飛的樣子。這樣，就會很自然地做到含胸的標準。

⑷握手、盤腿、豎脊做好之後，含胸和握手的操作是同時進行的。按：握手的方式很多，舊說名叫「結手印」，根據內景的經絡理論，手三陰和手三陽的氣脈運行，都出入循環於「井穴」，井穴又皆在十指尖上，而手

部的三陰三陽氣脈經絡，又統轄於足部的。因此，在練功的時候既要盤腿，又要握手，是控制氣脈循經流注的一種有效方法，而不是兒戲，也不是迷信，它具有生理作用的。

單就陽虛或氣虛的練功，握手的方法，應當把掌心向上，手背向地，把左掌放在右掌上，或右掌放在左掌上，都可以隨意，不必拘執。兩掌重疊好之後，順著自然的姿勢，放在肚臍之下，微微擺在腿上，或隨自然倚托在小腹外邊也可以的。

這個握手方法的要點，必須把兩個大拇指尖微微接觸，接觸之後，將大拇指略略向掌心內收，以兩指筆直，自覺有一股內勁自然發出，互相抵觸為標準（注意：不是故意用勁。照法操作，那股內勁是自然發生的）。

(5)垂簾，所謂垂簾，即舊說把眼皮微微合攏，只留一線微光的方法。按：這種方法，有兩種操作形式。一種是把上眼皮向下合，微露一線外光。一種是乾脆把眼皮輕輕合上，一點光也不露。初學的人，以採用微微合攏，留一線外光為最合理。因為功夫練到歸元的境界，眼會自然的閉合，向內抽縮似的閉著。又因為初學的人完全閉著眼，容易昏沉，念頭易生。

(6)砥舌：砥舌即是舌抵上腭，這種方法操作不當，影響靜功很大，千萬不可用意識或者著力翹著舌頭，向上腭去抵砥它。應當在自然的規律下，如法操作，舌頭自然會向上抵砥上腭，用不著故意或者用力去抵砥。如果功夫深厚了，舌頭還會自動蜷折鎖著「鵲橋關」，這種原理在內

景功夫有很精細的經絡論與氣化論的生理基礎。

有些書籍誤載，叫人把舌尖有意地翹起去抵砥上顎，是不合理論的。

砥舌方法，其要點在輕輕把齒扣攏，同時把上下唇吻合閉攏，舌尖即會自然抵砥上腭與上牙齦之間，這才是符合砥舌的標準。如果把上下唇微微張開，舌尖則馬上會自腭齦之間落下，恢復平直的姿勢。

2.練氣吐納

練氣吐納即是運用呼吸，一吐一納，呼氣吐氣，以鍛鍊臟腑的內動方法。這種方法分為「順呼吸」和「逆呼吸」兩種。照平常的習慣呼吸，一吸小肚皮鼓起，一呼癟進去，這叫做順呼吸；與此相反的一呼小肚皮鼓起，一吸癟進去，名叫逆呼吸。

周天搬運的練氣方法，其呼吸的運用，完全採用「鼻呼鼻吸」的方式。初學的人，以採用順呼吸為最方便而又合理，一直練到火候深了，再進一步採用逆呼吸，才容易掌握。

鼻呼鼻吸的方式，須配合「神與氣合」的口訣。所謂「神與氣合」的意思，是把念頭與呼吸的一進一出、一吐一納合而為一不可分離。也就是說把思想集中，隨著呼吸運動。當呼氣的時候，氣向外面吐出，同時肚皮相應的向內癟，念頭也隨著它癟進去，自下丹田呼出，同時肚皮相應的時候，氣自鼻孔內吸，下至丹田，同時小肚皮相應向外鼓起，念頭也隨著它吸氣內入，下至丹田。這種吐納方

法，在練氣的理論而言，叫做「升」、「降」的作用。以「活潑自在」為原則，而不用「意守丹田」的死守方法。

呼吸要調得細軟綿長，不可故意用力拉長和求細，須順應自然，能調幾許長或者幾許細，就適可而止。久久鍛鍊，自然會達到「若存若亡」的最高標準。

3.修脈搬運

在未說口訣之前，先要瞭解什麼是「脈」？「脈」與「氣」又有啥關係？什麼是「搬運」？「脈」與「搬運」的關係又怎樣？懂得這些簡明的概說，練功就有下手處了。

在上坐之後，運用呼吸的方法，「神與氣合」的口訣，調息練氣，進出吐納，上下升降，不斷呼吸著。如果在練氣的當中，把「神與氣合」的口訣掌握純熟了，即會產生一種特別的感覺，感覺在下丹田裏因呼吸的升降而產生一團「熱氣」，這種熱氣，古人叫做「先天真氣」，其意思是與呼吸「後天空氣」有分別的。「真氣」的象徵是一個「熱感」，這團熱氣因呼吸的深、長、升、降作用，會愈聚愈多，聚到了相當的程度，它即會隨著一定的道路流行著，這種熱氣流行的滋味取名曰「脈」，脈所流行的一定路線，名叫「脈道」。綜合全身的脈道，即手足十二正經和奇經八脈的「經絡」。

運用呼吸方法，把這股真氣的熱流，循著脈道的經絡循環流注，周遍全身，周行一個大圈子，仍舊回到丹田裏，這種練功方法叫做「周天搬運法」。

瞭解上述的概說，下手練習「神與脈合」的口訣，就容易操作了。所謂「神與脈合」和「神與氣合」是兩個階段，聯繫這兩個階段的口訣叫做「捨氣從脈」。

上述口訣的意思，是說呼吸吐納要專心致志地運用「神與氣合」的口訣，將調息的基礎打好，在調息當中，是第一個階段。因呼吸作用而丹田裏產生了熱氣，在熱氣產生以後是第二個階段。在熱氣產生的時候，隨即放棄「神與氣合」的方法，改變為把念頭與那團熱氣合而為一，那團熱氣在丹田裏，因生聚壯滿了，而會自然循經流行。再繼續把念頭與它合一，隨著它流行的道路跟著前進。這種方法，叫做「神與脈合」。

當熱氣產生的同時，放棄「神與氣合」的口訣，而改用「神與脈合」的口訣，這種交換聯繫的口訣，叫做「捨氣從脈」。也就是說最初把念頭集中，隨著呼吸一吐一納，繼而丹田產生了熱氣，則根本不管呼吸了，而要把集中的心念，掉轉箭頭射向丹田的熱氣，把念頭與那團熱氣吻合在一起，不要開小差。繼續發展下去，則丹田的熱氣，會在經絡的道路上，循著生理的自然規律，從丹田內開始流注循環，這時的念頭必須跟隨著它流走。一直從背後上行到頭頂，下至面頰，再下入胸腹，仍然回到丹田，自始至終，念頭都要跟著它，這樣才算是真正做到了「神與脈合」的標準。

在真氣發動之後，不論在丹田裏醞釀生聚，或者已循著經絡道路流行的當中，千萬記著，絕不可用意識去引它領它。只能跟隨著它自然流行，亦步亦趨，順應自然，一

點也不能勉強或者急躁。這是運用「神與脈合」的要點，名叫「照法」，是「內視」功夫的初步。以做到活潑自在為原則。

有些人面臨著這真氣的流行，不能順應自然，而胡亂使用「領法」，妄用意識去當頭「領氣」，造成不良後果，因而出了偏差。「領法」本來是練氣的口訣之一，而有它專門的用處。但，在這樣場合，卻千萬不可使用。因為，初步練功的人，不瞭解經絡道路的方向，和大小交會的岔路，同時功夫太淺，不能控制氣機的進退和指揮它分經流注。如果妄用意識去當頭引領它，則等於瞎子引路，必然引下懸崖，前途不堪設想了。

真氣在丹田裏產生以後，因為「火候」不足，先期只能在丹田裏醞釀著，一直到火候充滿，則必因滿而溢，猶如江河之與湖澤，發生流注調節的作用，才開始向外流行。又如發電機轉動生電，電在蓄電池裏，不斷輸送電流，循著電線路徑，往外供應。

在這一階段當中，必須謹守禁忌事項的要求，身心二者，都要放鬆，恬然怡靜，不能緊張，免除急躁，連歡喜的意識也不能有，只可平淡視之，把念頭與它合而為一，活潑自在地順應自然，跟隨著它流注，循環一個大周天。

真氣在丹田裏發動生熱的時候，或者在背後循著經絡上行的當中，那股熱流的程度，不可太熱了，只允許它有溫暖的成分，如像喝了美酒，微有暖意，所謂「如飲甘露」，令人舒適。不能像烤火或者熨斗燙熱一般。這種生熱發暖的現象，舊說名叫「起火」。練功出了偏差名叫

「走火入魔」。暖熱的大小程度，舊說名叫「火候老嫩」。如果火候太大，熱氣過高，必須另用口訣去調伏它。這個口訣如下：

「哈」…………→（hā………→）

凡是熱氣太大了，即運用「哈」字口訣去調伏它。這「哈」字訣的運用方法，張口平舌念「哈」字音，音符陸續下降，而把氣綿綿不斷向外呼出，如此一經念動「哈」字音，則熱氣即會減低，同時胸部的氣也立刻下降，但，不可念動多次，只能適可而止。否則熱氣就全消了（注：…………→表示音符下降的）。

所謂大周天的循環，有它一定的軌道。這軌道的規律，是循著二十部脈道的經絡路線，流注運行的。根據內景的理論，用練功的方法去運轉它，則真氣在丹田裏首先向鎖鑰壬、督、衝三脈的「陰蹻庫」（即會陰穴，在兩陰之間）流注，折而走向「尾閭關」（在尾閭骨第二節中）。這兩個地方，衝力比較大，動觸的感覺很明顯。再由尾閭關分兩支流注，夾脊上行，直上腰脊第十四椎兩旁的「轆轤關」。由此繼續上行，通過背、胛、肩、頸部，直達後腦枕骨棱下的「玉枕關」。初學的人只覺一片熱氣上升，但功夫深的人還分四支上行，這一段的行程，即所謂「逆運法，通三關」的說法。

氣脈運行至此，其勢已緩，故一般練功的過程，在玉枕關通過較慢，而熱氣亦減小了，再由玉枕關繼續上行，越過顛頂的「百會穴」，和「厥陰肝經」的氣脈會合，仍舊前行，轉變為向額顱面頰而下注，與手三陽的氣脈大會

於「祖竅」（兩眉中心略下些，又名頯中、山根。但非天目）。由「月窟」下入目中，復出於「龍宮」（在大眼角上下眼瞼有穴如星之處）。循鼻兩旁夾井灶（即鼻孔），下至上唇，左則轉而向右，右則轉而向左，在「人中穴」交叉而過，與「壬脈」、「衝脈」相會（女性則會於「乳根」穴）。這一段的行程，在頭面部分，已不感覺熱力，而明顯感覺是分五條道路，自頭下面，有如小蟲爬行，又似塗抹薄荷冰的滋味。

再從此下前項至「挨刀紋」（即頂部橫紋），循「人迎」、「氣口」兩穴（喉結旁）下入「缺盆」（肩窠凹中），與全身氣脈大會於「膻中」（兩乳之間）。這一段行程，蟲爬現象減少，若有若無了。

從膻中分主從二支，主支由內裏直下，歸入下丹田，名叫「中脈」。其從者則由「乳根」自胸膈下行，入於「日」、「月」雙穴（在臍中兩旁微上凹中，非針灸之日月穴），還合於下丹田，入竅歸元。這樣循環一遍，即是大周天的功夫。

此時歸元入竅的感覺，則另是一番滋味，微微出汗，神清氣爽，輕鬆愉快，所謂「如灌醍醐」。當真氣歸元，還於下丹田的時候，另外覺得一股潛在吸力，把小肚皮向裏吸緊，很像肚皮已貼著了背脊骨似的。同時又覺得丹田裏的真氣，有似香煙繚繞，悠游自在，蕩漾漾，輕飄飄，似動似止，載浮載沉的滋味。又像鐘錶的擺，左右相應擺動似的。即舊說「氤氳紫氣」的象徵。

當此之時，念頭已到相當高度集中的程度了，仍然把

念頭與向內吸緊的道路吻合在一起。一點也不能分心動念，既不可歡喜，也不可驚叱恐懼，切切實實跟隨著它向裏吸入。一直到覺得真氣已不再向內吸的程度，同時即把念頭集中在吸貼最緊的地方，這地方不會很大，一般說來只有雞蛋大，或者鴿蛋大（工夫深了只有豆大）。如此把念頭集中在這最後一點，一心一意「定住」在那裏，連氤氳紫氣也不動了。久久練習，功夫即會進步到「清靜境界」。牙關也會閉緊，眼睛也會內吸，呼吸微細綿綿不斷，吸多呼少，這樣已經達到比較高度的休息程度。比較睡覺恢復精力，收效快而又省事。

如果不想繼續久練，則把念頭分開，全身放鬆，慢慢起坐，算是練完一趟功夫了。

大周天河車搬運循經軌道示意圖（圖4-2），見下頁。

4.咽津導引：

練完一趟功夫，隨即把念頭與熱氣分開，或者與肚皮內吸的力量分開，全身放鬆，張開眼睛，把眼珠溜轉二三次，眼皮眨動幾下，即把口裏的津液分成三五口，慢慢地吞下，且須以意識送下丹田。

然後再舒手伸腿，用掌在面上隨意摩擦，並在腰腿各部輕輕拍動。隨意行之，不必拘執。

（二）歸一清靜法的要訣與適應症：

歸一清靜法的適應症，以「陰虛」、「火逆」的人最為適宜。所謂陰虛、火逆的一般現象，最主要的病況是怕熱，不特夏天怕熱，連冬天也怕近火爐。長期失眠，睡不

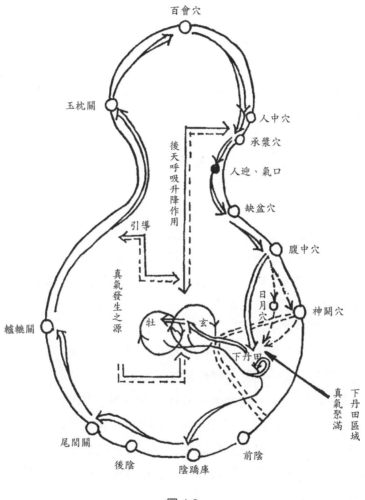

百會穴

玉枕關

後天呼吸升降作用

人中穴

承漿穴

人迎、氣口

缺盆穴

腹中穴

引導

真氣發生之源

日月穴

神闕穴

牝 玄

下丹田

下丹田區域

真氣聚滿

轆轤關

尾閭關

後陰

陰蹻庫

前陰

圖 4-2

沉熟，合眼則夢，煩躁不寧，無故善怒，面如酒醉，或面色青蒼，眼內有紅絲鬥睛，可白眼膜黃色渾濁，五心出汗，入眠後每出盜汗。頭昏不清，手足時發微燒，小便每覺餘滴未完。自覺上重下輕，或者兩腿疲乏。如上述這一類型的患者，適宜採用這一種練功方法。高血壓的患者，也可用這方法練功，不過盤腿的方式有些分別而已（詳見後面專條）。

練這一種方法，禁忌事項和準備事項，都與練周天搬運法相同。坐的姿勢，也全相同，可以照法去做。只是兩手「結印」的握手方法有分別而已。

茲條述握手方法和練功口訣如下：

1. 兩手掌心向下，兩掌交叉於虎口，用右手大拇指，貼在左手掌無名指和小指的歧縫之間，掌心的橫紋之上。同時右手的食指、中指、無名指、小指，順乎自然輕輕挨聯著，貼在左掌的手背上，以左手背上的四個凸起的掌指相連的關節骨頭為標準，把右手的食指和中指傍著左手凸起骨頭貼在向腕子一面，無名指和小指，則傍著凸起的骨頭貼在向指尖一面。這樣輕輕把手握好，放在小腹之下，或放在盤腿之上，隨意適宜放好。功夫有了基礎之後，兩手會逐漸自動握緊，如有一種潛力吸著。再久久鍛鍊，會自覺兩手空空，好似沒有形跡，手不存在的感覺，這時千萬不可驚奇，或者張眼查看，以免把念頭分散了，影響入靜的發展和進度。

2. 把上坐的姿勢，盤坐、豎脊、含胸、垂簾、握手、砥舌，一系列的「身相」調整好之後，全身必須放鬆，一

點也不能緊張，以從容不迫，輕鬆愉快的心情，安穩坐著。

3. 坐好之後，隨意長呼二三口氣，只長長向外吐出，而不長吸入內，使內裏的臟腑放鬆，胸膈舒暢。這時自己能初步體會輕鬆愉快的滋味。

4. 呼氣之後，隨即不管呼吸，隨意照平常一樣呼吸著，根本不問它長短粗細，吐納出入了。

5. 把垂簾的兩眼，微微閉合，很輕鬆地在自然的規律之下，用意識透過眼簾，從而集中意識，由四十五度的角度，向著盤腿的兩膝之間，默默「觀」著那一團地方，舊說所謂「牛眠之地」。

6. 在「觀牛眠地」的當中，雖然，那地方空無一物，但，在意識集中之下，它會自然地反映出臟腑氣脈的盛衰情狀。這些情況，大約分為青、黃、赤、白、黑五種顏色。這些顏色，是臟腑氣脈反應的「幻景」。各個人的氣脈盛衰不同，所觀見的顏色也有差別。一般的人，大多數先觀見「濛濛如霧」的白色，或者如天上星子閃動的白光。而又會時時變幻各種顏色。

7. 觀見五色之中，以白光為純正的顏色。久久鍛鍊，各種顏色退盡，只見白光，白色的程度會由「濛濛如霧」的景象，逐漸進步如「月光皎潔」的白光。彷彿中秋時節的一輪明月，懸照在面前，把意識集中與這白光合而為一，則自覺如皓月當空，遍體清涼，煩躁去盡，這樣便已接近「清靜境界」了。

8. 在觀看的當中，念頭千萬不可去追求「有光」，又

當各種光色發現了，更不可去理睬它，或者用力去觀看究竟，或分別白光好，其他光色不好，只把念頭集中，平平淡淡地觀看它，不管它忽而明顯，忽而隱晦，或去或來，變大變小，有光不歡喜，無光也不著急，光來也觀，不來也觀，始終平淡輕鬆地觀著牛眠之地，等於在看戲一樣，任隨你花臉「亮相」，老生「臺步」，武生「起霸」，小丑「滑稽」，出臺進台，做唱道白，總是一樣地觀看著而已。關於這一點，極為重要，在內景功夫的臟腑五行氣化論裏有很精詳的理論，關係練功的成就和療效的高低，非常之大，因為這些光色等於「海市蜃樓」，雖然都是幻景，但有它反應和影射的物質來源，所以舊說肯定地認為它「雖幻亦真」。因為它有物質基礎，當然有物質的作用，故能治病保健。練這種功夫下手很難的地方，即在此處，進步的關鍵也在此處。需要確實體會這項口訣，才能掌握好它的規律，一經下手入門，得著經驗，則一得永得，不會退轉，反而進步卻快，能很快進入清靜境界，獲益無窮。（按：人體發光據一九六一年七月《知識就是力量》報導，蘇聯攝影家已證實了。）

9. 觀見五色的過程，在最初第一個階段，任它如何變幻，不可理睬，漸漸五色退盡，只見一團白色光輝，洋洋灩灩，懸照當前，是已進步到第二個階段了。這時如果觀見白光中有青、赤、黃、黑的顏色忽然出現，則須用「吹」字口訣，對準那些雜色，「撮口抵舌」，向它一「吹」，如像平日在生活中吹「紙撚」似的，一吹之後，雜色化去，仍然只存在白光。但不可多吹和任意亂吹。尤

其要注意，只有一種「紫色」，顏色鮮明，嬌豔、柔和，不似光線強霸，千萬不可吹它，它一樣能使人入靜，得到高度休息。

10. 觀見白色光輝之後，把念頭與它合而為一。這合一的口訣是：「光即是我，我即是光」，念頭如此一轉，即會進步到「光我不二，我光如一」的境界，也就是合一的成功。那白光即會與自己的身軀合而為一，先是接近兩手、兩腿已不存在，而自覺化光，溶化無物，久久鍛鍊，逐漸遍及全身，自覺通體光明，空無一物，不知道自己的身軀存在何處，唯覺如像一輪明月，恬靜生輝。又像電燈泡，光豔明朗，紋絲不動。舊說所謂的，「恍恍惚惚，其中有物，杳杳冥冥，其中有精」，就是這般滋味。練到這般地步，即舊說「坐忘」或「忘身」的火候，也就是真正的「清靜境界」。亦即神經系統得到了高度的休息，既然得到高度的休息，則精、氣、神容易恢復，身體健康自然因此而很快地增加了。

11. 練功的時間，初步不可太久，由二三十分鐘，進步到三四十分鐘，再進步到四五十分鐘，一直上進，以自己的程度為標準，不可機械硬性規定，願意坐就坐久些，不想坐就停止。是活潑自在的基本條件。

12. 停止練功下坐，只把念頭與光色分開，不集中在光上，則光色即會消逝，而身軀也會顯現出來。

13. 下坐時導引的方法，與練周天搬運法相同，可參看前述，如法按摩導引一遍。

14. 練這種方法，雖然下手很難，不容易得著要領。

但，一經得手，就很容易上路了。即使一時練習不好，觀看不見什麼景象，只要能如法觀著身心清靜，也一樣會有功效的。同時練這種功夫，不像練氣搬運的方法，不會發生運氣偏差的流弊，是這種功法的優點。

15. 在練功的當中，念頭常常要開小差，不容易集中掌握，雜念紛來，妨礙入靜的進步。這時必須使用調伏雜念的口訣，驅除雜念，純潔念頭而使它集中，一心一意地觀牛眠之地，或者觀面前已發現的光色，才能逐漸進步，練到與光合一的火候。這種口訣叫做「呸」字訣，正當雜念已來，紛紛攀緣的時候，輕輕張口，念一聲「呸」字音符（pēi！！！）。

這個「呸」字的音，要念「唇舌音」，而且要念得輕，以自己的耳朵微微聽見為標準。又要念得急，好像機車 車似的。用這口訣，念頭即會停止。但，不可隨時亂念，一定要雜念紛紛擁來的時機，才可以使用。

心臟病的練功方法

心臟病的分類，大約有心臟怔忡、心臟抽痛、心律間歇、心臟煩悶、心臟偶作急動等等。依科學的觀點，所謂心臟內膜炎、心臟擴大、二尖瓣閉鎖不全或者狹窄、心肌梗塞、主動脈硬化等等，皆屬於心臟病。中醫學對心臟特別重視，強調心臟為君主之官，不能容邪。一旦生病，是非常難治的，是慢性病中最討厭的一種。

心臟有病的專門練功方法，分述如下：

（一）盤腿的姿勢：事前準備好一張比較高的凳子，

鋪上墊褥，先把左腿蜷盤，儘量放鬆股、膝和脛關節。次把左腳心斜仰向右，再把右腿大腿部分的二分之一處，輕輕壓在左足心上。同時右足須腳踏實地，不可懸空，安穩坐住。這種姿勢叫做「真武坐」，又名「跨鶴坐」。

（二）**握手的姿勢**：把左掌心朝天，大、食、中、無名四個指頭輕輕捏成拳，只把小指鉤著右掌的小指，互相連環鉤著。同時右掌的大、食、中、無名四個指頭，也輕輕捏成拳，而把掌心向著肚皮一面，掌背向著正前方，恰與左手心的朝天仰著成為垂直的九十度角，放在小肚皮下面。這種握手方式，舊說名叫「金鉤印」。

（三）其餘的調身、豎脊、垂簾等項，皆同搬運法各條所述的方法。

（四）**吐納的口訣**：盤腿坐好之後，隨即開始運用下列口訣，進行練功。

1.離官梵音的音符吐納：所謂離宮的含義，是指心臟屬於火臟的意思。所謂梵音音符，舊說屬於秘密法部的「真言」，後來流而為咒的迷信了。其實，古人立法，以辨證物質為基礎，而以火性所發的「笑聲」為音韻的格律。因為這種音韻，發自心臟，有它的物質根源，所以練習這功法，能夠直達心臟，單獨對心臟施行直接的練功，而收到療效。這種口訣是「雙音」、「迭韻」的運用。其練法如圖（圖4-3），其梵音念作「真」、「登」兩個音。凡是念音，其音的大小高低，只能以自己的耳朵聽見為標準。不能過大過小，以後五臟的標準仿此。

第一個梵音，念做「真」音，第二個變為「en」音，

順其自然的韻律再變第三第四個音，越變越柔不斷下降。第二個梵音念作「登」音，是迭念本音，不變韻的，連續念登！登！登！念到第四個登變為剛音，音符拉長，向上翻高，同時由鼻孔向外呼氣，心氣反而下降。

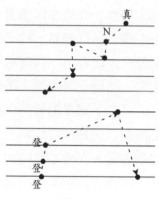

圖 4-3

念「真」音是發舌尖音，變而為鼻竇音的。念「登」音是發舌尖音，念第三個「登」音直上升高，在腦頂發出共鳴。

2.意識的貫注與梵音的結合：在念梵音的時候，要集中意識，貫注在心臟。一心存想著所念的音符，一個音接著個一音，音音都在心臟波動著，好像以石投水，水波不斷一起一伏似的。初是有聲念，次則默念，進步到「念而無念」就到家了。下仿此。

（五）**導引的方法**：在練過坐功之後，再做導引的方法如下：先伸腿舒掌，改為一般習慣的正坐，用兩手捏拳，兩拳相接，把兩個中指的背面，互相抵住，微微用力一抵一鬆，如此操作六七下，使內臟氣機內還。再用兩掌相叉，以左腳先踏掌中，腳向外蹬，手向內攀，各三五次，再換右腳如法操作。在操作的時候，閉口砥舌，同時閉目。做完之後，再咽吞津液，津液咽下，再叩齒隨意。

（六）**服餌的配合**：心臟病的配合藥物與食餌療法，以及營養品的服食處方，見前述專條。

肝臟病的練功方法

　　肝臟在五行生化的理論裏，屬於木，最容易招致風邪而發生疾病，尤其是全身疼痛的症候，都屬於肝臟的病因。肝臟硬化和肝臟長大幾橫指，更為難治。除配合藥物治療之外，照下述的口訣練功，可以收事半功倍的效果。分述其專門練功方法如下：

　　（一）**盤腿姿勢**：照周天搬運法。

　　（二）**豎脊垂簾**：皆照周天搬運法。

　　（三）**握手方法**：左右兩掌的大拇指，屈著捲向掌心，把無名指的內側，靠近中指的夾縫處，輕輕捌著，無名指的第三節內側，有一根極細的「筋」，用大拇指捌著一推，咕嚕作響，而且發酸，即是肝臟的「風竅」。把這關竅找準，兩掌同時各自捏著握成拳頭，隨意捏攏，不可用力。先把左掌在下，貼在肝臟的外面，再把右拳重疊在左拳之上，也貼著肝臟的外面，微接脅肋骨上。同時兩肘左右平分，張開兩脅。這種握手方式，舊說名叫「金剛杵」，又叫「千金閘印」。照後平心靜氣，全身放鬆，開始念動梵音之符。

　　（四）**震宮梵音的音符吐納**：所謂震宮的含義，是指肝臟屬木，在東方震位的意思。木的本性是發「可可聲」的韻律。因此專練肝臟的梵音，念作「哥」（gē——），「哦」（ō——）的口訣。這音的用法，是以「單轉一音」為規格，而以「哥」音納氣，發的是剛顎音；「哦」音吐氣，發的是柔顎音。如圖（圖4-4）。念「哥」音的

音符，把本音拉長，配合納氣吸入，直抵肝臟，隨即轉聲念「哦」音的音符，也把本音拉長，配合吐氣呼出，直出肝臟。

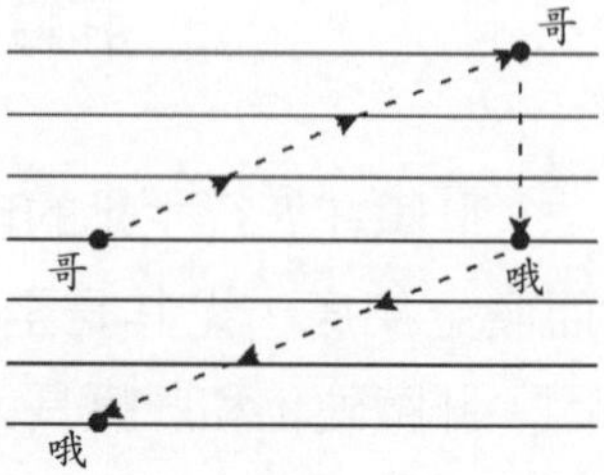

圖 4-4

（五）**意識的貫注，與音符的結合**：在念梵音的同時，須把意識集中，貫注肝臟，把音符的震動，結合在肝臟，一心一念，存想這種結合的滋味，同時貼在外面的手印，要隨著音符的凸凹起落，微微跟著震動，但，又不能故意重壓著它。

（六）**導引的方法**：在練完功之後，將兩拳貼著右脅由下向上推至「右期門穴」，再下推還原，同時將身軀緩緩向左扭轉，順勢移在左脅下貼著。向上推至「左期門穴」，再下推還原，同時把身軀向右扭轉。如此各操作三五下。再把掌放開，十指交叉，兩掌心相平，覆蓋在胸部鳩尾骨上，左右回環，往來反覆，熨貼期門穴與膻中。如此操作三五下，能去肝臟積聚的風邪毒氣。

（七）**服餌的配合**：肝臟病的藥物治療，飲食療法，與服食營養品的配合，見前述專條。

脾臟病的練功方法

　　脾臟在內景功夫方面的理論，非常重要，在五行論，氣化論，都是以它為先天的土臟，生化後天之母，有主意識而發生諫議的官能作用，故舊說強調「三五歸一」的煉土方法，又比喻為意馬，言其難於馴服。如果脾臟有病，

影響其餘四臟的氣化，因此，除了脾臟已病應當配合藥物治療，如法練功之外，平時用於保健作預防的措施，也該每天在睡前練此專門功法一遍。

茲分述練功方法如下：

（一）坐的姿勢。坐上凳子，先盤右腿，放鬆放平，以右足踵輕輕抵著「陰蹻庫」。次把左腿蹺起，足掌平踏坐墊，膝部和大腿蹺攏，微微貼著左腹及左側脅下，以膝臏骨正對左乳，成為左腿單蹺的姿勢。

（二）握手的方法：坐好盤腿之後，把兩手十指交叉，掌心向著肚皮，把左掌夾在肚皮與大腿之間，而把左掌心貼在左脅「季肋」（最末一根肋骨），右掌心貼在肚皮正中的「神闕」（即臍眼）。

（三）垂簾豎脊：關於垂簾等方法，皆照周天搬運法的敘述操作。

（四）坤宮梵音的音符吐納：煉氣家以脾臟為先天的土臟，以坤土有厚生之德，故四時不廢專練脾臟的功夫。而且配合練後天胃土的方法，習以為常。專練脾臟的梵音，是以「單轉一音」為規格的，直接照念本音，而把「剛」「柔」兩氣，引發細長的音符，運用於一吐一納，一呼一吸，直達脾臟。它的梵音念作「公」（gōng）「果」（guǒ）如右圖（圖4-5）。

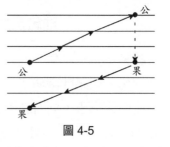

圖 4-5

念「公」音是以剛為用，用鼻竇音，吸氣入內，把音

符拉長，直抵於脾臟。念「果」音以柔為用，用腮後音，呼氣外出，把符音拉長，直發於脾臟。

（五）意識的貫注與音符的配合：當念梵音的時候，須把意識集中，一心貫注在脾臟上，把念動的音調，一吐一納，都圍繞著脾臟戰動著。同時交叉貼著脾外與臍中的掌心，隨著吐納剛柔的音調，微微相應著。但須注意。不能因左腿夾著左掌的關係，而壓得太緊，又不可過鬆，總以不緊不鬆，適合自然為標準。

（六）導引的方法：在練完功之後，把兩腳伸平，隨即屈右腳，左腳則平伸著，作蹲坐的姿勢，再以兩手攀著左腳掌，向後反掣，而左腳則向前蹬，如此操作三五次，再換左腳屈蹲，右腳平伸，仍以兩掌攀右腳向後反掣，腳則前蹬，也操作三五次。如此左右互換操作之後，再採用跪式和「虎視」的方法，即兩膝跪著，用兩掌拒地，同時搖頭回顧背後，左右旋轉，以盡力為度，如此導引，能除脾臟的積聚和風邪，增加食慾。

（七）服食的配合：脾臟病的藥物和飲食療法與服食營養品，參看前述。

肺臟病的練功方法

肺臟主持全身氣分的均衡、後天的呼吸，影響血脈運行的遲速。如果肺臟病了，則影響氣血灌溉全身，健康也會因此而蒙損害。同時肺臟對全身的氣機運行而言，它是為首的，在每天的寅時，陽開之際，領先先行，逐時流注，以至丑時到肝臟為止，週而復始，循環不已。因此，

能在平時練功，作保健之用，是有必要的，不僅肺臟已病才去練它。

茲分述專練肺臟的功法如次：

（一）**坐的姿勢**：盤腿、豎脊、垂簾等事，都與周天搬運法的坐式相同。參看前述。

（二）**握手的方法**：握手的形式，用「金剛杵」，詳見肝臟握手條文，不過放的位置不同，使金、木二氣相交，肺、肝兩臟不相刑侮。在握好兩拳之後，即把兩拳右上左下相迭，兩肘腕部分列一字平胸，以兩掌正對「膻中」（在兩乳的中央），微微貼近胸骨。平心靜氣，全身放鬆。開始吐納梵音。

（三）**兌宮梵音的音符吐納**：煉氣家據五行生化的作用，體認肺臟是金性的功能，其性喜清肅而惡燥熱，其音清越而潤長，因此肺臟的梵音，音符，是發的「商」音（shāng……）而四轉韻腳，又發「喭」音（āng……）而只轉一韻。都張口平舌發鼻音，如此念動梵音，則氣機直接在肺臟吐納了。如右圖（圖4-6）。

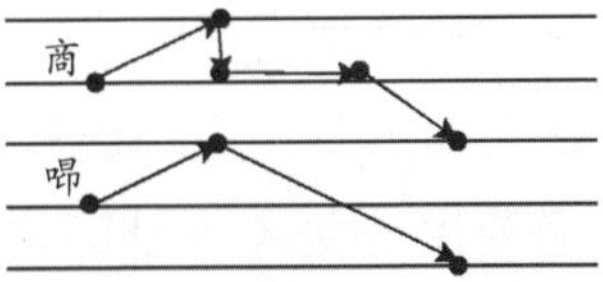

圖 4-6

念動「商」和「喭」雖然都是剛音，但，兩音都屬於清越潤長的。其音發於而共鳴於腎臟的耳竅，又通於脾臟的口竅，能夠使五行氣化的母子相生而不相逆，同時能夠抑制肺臟的活動量，使肺臟呼吸不受刺激，而能適應需要。

（四）**意識的貫注與音符的配合**：在念動音符的時

候，須集中念頭貫注在肺臟上，一心一意把音符與肺臟的吐納結合在一起，兩拳貼在膻中，也隨著吐納的凸凹相應。

（五）**導引的方法**：在練功完畢之後，就原來姿勢，用兩拳反錘背脊的第三四五椎，左右交互反捶。同時叩齒相應，各三五度。如此導引，可去肺臟胸臆間的疾病。

（六）**服食的配合**：肺臟的藥物與飲食療法，以及服食營養品，皆見前述。

腎臟病的練功方法

腎臟有病，根據內景的理論，不能運用梵音音符去練內功。因為腎臟本身具備水火兩性的功能，需要審查腎臟究竟是水虧？或者是火虛，診斷確實，才能決定練功的方法，不能用籠統的方法去練功。

又因為腎在五行生化方面，是屬於水的。水能生木，木性才能產生「發陳」的作用，故為五行生化的源頭，與心臟交通，為人身的根本重地，對於它水火虛實的辨證，一定要搞清楚才能決定練內功方法，否則必然導致走到「房中術」的邪路上去了。

雖然如此，但，對一般的腎臟病，可以分為兩種方法去練功，茲分述如下：

（一）**虎步功**：虎步功的練法，詳見前述。按虎步功是動功的一種，為專練「下元」虧損的外功方法，對於腰腎的病症，具有專功，而且有百利而無一點流弊。即因下元陰虛火逆的高血壓病，也很適宜。

（二）導引法：平身正坐，腳踏實地，全身放鬆，隨用兩手的食指和大指分執左右兩耳尖，向上提引三五度，次執著兩耳垂珠，向下牽引三五度。這種方法舊說名叫「修治城郭」，是導引金水兩臟的方法。再次兩掌憑胸先左後右，做左箭右弓的左右開弓姿勢，左右交換操作三五度，同時轉身扭腰，順著左右開弓箭手的姿勢轉扭著。最後合口砥舌，用意識目視頭頂，同時提縮肛門，如忍大便似的，提縮好了，即把六個大牙微微用一點力咬緊，又在同時反用雙掌，貼在背後的「腎俞穴」（脊柱十四椎兩旁的一寸半，與臍相平行），輕輕摩擦著，以覺得微熱為度。大約一百至三百下。

如此堅持練去，長年不斷，能夠獲益於無形，逐漸使腎臟功能加強，症狀消逝，而且沒有一點流弊。

胃病的練功方法

胃病最為普遍，古今都一樣的，有很多人得了胃病。它是一種難治的慢性病症，胃是後天生化的根本，五味的營養全身，必須透過它的納受和消化，才能發生作用，因而胃每天不能休息，又受五味的刺激，所以很難根治，容易復發。

關於胃的一切病症，例如慢性胃炎，胃酸的過多過少，消化不良，胃酸呃氣，痞滿脹悶，潰瘍疼痛，飲食不思，食後嘔吐等等。除應當用藥物治療，注意飲食療養之外，配合氣功療法，可以縮短療程，而且能夠根除。

採用氣功治療胃病，唐山氣功療養院和北戴河氣功療

養院，在劉貴珍的努力和指導之下，透過科學的證明和總結，療效非常顯著，為人所周知。因此，關於治療胃病的氣功療法，我特為提出，介紹採用劉貴珍所指導的那一套完美方法。除此之外，介紹兩種方法，以供讀者們的參考和試用。

（一）**叫化功**：叫化功是動功的一種，係專門練腸胃的一種外功方法，詳見前述叫化功專條。

（二）**胃病梵音音符的吐納方法**：凡是用梵音治療臟腑的病症，它具備動功與靜功的優點，而沒有流弊，是動靜兩功結合的一種方法，舊說屬於「小煉形」的功夫。這種方法，有利無害，最適宜自學的人採用。因此，即對於胃潰瘍而滲血未止的症狀，也能收到定疼止血的作用。

茲述其操作方法，條列如下：

1.坐的姿勢：先平身站立，心平氣和，全身放鬆，不可緊張。緩緩下蹲，好像正在解大便似的，把臀部與小腿相接觸為度。再把兩手結連起來，用肘關節的內沿，圈套著兩足膝部，同時把兩掌交互捧攏，像作揖的拳頭一樣，而把兩個大拇指並列看齊，輕輕抵住下巴的軟凹之處，另外四個拇指捧成的拳頭，則靠在下巴前面的「承漿穴」（在下唇凹處，生髭一撮的地方）。兩眼垂簾，後頸微縮。把坐的姿勢做好之後，隨即開始念動練梵音的功夫。

2.梵音的練法：專練胃病的梵音，第一用的是「東」韻（dōng……），由口舌發音而變為四轉的鼻音。第二用的是「懂」韻（dǒng），送用東韻的三四兩音，也是由口舌發音而變為鼻音的。如圖（圖4-7）。

念東音時吸氣入內，音符
向上翻，隨即變成鼻音，順韻
變為柔音，微向下降，再轉剛
音向上，又轉柔音降下。在剛
柔互換的當中，剛音微微吸
氣，柔音微微呼氣。念懂音

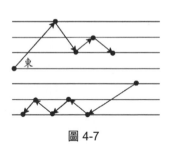

圖 4-7

時，呼氣外出，音符下降，隨即變成鼻音，順韻變做東音
的第三四兩韻，重疊念兩次，共為五韻，在剛柔互相的當
中，也用剛吸柔呼的方法，進行吐納。

在念梵音的同時，必須把念頭集中，貫注在胃部，把
音符的震動與胃的影響結合在一起，念頭跟著胃的一凸一
凹，自然地相應著。

神經衰弱病的練功方法

所謂神經衰弱症，是一個籠統的名詞，根據中醫學的
理論，究竟衰弱是陽衰呢？還是陰衰呢？又衰在五臟六腑
的哪一部呢？一定要診斷清楚，才能決定練功的方法，決
不能用一個死方法，去統一治百變的病。據這種分析，所
得的結論，才是正確的練功途徑。

茲介紹靈活選擇的要點如下：

（一）陽氣衰弱的人，練靜功可用周天搬運法（詳見
前述）。因為陽氣衰者陰必盛，運氣扶陽，是對症的正確
治法。

（二）陰分衰弱的人，練靜功可用歸一清靜法（詳見
前述）。因為陰不足者陽必有餘，歸一潛陽，清靜養陰，

是對症的正確治法。

（三）下元虛的人，配合練動功的虎步功。

（四）一般虛弱的人，選擇一種適合自己需要的動功，配合靜功。陽衰的人，以六成動功四成靜功為最合理想；陰虛的人，以三成動功配合七成靜功，最為穩妥適應。

（五）五臟的某一臟衰弱，可選用小煉形的練功方法，專門去練虛的那一臟。也可斟酌實際情況，配合動功或者靜功。

注重飲食療法和營養品的合理服食。

高血壓症的練功方法

高血壓症對於人類是一個有威脅性的慢性病症，真令患者和大夫們傷透腦筋，要令高血壓症低頭，氣功療法也是一種方法。一般的說來，練功是有效的；但，絕不可用周天搬運的方法，否則搬運上了頭頂，不容易下降，適得其相反的。

根據內景功夫的理論而言，治高血壓症，應當採取如下的措施。以練功、藥療、服食三者合一為原則。

（一）採用歸一清靜法的靜功（見前述專條）。

（二）配合動功之一的虎步功。

（三）配合降血壓的藥物。

（四）配合飲食療法（見前述的專條）。

睡功練法與適應症

　　睡功是一種方便法門，亦即一種調和氣脈，適應自然界一切接觸的方法。對於練功是一種輔助功夫，有病無病，人人可練，因為操作容易，持久有效。煉氣家所練的「龜息功」，各宗各派，不出這個原則，茲條述其方法如下：

　　（一）練功的時機，依照平常的習慣，在晚睡之後或在早起之前，或在午睡小憩的當中，隨意選擇。

　　（二）側身向左向右，皆隨自己的意思，不必拘執。

　　（三）如係向右側睡臥而言，則先把右手的大拇指，安置在右耳垂珠後面的凹中，食指和中指貼著右鬢的「太陽穴」，無名指則貼著「祖竅」（兩眉中心）。小指則貼著「山根」（鼻梁盡處凹中）。右掌的虎口接觸右臉的顴骨邊沿，右肘則屈肱傍著右側的胸肋，附枕而眠。

　　（四）頭部右側安置平正，寄託枕上。

　　（五）右腿在下，屈膝蜷股，猶如弓形，其屈曲程度，以適意為標準。

　　（六）左手掌心，貼在左股「環跳穴」（在股骨頭與胯骨連接處，能轉動的地方）上。肘關節微屈，肘臂附著左側脅肋。

　　（七）左腿微屈，伸多屈少，重在右腿的上面，同時把右腿的「趺陽穴」（足脛腕部、跗上），鉤貼著左腿的「委中穴」（在膝後面，膕中的橫紋中央）。或者鉤貼著左腳小腿肚的「承山穴」（在小腿肚肌肉隆起下端的盡

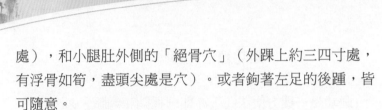

處），和小腿肚外側的「絕骨穴」（外踝上約三四寸處，有浮骨如筍，盡頭尖處是穴）。或者鉤著左足的後踵，皆可隨意。

（八）眼睛照平常習慣睡覺一樣，輕輕閉合著。

（九）呼吸照常呼吸，任其自然。

（十）全身放鬆，平心靜氣，愉快側臥。

（十一）睡臥的一切姿勢，確實作好之後，把念頭集中，寄託在耳根上，用耳朵的聽覺，一心一意側耳細聽呼吸的聲音，念頭隨著呼吸的聲音一進一出與它結合在一起。同時把頭頸隨著呼吸的聲音，一吐一納，配合著微微地一伸一縮，與它相應著，以略有一絲絲動意為度，不可太過了。這種功夫名叫「聽息」。舊說是運用「六根」之一最利的「耳根」，以為入靜的方法，也是「龜息功」的要點。配合全身關竅的貼觸感應，能夠使人「恬淡無慾」，自然清靜，氣脈調和，陰陽扭抱，平衡適度。久久堅持，益處很大。

（十二）如果要想翻身，則由右翻左，照右臥的方式方法一般的練法。久久習慣，熟睡翻身，也會自然地作成如此姿勢。

（十三）睡功只能左右側臥，不宜仰睡，煉氣家有一句口頭禪：「側龍臥虎仰癱屍。」其意思是重視側臥，而禁止仰睡。他們根據觀察事物，分析側龍臥虎的姿勢，在生理上有它的作用。所謂龍虎，又還有調伏左肝（青龍），右肺（白虎）氣脈交叉流注的含義。仰著睡眠在科學的角度來看，的確不合衛生的要求。照幾何學和力學的

理論而言，仰睡時臟腑會受中心的壓力，向四面迫緊，而沒有餘地，蠕動即受影響了。所以不可仰睡，是合邏輯的。

（十四）練睡功很容易入睡安眠，如果因練功而有睡意，則順應自然，而就練功姿勢睡去，不必勉強繼續練功。如此練成習慣，睡熟醒來，仍舊是原來姿勢，濛濛翻身，也會照樣。

第五章

介紹練功出了偏差的
救治常識

第一節　總　　論

　　凡練功夫，以治療、保健為目的，本來不會出偏差亂子；然而，竟有少數人練出了偏差，古今都有，確是事實。推究原因，可以歸納為下述的幾種：

　　一、執著一種固定的練功方法，不辨證，不管陰陽虛實、臟腑盛衰，而生搬硬套地去指導人練功，因此，這方法幸而與其人條件適合的則能得療效；萬一不幸而與條件相反，則練出偏差了。

　　二、盲目追求各種動觸現象，貪著動觸的滋味，不知不覺助長了動觸的程度，以至大動起來，無法收拾，這等於自己造成偏差。

　　三、自己無辨證能力，受到了「動是好現象」謬說的心理指導，將自己陷入深淵而不自覺。

　　四、指導者把練功者的動觸現象，作為誇獎鼓勵的資

料，造成偏差或加速其發展。

五、對於氣脈的運行，故意用意識去引領它，以致把經絡道路引領差錯，違反自然規律，而不能循經道正規流注，因而造成了偏差。

六、全身沒有放鬆，意識與身體各部，過度緊張。

七、練功方法，執行得過於機械呆板，違反了活潑自在的原則和自然的規律。

八、違犯了練功的禁忌事項，和注意事項的準備不符要求。

九、自己雖然已選擇好了一種合理的練功方法，但又去探詢他人的練法，更去胡亂試練，造成方圓鑿納的矛盾。

十、對於入靜過程中所見的一切幻象，發生恐怖心理，或執迷信的觀點，缺乏科學的認識。

根據上述歸納的偏差原因而論，氣功療法，在中醫學上的確是好的法門之一，其所以造成偏差，完全是人們沒有掌握好而造成的。因此，我們不能因為出了偏差，而片面地否定氣功療法的好處，或者認為氣功療法的本身有問題。

我們能夠徹底瞭解練功出偏差的原因，首先慎重選擇適合自己所需要的練法，在基本問題上沒有錯誤，就自然不會發生流弊了。其次，則如法練功，遵守禁忌事項，堅持練習，自然水到渠成，效果明顯了。

再進一步而論，萬一練出了偏差，也沒啥可怕！因為，凡是一件事物，有它好的一面，相對地就有它壞的一

面。我們練功，或者指導旁人去練，如果能夠掌握解決這種矛盾的方法，以糾正發生偏差的毛病，清除氣功的垃圾，則不但氣功療法是十全十美的，可以充分發揮它的療效，更可有所恃而不恐，放心去練，一旦遇見發生偏差，及時救治，把它導引歸元，問題就不會存在了。

這裏所要談的問題，是專門說練功發生偏差的救治常識和簡易的操作方法，一般的運用起來，是非常有效的。至於精深的研究，則只適用於氣功大夫，是一種專門技術，而不是一般人可以使用的。所以這裏所說的方法，是以適應廣大群眾的需要為目的，以練功的人都會運用為原則，而以一般的運用起來，又要有功效為重點。

救治偏差的方法，古人叫做「導引術」。導引術分內景和外景兩種，用的方式方法雖然不同，而導引氣脈歸元的作用則是一致的。

所謂內景的導引，即自己照練功的口訣，把自身的氣脈，在體內搬運周流而入靜歸元；所謂外景的導引，即自己或者幫助旁人，在體外「循經指穴」，調整氣脈流注的偏差，也使它同樣地入靜歸元。

外用的導引術，又分為大導引和小導引兩種。小導引術適宜於自己在練功之後，如法導引一番，使體內的氣脈，更加合度，對於練內景功夫是有補益的輔助方法。其次適宜於因練功而出了偏差，在初出偏差的時候，或者偏差出得不大，照口訣去幫助人，把氣脈調整好，導引它循經歸元，是一種立竿見影的有效方法。再次還可以推廣，運用於治病，替旁人按摩一遍，使人氣脈通暢，神清氣

爽，輕鬆愉快。

據上所述，這裏所介紹的導引常識和操作方法，不注重敘述理論，只是直截了當地介紹實際操作口訣，以求通俗，讓大眾能行。

口訣雖限於小導引術，而又僅屬於一些常識，但在過去社會裏，卻是一項口傳心授的密法，係富有保守性的法術。同時操作的生熟和點穴的準確性，關係功效的高低，二者是相對的，成正比例的。

因此，研究這些方法，應當時常加以練習，從實踐中探討技術的竅門，才能達到得心應手的純熟境界，尤其是在操作中關於實際的體會，各個人有深淺的不同，很難用文字語言來形容它，完全要倚靠實踐，才能徹底地深透瞭解。讀者們能按圖索驥，則個中三昧，定可體會無餘了。

第二節　頭　　部

練功當中，發覺有了後述的「動觸」現象，照所述的方法，如法施行導引，則氣機可以歸元，動觸現象可以消逝。凡是救治偏差，最好占得先機，在當時就要導引歸元，使舉手之間，就解決問題。如果拖延時久，以致偏差太甚，那就不是這樣簡單的操作可以救治得了。

因為一切事物的自然規律，是不斷發展的。氣功的對症導引術，也不能例外。如果練氣偏差已經發展太過了的人，應當請氣功大夫專門處理。

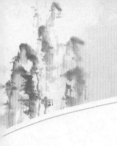

一 前 額

【動觸的現象】自覺眉棱骨與前額，氣機凝聚不得下行，有如貼了一張膏藥或者有似蟲爬。

【導引方法】先用「豹撲勁」的手法，用手把頭顱左右輕輕抱著，四個手指貼著耳後，兩個大拇指交接著，貼在兩眉中心，微上二三分處的「天目竅」上，隨即單用大拇指左右分開，循著眉棱骨橫開到兩側的「太陽穴」（在眉尾盡處，有青筋的凹陷中）。運用大指尖貼著穴道，作圓周式的揉動，反正揉三五次，再回到「天目竅」，照舊操作往復三五次。

再用「一指禪」的手法，用指尖先導引「月窟」（在眉棱骨下大眼角上端，與「攢竹穴」相隔一個棱骨）。次導引「攢竹穴」（在眉頭盡處陷中）。左右雙穴，各用一次。

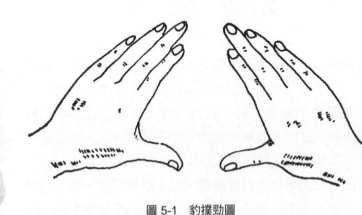

圖 5-1　豹撲勁圖

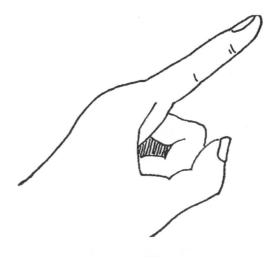

圖 5-2　一指禪圖

二　顛　頂

【動觸現象】自覺氣機聚在頭的顛頂，盤旋不下；或者有如戴頂瓜皮小帽似的；或頭頂脹痛。

【導引方法】用鴨嘴勁的手法，單取「百會穴」（在頭頂旋毛附近，兩耳尖正對的中央，有小陷處）。把鴨嘴似的大拇指，用指尖點在百會穴上，運用內力，向下一錐，同時很快隨著下錐的手法，指尖作半個圓周的轉動。如此操作一次。

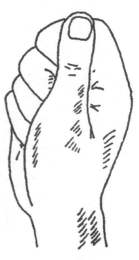

圖 5-3　鴨嘴勁圖

299

三　後　腦

【動觸現象】自覺氣在後腦的「玉枕關」下，連續多日，氣力微弱，接近關口，而又倒下去，不能過關上行，在這種情況之下，應該使用「意識領引」的方法，把意識集中向頭頂上一引領，即可以沖關上行了。

不過切切注意，只限於在正常的運氣當中，因氣力微弱不能上關通行，才可以運用這種口訣。絕對不可亂用，而且在過關之後，即禁止繼續再用的。

四　兩　鬢

【動觸現象】自覺氣機在兩鬢停滯，不進不退，有些發脹，時作時止，似痛非痛，或兩鬢都有，或單在一面。

【導引方法】用鶴嘴勁的手法，在有毛病的那一面，對準「龍耀竅」（在耳尖正對著，直上約三分處）的部位，用食指尖點在竅上，運用內力，指尖震動，微微擺動約二十下，一次即止。

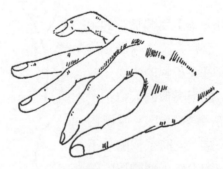

圖 5-4　鶴嘴勁圖

五　搖　頭

【動觸現象】在入靜的過程中，發現自動地搖頭，微微扭轉，左右互相對稱，甚至平時不能扭轉的角度，這時也會扭轉過去。我在近年還遇見一位廖先生和一位程先生，他扭轉搖頭的程度，竟可扭頭向背。然而，在事後扭轉一半也不行。

【導引方法】用「通天勁」的手法，獨取「所聞穴」。這穴在兩耳的耳心中，是九大奇穴之一。把中指輕輕塞入耳孔內，微微向前轉動，再轉回向後，輕輕轉動一兩次，並將中指微微震動，使耳竅裏面發生鐘鼓音，咚咚隆隆地響著，又發生管弦音，弓弓尺尺地奏著，然後兩指忽然向耳外一拔，使耳內發生雷音，轟的一聲，戞然而止。則搖頭立止，而且頭腦特別清爽愜意。

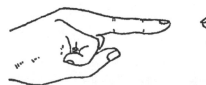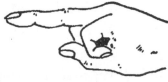

圖 5-5　通天勁圖

六　俯　仰

【動觸現象】坐中不能自主地前俯後仰，或單向前俯，或單向後仰。

【導引方法】用「龍銜珠勁」的手法，站在背後，雙取「太陽邃」（在肩上，距頸部約二指處，大筋之下的孔

穴中），用大、食、中、無名四個指頭，深深插入大筋下面，用大指與食指、中指、無名指對扣著，將大筋提起，輕輕撚轉，全筋滾轉，咕嚕作響，雙肩同時用雙手導引，可應手而止。

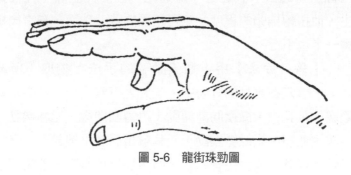

圖 5-6　龍街珠勁圖

七　昏　沉

【動觸現象】坐中不自覺地昏昏沉沉，打鼾思睡。這時除了導引之外，應當停止練功，順應自己的需要，安心去睡一覺，睡好之後，精力充沛，再行練功。

【導引方法】用「通天勁」雙取「所聞穴」（詳見前述）。或者用「劍訣開氣勁」，雙取「哦呀穴」及「頰車穴」（哦呀在口角後約一寸半處，念哦音的時候，現有凹陷，念呀音的時候，則微凸起，是奇穴之一。頰車在腮上，牙關緊閉的結合處），把劍訣的中指尖，點準竅穴，先用陰手劍訣（掌心向下），先雙取頰車穴，隨即一翻腕子，變為陽手劍訣，一陰一陽地交互變換，必須迅速敏捷，在一剎那之間，至少變換三四次，以對方失聲叫出

哦呀為止，隨即罷手。仍用劍訣改取哦呀雙穴，用中指尖輕輕點著，慢慢用指尖彈動三五次為度，則昏沉立止。

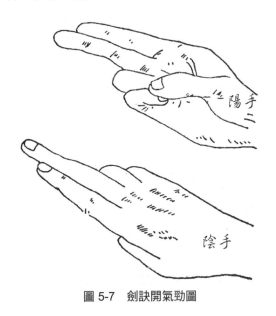

陽手

陰手

圖 5-7　劍訣開氣勁圖

第三節　肩、胸、背、手部

一　搖　肩

【動觸現象】坐中發現左右搖擺肩頭，或者左右肩頭向上向下地一起一落，都是左右相應，很規律，兩邊搖擺相同。

【導引方法】先用龍銜珠勁雙取「太陽邃」（詳見前述），繼續再用單手的豹撲勁（見前圖），獨取「大椎

穴」（在頸內，第一椎之上，用指按著頸椎，再搖轉頸項，不動的那節頸椎是穴）。用豹撲勁的大拇指，以指頭面貼著大椎穴，千萬記著不可用大拇指的指尖，否則傷人。指頭貼好之後，隨即運動大指頭，向掌心一收，撥動骨椎兩側的一股細筋，好像彈琴似的，往復三五次，令那根細筋叮噹作響，施術的人和對方都會聽見這種清脆的琴音，以此為度。

二　手　舞

【動觸現象】坐中兩手不由自主地動起來，作各種姿勢，柔軟屈伸，美妙無比，雖舞蹈專家，也歎為觀止而自愧不如（但，過後一點也不行）。

【導引手法】用「蛇頭勁」或（見圖5-8）者「鶴嘴勁」（見圖5-4）的手法，先點在「曲池」穴上，即運用大指和中指頭（用鶴嘴勁則是食指）扣著穴位，撚著一股粗筋，向上一提，應手即止。隨即仍用原手法，點在「虎口」上，仍用指尖扣著穴位，把裏面的一股細筋，向虎口外面一拉，但需要把筋拉滾轉，咕嚕作響，雙手交互取之，必須先取右手，後取左手，切莫顛倒順序，因為右手為肺氣所入，先要把氣分定住，左手陰分也會相應的停止。再從容導引左手，使氣血兩和，不致流注錯亂。

取曲池穴的要領，要注意屈肘取之，看準它在舞動當中，肘關節彎曲時，乘勢取之。按「曲池穴」在肘關節彎曲的骨縫當中。

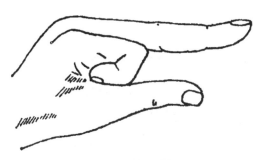

圖 5-8　蛇頭勁圖

三　背胸寒熱

【動觸現象】坐中自覺背後或者胸前熱得厲害，自己練功，則用「哈」字訣，張口念出「哈」字音，向外呼氣（見前述）。則熱氣即會退減或消逝。如果發冷，甚至冷得抖戰，則用「嗡」字訣，閉口閉氣，默念「嗡」字音（wēng），把七竅一齊堵住，發動嗡字音符，鼓動真氣，透遍胸背，直上頭部，七竅一齊充滿陽和之氣，則寒意全消了。

【導引方法】上段所述，係自己練功的內景方法。如果為了幫助旁人，也可以指導人如此運用。或者另外用「平指勁」的手法，雙取「心俞穴」和「膈俞穴」（在背上脊柱第五椎和第七椎兩旁各一寸半處），用大拇指尖點著穴位，深插進去，同時用其餘四個指頭與大拇指相對，扣著一條粗筋，把它扣著拿穩，大指向內一點隨即向外一拉，把拿住的粗筋，拉起而又滾轉。如此操作三四次，陰

陽寒熱的現象，立刻調整平衡，同時自覺非常輕快，全身
舒服。

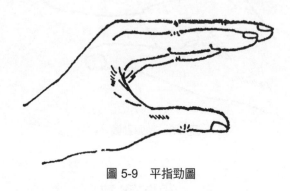

圖 5-9　平指勁圖

四　胸膈呼吸，氣的上沖或下竄

【動觸現象】坐中自覺氣機上沖，呼氣時如指粗細，
沖出口外，遠射一二尺，復又吸氣入內，下竄入丹田，有
如一條活蛇似的衝進衝出。

【導引方法】一般練功的人，遇著這種現象，當停止
這種練功，同時去向指導大夫彙報。如係自學的人，則把
盤腿姿勢，改成「真武坐」的姿勢（見前述）。放棄「周
天搬運法」，不再管呼吸吐納，而改用「歸一清靜法」練
功，即能歸元，無此現象。

如係幫助旁人，解除臨時的現象，則用劍訣開氣勁的
手法（見圖5-9），駢著食中兩指，用中指尖點著「缺盆
穴」（在肩前凹中鎖骨之上，靠近鎖骨頭），震動指尖，
同時一翻腕子，把凹裏的一股粗筋，挑動滾轉，即時止
住。

第四節　腰、腹、腿、足部

一　扭腰左右搖轉

【動觸現象】坐中腰部始而微微左右搖擺，繼則左右轉圈，同時左右相襯，轉圈次數相等，不能自制。頭部暈眩。

【導引方法】先用「鶴嘴勁」手法（見圖5-4），以大、食兩指頭，拈著「天城穴」（在兩耳尖端，捲耳折攏，紋頭尖處），向上一提，隨即一鬆，再向上一提，如此三五度。繼續用「豹撲勁」手法（見圖5-1），從背後雙取「轆轤關」（在腰部十四椎兩旁大筋上），以食指輕輕貼著最後一條肋骨，同時以大指先貼著脊柱，兩指微微接觸，食指與大指需要成平行線，隨即把大指向左右橫開，自覺指下有一股粗筋，即將大指點在筋上，微微震動。當時轉動停止，而氣機平衡。

二　腹下丹田鼓蕩

【動觸現象】坐中自覺下丹田鼓蕩甚大，在一呼一吸當中，丹田與之相應，向內凹進有似深坑，好像無底洞，向外鼓出，如吹氣球，好像大肚壇。

【導引方法】用「鶴嘴勁」的手法（見圖5-4），雙取帶脈的「前鎖條」（在肚臍眼兩側，約四五寸處，亦即在季肋尖下，「章門穴」下端，各有一條粗筋如小指，長

約四五寸，斜行向小肚皮裏成為倒置的八字形「\/」），用大指和食指頭，對準肚臍兩旁，平行橫開約四五寸之間，張開「鶴嘴」，向「前鎖條」中段點去，如像白鶴啄吃鱔魚的滋味，在點中的同時，把「鶴嘴」合攏，挾著「鎖條」，向外微微一拉，把那條筋就勢拉滾轉，咕嚕作響。則動觸現象即逝，恢復正常。另外再採用「神與氣合」的口訣練功（見前靜功口訣），不可再用「意守丹田」的方法，則此後不會再發生這現象了。

三 前陰後陰漏氣

【動觸現象】在坐中自覺有氣從前陰或者後陰中進出，這叫做「漏氣」，時間拖久了，不練功也隨時自覺有這種現象。雖然沒有什麼大害，但容易遺精。

【導引方法】先用「劍訣開氣勁」（見圖5-7），令患者仰臥，單取「神闕穴」（即肚臍眼），用劍訣中指尖點進臍中。初用陰手（掌心向下），隨即一翻腕子，變成陽手劍訣（掌心向上），立刻再翻腕子，仍變為陰手劍訣。這個方法，頗難純熟，其操作要點：第一，只能翻腕子，不能亂轉肘關節和下臂。第二，由陰變陽的內力，在中指的指紋那一面，由陽變陰的內力，在中指爪甲那一面，而都用在中指的外側的。第三，中指點進臍中，不可過深，以中指點進，而以食指接觸皮肉為標準。第四，中指的爪甲須剪齊整光滑。如此操作之後，再令患者伏臥，另用「一指禪勁」（見圖5-2）單取「陽蹺關」（在尾閭

臂第二節骨縫中）。用食指尖點準穴位，運用內力的「蛹動勁」（即把食指的三個關節，微微一屈一伸，如蠶蛹活動似的）。令患者感覺痠痛為度。不可過重過輕。

另外囑咐患者時用兩掌互相摩擦生熱，反掌貼在「命門穴」（在脊椎十四椎兩旁各一寸半處），同時把「會陰穴」提起，即作忍住大小便的意味。

四　興　陽

【動觸現象】坐中覺得陽氣勃勃，性慾衝動，舉陽不倒，甚至在天明醒來，不練功時，也有此現象。

【導引方法】有些人曲解經典著作的意義，以為這是好的現象，甚至用方法助長這種現象，教人走入邪道，墮於「房中術」的陷坑中。聽信這種謬論，不特不能長壽，反而短命了。對這種邪說，應當特別提高警惕。

在這種現象當中，應自行導引，用「千斤閘」手印的方法（見前靜功所述），把大拇指掐住無名指第二節的內側。靠著中指的交叉處，用大拇指尖點在穴上，單用大拇指的第一段關節發動「蛹動勁」（見前述），而以大拇指尖微微震動無名指上的關竅，關竅裏有一根細小如絲的筋，把它左右挑動，像彈琵琶似的，彈挑發出咕嚕聲，而又痠中帶些火辣辣的微痛。這樣能散「相火」，平復興陽現象，還入靜地。

有些私家著作，教人用手兜著外腎，側臥存神的方法，不可採用，因為這種方法，是屬於房中術三十六種提

縱法的。古人創造這種方法，本來立法的原意是有說教性質，給人們性生活的常識教育，教人懂得方法，節慾有常，交合有度，過著愉快的生活，是一種衛生保健的方法。後來被人誤用，變為縱淫的邪行，就不足取了。

如果，因練功而發現興陽，陽強不倒，或天明時過盛興起，除了自行如法導引之外，可以選用兩種丹藥，配合使用。分別介紹如下：

（一）白龍丹：

白龍丹是用水鼎煉出，再用火鼎結丹的，煉起來頗為麻煩。為了方便，使用簡單起見，可以直截了當使用這丹藥的「丹母」也有效力的。按：白龍「丹母」，主要成分是「皮硝」。因此，可使用「皮硝」約一粒蠶豆大，放在兩手心的凹處。對著無名指下橫紋中間。伸掌或捏拳都可隨意，一會兒這皮硝自會烊化不見。則興陽平復了。

（二）縮陽丹藥的處方：

水蛭九條　麝香五分　蘇合香一錢　蜂蜜適量

把水蛭如法風乾，研成細末，加入麝香、蘇合香，再研和勻，瓷瓶收存，在興陽時候，臨時調和蜂蜜，乾濕合度，如銅錢大，把它貼在足心的湧泉穴。但不可久貼，興陽平復，即速取去。如果第二天再發再貼。

附水蛭採煉方法：

水蛭又名螞蟥，生長在田澤中，屬於蠕動爬蟲類。陰曆七月七日採取，最合時節，取置麻布袋中，懸掛通風處陰乾。不可用石灰去醃它。

五　盤腿麻木

【動觸現象】盤腿麻木，是一般初練功的人，人人都要經過的普遍現象。有些人麻木過甚，幾分鐘內不能起立。雖然不妨啥事，慢慢鍛鍊，就不會麻木，但，在初學的人，總是一件苦事，因此，仍該導引它。

【導引方法】這方法非常簡易，而又有立竿見影的效力。當坐中或者坐後，腿足發麻的時候，用手幫忙兩腿放伸，垂下坐著，再把鞋穿上，隨即取順手的東西，例如鋼筆、鉛筆、小刀、毛筆一類的物品，取來插在鞋裏，插的地方，需要插在足的內側，適當足掌的中央部分。同時把插下的東西，略帶斜度，插向足心。如此插上，不去理它，當這東西插下去，立刻即感覺麻象從足趾足心節節後退，煙消雲散了。

第五節　附　言

以上所述，僅是救治偏差使用導引術的常識而已。就一般練功者的需要而言，已足夠使用了。如果，另外發現其他的動觸現象，掌握著「不聞不見」的原則，參考前述靜功的要旨，體會不聞不見的方法。對於一切動觸並不可怕，是可以調整歸元的。同時去向氣功大夫彙報，由大夫作專門的處理。

關於全面的大導引和小導引術，我計畫抽時間寫一本單行本，詳細注解「天罡指穴秘圖」的導引口訣，以供同好們的研究。

第六章

舊社會中氣功療法被人利用的真相和破解方法與科學批判

　　氣功療法，對於人類健康的貢獻，從古到今，有它輝煌的成績，而其本質，是有物質基礎，極合科學道理的。在中醫學範圍裏，占重要的位置，尤其是古人重視保健，在治未病的思想指導下，對於養生之道，研究精深，創造了氣功療法，其本源又是非常純潔的。後來被人利用，披上了迷信的外衣，變成了騙人的工具，以致使人對它發生懷疑，這樣，對氣功療法的研究、整理、提高、推廣是非常不利的。

　　在這裏舉出一些事例，勾畫出被人利用的輪廓，以辨別面貌的真偽，而純潔氣功的本質，藉以釋疑辨惑，而促進科學的研究。

第一節　南功和劈空勁

一　內容舉例

　　所謂「南功」，又叫做「神拳」，其歷史已不可考，它有濃厚的迷信毒素，披著宗教外衣，曾利用特種方法號召信徒，為其政治服務，歷史上的「教案」多是採用這種方法的。他們利用氣功的特點，誇張「砍不進，殺不進」，杜撰神異的口號。最近五十年中，在川、鄂、黔邊境一帶，如巫山、夔府、秭歸等地區，還不斷地流行過。

　　他們有一種口訣，教人念咒，同時在人的「靈台穴」或在「肺俞穴」上按引一遍，叫人先默想師父的相貌，一面念咒，把念頭集中，在所按引的地方，則會不由自主地打起拳來，各種姿勢，各盡其妙。

　　如果單念咒還不能打拳的人，他們叫他坐在凳子上，凳子上先放一個棉花球，支墊在尾閭骨端的「長強穴」，把「陽關」迫緊，同時把念頭集中於尾閭關上。即會發生一股熱流，遍及全身，不由自主地打起拳來。就此，利用這種現象，誇張神奇，粉裝成為神話，用以吸引人去信奉他的教。

　　實則「劈空勁」，是某些練內家拳技的老師父們，拿來炫耀的氣功本領，也是一種號召從學的徒弟的一種秘密。誇張能夠「隔山打牛」、「百步打空」。與人相距很遠，只要一舉手之下，便會把人打出很遠。同時被打的人，自覺有一股潛在的力量撞上身來，無力抵抗，身不由

己地被這般潛力推出老遠。這種方法，他們叫做「劈空勁」。利用這種方法來誇耀自己練氣功夫的神奇，和做吸引人的手法。

二　破　法

上述舉例，表面看來，不是很奇怪嗎？同時，因為它是把事實擺出來給人們親眼看見，的確能夠身不自主地打拳，真能夠把人推出很遠，所以能令人們信服它。

其實，南功所用的方法，一點也不足怪，也就是氣功搬運練氣的原理，不過，它運用意識集中在「動的關竅」上，發動了「動觸」的作用而已，也可以說是一種強迫運動的方法。

南功所用的這種方法，是有破解方法的。照破解的方法去對付它，百分之百有效，而且絕對不會不由自主地打起拳來。這種方法的術語，名叫「倒牽牛」。所謂倒牽牛的口訣，條列如下：

（一）叫您念咒，您偏不念。

（二）叫您默想老師的面貌，您偏不去想。

（三）按引您的關竅，叫您把念頭集中在那裏，您偏不集中，同時按引您的關竅，當時必然自覺有發酸發麻或者發痛的感覺，這時您必須把兩腳跳蹦一下，或者分別抬腿，把腳提起用後踵向地上蹬兩下。這樣能夠把被他閉著的氣機震散，不起作用，無論如何動不起來，對您一點辦法也沒有，他只能說您心不誠敬，或者有啥罪孽，一則遮

掩他方法的失效，二則借神權迷信觀念嚇唬您。

其次，劈空勁也是有破解方法的。照破法去對付劈空勁，也是千試千靈，不特把您打不出去，而且連您的衣裳毛髮，也會穩如泰山，一點不動。

這種破法的術語，叫做「金剛杵」。所謂金剛杵的口訣，分列如下：

（一）他叫您伸出手去，遠遠對住他的手，或者叫您遠遠站住，注意他的掌。向您推來的時候，會有一股潛力上身，您對付他這種暗示作用，根本不理不睬，像金剛似的那樣堅強地立著。

（二）他問您覺得有沒有一股潛力上身？您即怒目張眉，像金剛那樣倔強似的，大聲回答他「沒有！沒有！一點也沒有！」

（三）他如果要按摩您的身上，您把全身放鬆，讓他摩去，您自己心裏，作這樣一個念頭：「看你把我怎樣？」萬一撞上比較高明的人，懂得高深點穴法的能手，他用手法點著您時，您隨著他的手勢，倒吸一口氣，把關竅閉著，他也把您莫奈何。

（四）乾脆不許他摩著您，任他說什麼勁來，您總說沒有。

這種方法，說破了非常簡單，但照這方法去破它，即使是曾經被推倒過的人，或者被打慣了的徒弟，如此對付它，也一樣生效。

從前我遇見一位姓毛的前輩，向他叩問金剛杵的用法，他先很滑稽而後又鄭重的告訴我說：「你喜歡研究這

些學問，後輩中很少見，恐怕你沒有這種涵養，懂得這些破斥外道旁門的法子，你的仇人就會相應的增多。你怕不怕呢？如果你真的不怕麻煩，我可以傳你金剛杵最高的口訣。保證比你師父傳你的方法更妙更高。」

我很恭敬地答覆他：「不怕麻煩。」

他撫掌大笑說：「我的金剛杵口訣，是一句無上真言：『去你娘的三十三！』，你念動這個真言，任他功夫高上天，保你無事。」

當時我不禁愕然。後來我告訴黃箴老，黃老一皺眉頭說：「毛老的理論和功夫結合一起，到了化境，他的意思是教你『不可心隨景轉，即不會自性生魔』。道理很對，而稍嫌缺德！所以恨他的人很多。」

我當時恍然大悟，這兩位老人，一個行持拘謹，一個胸懷放蕩，啟發的要旨是一樣的。

三　科學批判

用科學的觀點，分析上述一系列的方法，可以總結如下：

第一，所用方法是有物質基礎作根據。對於經絡論和氣化論的研究，是很好的材料。

第二，心理學和生理學的聯合運用，是氣功的特點。

第三，符合巴甫洛夫的條件反射論。

第四，一切方法，從鑽研科學著眼，有挖掘、整理、研究、發揚的價值。

第五，運用這種方法，說是念咒神拳，說是自己有「劈空勁」的功夫，完全是假的，是騙人的。

第二節　祝由與符咒

古代醫學界裏，最早就有「祝由科」，用符咒治病，是一種精神療法，古人巫醫不分，故古寫的醫字從巫，後來社會發展，文化進步，祝由符咒的方法，也日益翻新，流傳到今。因為它所用的方法，的確對某些病症，能收療效，所以能令人信服，可惜披上了迷信的外衣，把它的科學本質埋沒了。

這種方法，雖然不是氣功，因為有些弄氣功的人把它結合運用，所以也提出舉例一談。

一　內容舉例

例如：治療刀傷出血，用一杯冷水，書符念咒之後，銜一口冷水，向傷口上一噴，同時把「黃表紙」一兩張折疊成幾層，浸透冷水貼在傷口上，確能止血定痛，人們親身試過，誰也不能否定這種事實。

其實，用科學眼光分析它，符咒是假的，不過能對患者起到精神治療的部分作用。所用冷水是一種物理療法的「冷則凝縮」道理。所用的黃表紙是一種藥物療法，因為黃表紙是用「白礬水」浸制的，白礬有止血、消毒、定痛、斂口、生肌的作用。

例如：治療瘡瘍，祝由大夫向你敲竹槓，要索十元的醫療費，而你只還價五元。他也肯替你治，他書符念咒之後，眼看他全部敷了藥，但後來只會治癒半邊，剩下一半不生肌合口。你問他為啥如此，他一定回答你，你只出了一半的錢。你以為他是符咒的關係，其實，符咒是假的，是一種用藥的技術。

例如：治療瘧疾，祝由大夫叫你去買個燒餅來，他用毛筆蘸著朱砂墨汁，在大餅上書符念咒，輕病至少要蘸三筆，重病至少要蘸五筆，小兒減半。飽蘸朱砂墨汁，濃厚地畫上符篆，叫你吃下，瘧疾確實可以未發。

其實，符咒是假的，能治病是真的。就醫藥的觀點上分析它，是合乎科學的。因為朱砂能鎮靜一切痙攣。所含的汞質，能滅螺旋菌，飽蘸三筆朱砂墨汁，至少有一錢重，患者一次頓服重劑的朱砂，當然有效。

燒餅能飽和胃氣，烤焦了的部分，能夠理脾消食，是合乎治療瘧疾原則的。

二 破解方法

用冷水浸透黃表紙的破法：暗中與他埋藏一片生薑在裏面，則不特不能止血定痛，而且血流更多更痛。因為白礬是反生薑的，生薑是熱性藥，功能發散，刺激皮膚，擴張血管，有活血的作用。

貼膏藥治半邊瘡瘍的破法：只用手掌心輕輕壓著全張膏藥，把掌旋回轉一個三百六十度的大圈，同對把膏藥也

帶動旋轉一周，即能整個生肌合口了。但不可揭起膏藥重貼。因為那張膏藥是「白藥膏」，而他在膏藥上只塗了半邊藥物，所以只能治療半個瘡。照這樣轉一個圈，則全面瘡口，都受了藥力，所以能破解它。

至於不可揭起再貼，也有道理，因為揭起再貼，不如轉一個圈能使藥力來得均勻。

朱砂畫餅的破法，更是簡單，說來令人發笑。你故意假裝失手，把燒餅掉在地上，沾了塵土，藉口說不潔淨，把乾淨水沖洗朱砂，洗得一乾二淨，患者服下，反而填塞中宮，寒熱更甚了。

三　科學批判

用科學觀點，分析上述事例和設法，可以總結如下：

第一，所用方法的原理，等於精神療法，而披上了迷信外衣。

第二，有的合乎物理療法的原則。

第三，藥物療法，是可貴的經驗。

第四，符咒是迷信的騙人的東西。

第三節　結　　論

氣功本來是中醫學的一部分，在歷代的舊社會中，逐漸改變了它的面目，流而為神道迷信的工具。又極其保守，夫不傳妻，父不傳子，以致妨礙了這項學術的發展和

推廣。不特未能提高，而且不絕如縷了。

各宗各派門戶之見，宗派主義需要剷除。

內景理論，內視方法，是研究中醫學的重點，是經絡論和氣化論的來源，是中醫學與西洋醫學體系的分歧點。

單純在醫學著作裏去搜羅研究氣功的材料，是不夠全面的。應該擴充挖掘的面積和方向、包括佛道兩家的資料。

整理、研究諸家文獻，搜集各派口訣，綜合總結一套完美的氣功療法。透過科學的試驗和證明，發揚內景經絡氣脈的獨特學理。提高氣功療法，藥物治療，服食方法，三者合一的效用，是我們從事研究工作者的艱巨任務，而且必須在貫徹中醫政策的指導之下提早完成。

氣功療法不花藥錢，不用設備，既很經濟，又有療效，是適合廣大人民所需要的一種醫療方法。

第七章

附　錄

第一節

經絡探知器對氣功初步測驗記錄

一、參加人數：巨贊、陳濤、丁瓚、周潛川、于化琪、唐進、徐一貫、童大夫等十餘人。

二、測驗方法：

（一）先不做氣功時，測驗各原穴及主要關竅。次於作氣功後，再度測驗原處，作先後之對比觀察，以求得科學之證明。其記錄詳另表。

（二）做功方法分周天搬運法、五氣歸元法和清靜法三項試驗。

（三）不懂功夫的人，專用導引術來測驗，先測不導引時的指標，經過導引後，再測其指標，以觀其效果。

三、測驗結果：因各人功夫深淺不同，故成績不一。然而大體觀察，理論與實際尚能結合起來，成效還好。

四、建議事項：

（一）將來有機會，再做多次的試驗和觀察，求得總

結。

（二）現有經絡探知器，建議加上一種測子午流注的裝置。運用生物電的放大裝置辦法和電流自動調節器的原理，在理論上是合理的，在技術上是可能實現的。這樣可以測知十二時中臟腑氣脈的流注情況。在診斷治療上可能提高一步，而且比較全面些。

一九五八年七月二十七日於北京
三時學會

第二節　答　問

答青島療養院趙新庭大夫氣功問難

一九五八年四月十五日，青島療養院趙新庭大夫，透過佛協巨贊尊者的關係，介紹來訪，把他院裏做氣功療法的病員，在做功中所發現的問題和「動觸」現象，提出了有系統的專題詢問，特地來與我研究。我真是慚愧極了！原來，我對於氣功這種古老而又新奇的學問，無論在經教理論方面，或者在實踐功夫方面，都是淺陋得很，實不足以當趙大夫的下問，這真是「問道於盲」了。

可是為了人民的醫療和保健事業，在氣功療法這一環節當中能夠挖掘它、整理它、繼承它、發揚它，再從而進一步地與近代科學相結合，使氣功療法在醫療和保健事業兩方面，發揮它獨具的優良療效，更好地為人民服務和更

經 絡 探 知 器 氣 功 測 表

1958 年 7 月 27 日於北京三時學會

姓名		丁瓚		于化琪		徐一貫		唐進		童大夫		備註
性別		男		男		男		男		男		(1)于化琪、徐一貫二位係用天搬運法做功，測驗做功後的數字應該上升。
住址		心理研究所		農業科學院		西板橋三號山西辦事處		植物研究所		上海市氣功療養院		
測驗穴別		做功前	做功後	做功前	做功後	做功前	做功後	做功前	做功後	做功前	做功後	(2)唐進係用五氣歸元法做功，測驗做功後數字應該下降。
合谷	左	64		36	38	50	60	24	20			
	右	60		38	48	50	60	33	32			
陽池	左	60		48	42	52	58	36	34			(3)童大夫係未做功夫，專用導引術，測驗經過導引後的數字應該該上升。
	右	50		40	40	58	60	42	44			
腕骨	左	26		14	18	30	42	24	19			
	右	34		14	22	39	36	13	13			
太白	左	14		4	8	12	18	5	4			
	右	10		8	14	8	8		4			
太谿	左	24		10	22	17	16	8	14	26	40	(4)丁瓚計劃用清靜法做功的，因當時無座位故未完成計劃。
	右	22		10	20	8	12	11	12			
跌陽	左	37		14	22	30	24	24	21			
	右	37		14	22	24	16	19	18			
京骨	左	8		4	8	11	11	3	3	24	28	照三例推論也應該有效果。
	右	6		5	8	11	11	3	3			
丘墟	左	18		10	22	13	16	10	8			
	右	26		14	22	18	22	8	6			
大陵	左	32		14	17	24	32	11	10			
	右	25		14	16	20	28	12	11			
神門	左	54		18	24	27	38	24	22			
	右	64		16	24	33	40	24	28			
太衝	左	26		22	28	30	52	23	18			
	右	44		22	26	28	32	21	20			
太淵	左	60		32	40	46	48	22	24			
	右	64		33	36	35	42	28	26			
祖竅		78		59	68	44	59	46	48			
百會				26	50	55	50	32	54			
天目						60	70					

廣泛地適應人民的需要，這是一件大事，也是一件好事。因此我大膽地僅就我一知半解的知識水準，對趙大夫提出的問題，分別解答。這些答案都是根據師傳和個人積累的經驗，並且在佛道兩家經教理論方面也有所根據，不過十分膚淺而已，還請內行的巨贊尊者和趙新庭大夫以及十方尊宿大德予以教正。幸甚！

有關氣功理論，不外佛家和丹道家的經與論，而這些經與論在教理裏面是有它個別的「密義」，也就是不公開的秘傳「口訣」。宗教界所謂「法」，一直富有神秘的色彩，因此歷代流傳，遂致變為迷信了。這樣一來反而失去了經論的原意，造成了保守和嚴重的失傳危機。同時也為世人詬病，尤其使大多數的人對於氣功療法和保健的看法，誤會成唯心的東西，而不知道它是百分之百的唯物的寶貝。如果我們根據國家的指示：「取其精華，去其糟粕」去鑽研它，肯定是有成績的。最近蘇聯科學家發明的「生物電」的學理和實驗，證明人體有發電的功能。又最近中央衛生部試製成功的「經絡探知器」，更證明了中國醫理所謂十二經、奇經八脈的學說是有科學根據的，中醫的經絡理論既證明了不是想像妄立的玄說，然則它是從何得知的呢？完全是古人根據做功從「內視」功夫中經千百年的實踐體會而得來的一種寶貴的總結。這一點李時珍在「奇經八脈考」裏也明白指出，並且推崇丹道家張紫陽真人的八脈經，讚歎張氏之言不謬。希望趙大夫從這些正確方向去鑽研，必定有很好的收穫。

關於我所解答的問題，在每一個例案中，有很多是互

相關聯的，希望不要執著拘泥，應該統一地聯繫起來研究它，才能得心應手，運用自如，對指導病員做功一定有療效的。

問題解答

問：集體做功的好處有什麼？是否會妨礙入靜？

答：集體做功應當分科分類，同科的病人才可集體做功。他們可共用一種大同小異的口訣，可以互相交流經驗，又可以避免亂問他人用的口訣，而亂試功法，更可以臨床觀察，予以及時糾正，或予以導引的手術，幫助氣機的運行，這些好處是可收效而又能杜絕出毛病。分科分類的病員，人數不多，又事先訂立些遵守清靜的公約，制度嚴格，大家遵行，你想還能妨礙入靜嗎？這些公約制度，基本上就是導致病員入靜的條規。此所謂「不靜之靜」而潛移默化於「四威儀」中的精深道理。你這次來京，已經體驗過了，不妨再試辦吧！

問：氣功到底有沒有適應症和禁忌症？

答：不但有，而且很多。有各種病的專用法門，有極嚴格的限制，例如大煉形、小煉形、九氣的內外運用，跏趺結印的分別，河車順逆的運轉、煉津化精、煉精化氣、煉氣化神、煉神還虛，由有為以造無為，由無為而用有為，有無兩無障礙等，不勝枚舉。統攝在動功和靜功，有為法和無為法，也就是練命功和練性功兩大類裏面。佛家密宗的練氣修脈，也不出這些範圍。至於適應症和禁忌症的詳細分別實非一言可了，另外，開個單子給你參考。茲

就原則上來總結它，如下：各種病皆適應做氣功，但沒有一種普遍適應的法子，因為氣功對有病者可以治療，對無病者可以保健，然而病有四百四種之別，人有陰陽虛實之分，適應於陽虛者的法子，而對於陰虛者卻是禁忌的口訣了。因此，除了真正神經錯亂的人不適應做氣功外，其餘的一切人等，都是適應的，然因「病變靡一」，所以「法有等差」，如何決定適應不適應，這就看大夫的本領和傳授了。

問：思想上有試試看的人是否可叫他練功？

答：任何人皆可做功，不過「試試看」的這種人，必定缺乏信心，對氣功沒有認識，因而不會「行持」堅定，「精進」更說不上了，效果自然等於零。然而站在為病員服務的立場來說，應當有求必應，而且說服他專心用功，希望他能試出效果來。

問：血壓高低應怎樣區別練功？

答：血壓高的當以「清靜法門」為主，而配合「養陰潛陽，壯水制火」的藥物為輔；低血壓的當以「起火搬運法門」為主，而配合「培土扶陽建中益氣」的藥物為輔，這樣肯定是有效的。你可以臨床試驗它，總結它。

問：配合治療和不配合治療有何利害？

答：應該配合而不配合，則療效不圓滿，至少時間要拖長了，用氣功如果單為了「保健」，則不配合藥物是合理的。如用於「治療」則要配合了。

問：腸胃病多用哪幾種姿式？

答：胃是胃，腸是腸，還有大小腸，與此直接相關

的，還有脾、胰、膽，哪能一概而論。不過大約可分動功與靜功，兩大用法，各個不同。應先定虛實後定法訣，姿式法門多端，看你如何選用，以定療效。

問：高血壓、心臟病用哪個姿式？

答：高血壓、心臟病都宜先用「真武坐」。再看火候如何，換成單盤。這僅是外象的架式而已，最重要的關鍵還在內氣與脈道的運用。而這幾種法訣的運用，仍然要先確定臟腑陰陽虛實的所以然，才可以決定口訣和練法。也不是簡單的事。

問：神經衰弱用什麼功好？

答：衰弱在哪一臟，哪一腑呢？心肝脾肺腎以及六腑，都衰弱嗎？部分病了嗎？又衰弱的是陽份或陰份呢？上虛、下虛、中虛呢？血虛、氣虛呢？青龍病或白虎病呢？水虧呢？火旺呢？如是等等，你能診斷出來，你才能決定合宜的功法。

問：密宗上的三脈四輪是生理上存在的東西嗎？

答：確是生理上存在的東西，因為它是屬於「有部」的，是有色相名稱的，不過它與丹道家的氣脈經絡，有粗精的分別，有修法的異同。你可參考我答巨贊法師的語錄。

問：動後怎樣控制？

答：①法訣的糾正。②服餌法門（飲食療法）。③藥後法門，借藥力以調伏陰陽偏勝的氣機。④臨床予以導引手術。以上四項只說其概要綱領而已，而做起來，就不太簡單了。假定你懂得了丹道家這整套的法訣，功夫，藥

物，都能統一運用，又還能溝通佛家高深的禪理和密法，卻還有「深淺精粗」的程度，因而又有靈與不靈的療效。這問題實在太繁雜而淵深。例如以我來說，幾十年來鑽研這條路，只是略知門徑而已！

問：丹田熱後應怎樣領導氣機轉動？

答：這問題各宗派，各有他的口訣，而根據正宗的傳授，絕對禁止「用意」去領引氣機，應當「法象天地」，依自然規律而修煉它。因為人身脈道二十部，各有一定的經路，密如蛛絲，經緯羅布，周身穴道，有似星棋，大交大會，小交小會，都有定位的。初學練功的人，沒有經驗體會到，所謂「火候不純」胡亂用意，去領引它，氣機就會走捷徑而失去正規流注經路，以致造成了「岔氣」、「走火」等毛病。因此指導做功的大夫，應與病員保持接觸，臨機指導。

問：開始入靜好，後來就不好了，應怎樣幫助病人？

答：這問題太籠統了，各人的原因不同，「法無定法」，需因人而施，需要能夠掌握全部的法訣和理論，才可以說這問題，豈是一言可盡的嗎？你把這問題看得太簡單了。「刻舟求劍」是不行的。

問：什麼叫出「陰神」、出「陽神」？

答：這兩種東西在治療病上是用不著的，而近代科學雖然發現了「生物電」等道理，可以勉強用來解釋它，但還嫌不夠，故存之而勿論它。因為沒有經科學證明的事物，純粹屬於宗教範圍，對我們沒有用處。你把某處某君的材料寄來，我再考驗給您看。並且當場使用些方法以便

你今後萬一遇上這種情況也有法門對付。

問：男女做功區別在什麼地方？

答：入手功法不同，結跏就兩樣，至於「斬赤龍」、「斬白龍」是二者的大區別；但歸根結蒂，確又是殊途同歸的。你以為這裏面有矛盾嗎，細究內景功法，就知道是統一的。

問：吹、呼、嘻、呵、噓、呬六種息怎樣運用它治病？

答：佛家、丹道家，都各有說明。可參考巨贊法師的文章和我答他的語錄，這些都統攝於吐納法門的，是動靜兩功初步入門的功法。

問：有位葉先生曾有過一次震動，自述似炸彈爆發一樣聲響後，全身似有電力發動一樣聲響，一小時左右才停止，這是什麼原因，應注意什麼？

答：練功的人，做到火候深了，即自己能聽見氣機流行的聲響，而每一個經道上的穴道，都會似鞭炮一樣爆炸，尤其是大的交會穴道，更感覺利害。這是一種「耳根清淨」的好現象，不特不足為害，而且根據這種體會是「內視功夫」的一部分，還可以利用它，來測知自己氣脈經道有無毛病。中國醫學針灸術所記載的十二經和奇經八脈的穴道都是從這種內視功夫累積得來的一種寶貝東西，而不是解剖得來的。

問：有位劉先生，做功呼吸姿態等，我個人看都較準確，腸胃病在練功後效果也好得很快，可是睡眠以前好，練功後反而不好了，有時通夜不眠，後來停止練功也不

好，為什麼？

答：這種毛病，肯定是功法的不盡善盡美。所謂「利於此者，不利於彼」，「陽明中土」的氣機運行太過，所以腸胃變化雖然很快，反而失眠了，正因其「太過」，所以停止做功也一樣失眠。

簡單醫案及問答

（一）王先生，三十五歲，山東省濟南市人，因患神經衰弱，胃官能症入院，長期治療效果不顯，而自願練氣功。他的主要症狀是：頭暈、失眠、體弱、心跳、食慾不振，左半身運動不靈，常有氣迫，精神容易緊張，煩躁等。

一九五七年十二月三日開始練，以內養功為主，每日四至六次，每次三十分至六十分、一百分鐘左右，練功一個月後病情有很大好轉，曾出現過腰不適、面癢，腸鳴音增加，喝水多，出汗多，胃酸增加等，練功後八十天那日，上座十五分鐘就有眉間沉壓感，隨即不自主地動起來，先小動上身前後左右搖擺，後大動，每分鐘可轉一百七十轉，這時口乾，動完一定要喝多量開水，出汗也就更多了，手足有很濕的印子，很長時間不乾（做功時手足放的部位），動後全身舒適，夜間睡後常自我按摩，白天走路也不穩定似酒醉一樣。以前有過失眠，但是練功後就有了很好的改善，可是動後反而睡得不好了，有時一夜只睡一兩小時，胃酸也特別多了（練功前是缺乏胃酸症）。

問：為什麼他開始效果很好，後來反而又復發呢？

答：這類現象，與王先生的身體「陰陽虛實」，和做功前後的病徵及做功用的口訣是否合理，是互為因果的。據他的病狀而論，肯定是「陰陽兩虛」的症候，而兩者的虛像，在「陰陽」的「比量」上來衡量它，其陽份固然虛，而陰份則更虛。開始效果很好，後來大動了反而不好，這是因為「真氣」最初發動不大，虛陽反而內斂的緣故，所以效果還好。可是日子久了，陰份更傷更虛，胃酸增多，唾液多，出汗多，尤以出盜汗為最壞，這都是變壞的預征。經所謂「水火相推，恩害相承」的道理。

醫師如能及時改正做功法門，是可以避免的。這種現象就像油少了的燈，不加油而單去撥燈草，雖然明亮於一時，取得一時之快，但不能維持久遠，自有熄滅的危險。這油等於陰份，燈草等於陽份，而氣是屬於陽的，汗、唾等是屬陰的，又陽主動而外開，陰主靜而內守，所以做功運氣，在這樣身體的虛實情況之下就會動起來，而造成先好而後不好的結果了。又一般運動與做功的運氣，作用是完全不同，一個是後天的筋骨皮肉運動，動後疲勞，一個是先天真氣在內動，動後反而舒適（按王先生坐中動觸的偏差，五月三日在北京改用口訣，當時在坐中予以導引手術已正確解決了）。

問：癢觸為什麼多在面部，抓了有什麼害？

答：面部是屬於「三陽」的「陽明經」最根本的起點，其氣機發動是屬予「初之氣」，凡是屬於「初之氣」的動觸現象，在陽份是現癢的，而在陰份則是現麻的，這是練功的正常現象。

問：有癢為什麼不要去抓？

答：因抓搔了它，則氣機受到外來刺激的影響，會自動倒退回去，而起向「裏支」「纏行」的作用，但不會有害，不過外面的熱感會減低而已。不再去抓它也會自動地恢復，最好不要抓它，當讓它在自然的規律下去進行才合理。

問：為什麼背熱、腰熱而丹田反涼呢？

答：腰背是陽道經路，經所謂「乾背」也，故練功背上的「巨陽之經」最易發生熱感；肚皮是陰道，經所謂「坤腹」也，散熱感在肚皮比背後少些，然丹田是「產鉛」之地，是真氣儲蓄的地方，應該是熱感才對，而他這種「反涼」現象，因為他陰陽兩虛，「陽不戀陰」「火不潛水」，是陰陽分離的現象，失去了陰陽扭抱，循環無端的作用。

問：左右腿為什麼交替地發熱？

答：人身的陰陽經道，氣機的流注，是有一定規律的。經所謂「周天」、「纏行」的軌度，「左出右入」、「右出左入」地交叉運行著，陽勝於陰則發熱，陰勝於陽則發寒，所以又會交替地發熱，但練功的人，初期還可以，功夫深了就不應當有此現象；因為練氣是以練純陽周遍全身為目的。這一點做功的人，要特別體會它，才能臻諸妙境，才有療效和受用。

問：動後為什麼睡眠更不好了？

答：這是陰陽氣機在回環扭抱，循環無端的運行規律中，發生了「有餘」和「不足」的偏勝，所顯示出來的

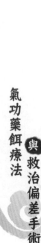

「太過」與「不及」的病態，而這種「氣化」的病原，是因陰比陽更虛，經所謂「水虧於下」、「陽浮於外」，同時他一定胃口也不好了，此經所謂「火不生土，土不制水」，失去了「中土黃婆媒妁」的作用。

問：練功前胃酸不足，動後就酸水增多，為什麼？

答：陰陽的氣機運行，五行的生剋制化，最怕有偏勝，經所謂的「有餘不足」、「太過不及」而最難獲得「中道」，猶如天平稱東西一樣，稍有輕重，就不平衡了。這是「陰陽」、「五行」的道理。

他把氣機發動而又「升」得高，高了又不運之下「降」，所以初好而後變壞。這又與「煉津不能成精」、「煉氣不能化氣」的功夫有關係，這就看指導醫生的本領如何，要臨床斟酌法訣了。

問：睡中自我按摩，做功時倒沒有動手動足，為什麼？

答：這種現象，倒不一定在睡中自己才會按摩，即在坐中也一樣會有的，都是不應該有的現象，皆因陰陽的「本性」有它的「能」「所」作用，而發生「情」、「性」相剋、相成、相緣、相感、相因、相顯、相得、棍彰、相畏、相使等作用，所以發生自發性的按摩動作。又睡了自己會按摩的人，發展下去就會起來亂走，變成「夜遊」病，另外在這種情況下，多數人還要舉陽的。

問：肌肉常跳動，特別腰部多，為什麼？

答：陰虛的人，肌肉常常會跳動，經所謂「筋惕肉膶」也，因為陰虛了陽無所歸，也就是真氣不得歸元，遊

行於外，發揮了陽氣主動的「能」、「所」特性。陰太虛的人全身都會跳動的，倒不局限於腰部。而每一部分跳動的多少，又要根據病者的陰陽虛實的情況而定，顯示在手足十二經和奇經八脈的經道，亦各有輕重多少分別了。至於腰部特別多，很明顯是帶脈的毛病。這種現象用導引手術配合藥物才能解決。

問：動觸後為什麼有人能控制，而又有人不能控制呢？就是強制也會不適？

答：陰太虛的人失去了「陰主靜而內守」的「所能」作用，「情性不能相制」、「水火相逆」，因而就無法控制了，所以會演變成「岔氣」、「走火」、「入魔」的災怪病象。如果硬勁控制它，又因陰太虛而不能孕陽，陽無所居之地，則不能安靜潛藏歸元於下，必發揮陽的特性而要浮游於外，陰陽相爭，人身變成了戰場，所以十分難受。

問：陽舉不倒應怎樣處理，如何治療？

答：陽強不倒，莖長興盛，是一種普遍的病症，而不一定是做功的人才會發生，這種人得病的原因都屬於陰份太虛，經所謂「水虧於下」也，與陽痿恰是相反的。這種人面色多半見黑色，至少眼眶是黑的，有少數人兩額必發赤，黑色的更比較難治。用藥物治療，以「壯水潛陽」為主，氣功須使氣歸元，以「清淨法」為主，道家還有幾種導引手法，佛家的不淨觀法、白骨觀法皆可使用。

問：出院後應注意哪些事項？

答：練功夫當如法去做，不應該分在院出院；至於注

氣功藥餌療法 與救治偏差手術

意事項，丹道家有法、財、侶、地的要求，包括很廣；佛家也有二十五方便法門，自行參考《摩訶止觀》所載，已足夠用了。

問：為什麼動不能加上有意的人為轉動？

答：這項很明顯，如果能用上人為的轉動，則氣機已能由自己掌握，而不為氣機所動，練功做到這一地步，已算有基礎了。

問：怎樣幫助才不使走火病發生？

答：①乾脆停止不做功，等待新方法決定後再做功。②他這種身體絕不可使用「意守丹田」的口訣做功。③根本不可採用「河車搬運」的法門，應當採用「清淨法門」，去指導它，才合乎理論與實際的要求。④在動起來的時候，可以運用導引手術幫助他，但這種法子不是隨便可以使用的，也不是死法子可以收效的。應當根據他動的變化情況，臨床隨機靈活運用，才可應手著效。這種方法與功夫的深淺，有莫大關係，也是很難學的一門功夫（按王先生來京，照此原則處理後，當時即圓滿解除了）。

（二）葉先生，四十五歲，浙江省人，因十二指腸潰瘍，血壓不穩，入院練氣功，症狀：胃區常刺痛不適，反酸，有反射到背痛、便秘、血壓不穩、睡不好等。

一九五七年十二月十七日進入氣功室練內養功，後因血壓高有時食前增加練強壯功，開始每日四至五次，每次三十至四十分鐘，第一個月就有周身發熱（練功時）、唾液多、練功後脈搏減少，曾有過悶氣胸部不適感、上身沉

重、噯氣、昏沉易睡、腰部發熱、玄關緊張、鼻梁沉重等，接著就開始了前後左右搖擺地動起來，繼而又頭向後仰，腰向前弓，左右扭頭等，病情大有好轉，但最後經X光透視胃部潰瘍面只有好轉未痊癒。

問：動後為什麼要有昏沉感？

答：昏沉現象，不僅動後的人才發生，即一般練功的人也同樣會有的。這原因有二：一是動後氣機發洩過分的疲勞現象。二是心念不集中，精力不足的現象。但指導醫生是可以觀察出來的，可以用導引手術幫助他。

問：病未徹底消除，是否與做功姿勢有關？

答：凡是一種法門，不是萬能的，利於此則害於彼，利於水者則不利於火。這種道理是非常科學而合乎辯證法的。明白這種道理，則做功而病不除，當然所做的法子還未盡善盡美了。腸胃潰瘍本來就是難醫治的慢性病，即是功夫用對了，也還應該配合藥物治療，才能縮短療程，方能鞏固不發。

問：「動觸」時頭向後仰自己不能用意拉回，這樣是否有害處？

答：頭向後仰，無力拉回，是督脈的氣機受了衝任督三脈的衝擊，不得向上運行的毛病，尤以胃腸病的人，其胃氣逆而不降，不做功也會噯氣的，如果這樣發展下去，自然不妙了。然氣向下行，卻可使血壓降低，但脊柱容易發生勞累，引起病變，又是它的短處了。

問：動後為什麼特別怕驚，驚了會起什麼變化？

答：大動發熱出汗，陽氣既受損失，陰份更受損失，

造成陰陽更虛的後果，又因為「汗為心之液」，「心為君主之官」，「心屬火而為木之子」，「得少陽之火氣而化化」，據此可知心、肝、膽三部分的陰陽兩面皆受損失，所以造成「心常惕惕，無故自驚」的病象。有時還會視力模糊，看字和人影就會變成兩個，或者倒影。至於丹道家專從氣脈功夫上論驚悸的現象，可自行參考《黃庭內景經》的中池章，也能夠瞭解。

問：他今後應注意哪些事項？

答：參考第一案，並參考佛家《摩訶止觀》的二十五方便法門，道家的四季攝生論，尤其飲食一項，特別注意，雖然以養陰潛陽的飲食為主，卻又該配合芳香醒脾的東西，才不致有滋凝的流弊，至於功夫仍不應動。

問：丹田熱「觸」為什麼開始有，後來沒有，過個時期又有呢？

答：這種情況完全是吐納法運用不合度而形成的，不是執著死法子，便是雜念多，或是有分別心，遂致調息不合度，因而不能「起火」了，弄對了自然又會起火的，所以會時有時無。

（三）沈先生，三十九歲，上海市人，現在本市青年劇院工作，因十二指腸潰瘍、神經衰弱而入院。主要症狀：胃痛、反酸、食慾不振、身體消瘦、失眠、遺精、脫肛等。

一九五七年十二月三日開始做功，一個月左右效果很好，呼吸姿勢也可以，就此期間因妻子下放來看過他一

次，後來查呼吸和姿勢都不對頭了。病也有些復發，遺精每週二三次，尿頻得厲害，胃酸也多了，很長時間未恢復，將近三個月時也開始動起來，是左右搖擺的微動。

問：練功初期，或正在練功，以及出院，性生活應怎樣掌握？

答：初步練功的人，性生活是絕對禁止的，即是無病的人，性生活也應有節制，不宜放縱任情。丹道家有「春一夏三秋二冬藏」的合理戒條。一般人應當適應需要，不宜硬性的控制，以致悖理或反自然規律。至於旁門中有房中術，講究三十六種提縱法和不洩漏，並服食壯陽藥物，還有五十種媚藥的秘傳，是非常厲害的升煉藥品。這種法門流行頗廣，絕不可信從妄用，用則人我兩害！宋朝、明朝的紅鉛案就是一個鐵證。

問：曾有過咳嗽吃藥總無效，是否與練氣功有關？

答：這很難臆斷，須要當時臨床才能肯定，但一般練功情況是不會如此的，大概是用藥不對頭吧。

問：尿頻遺精是什麼原因引起？

答：這種原因很多，大多數是心、腎、肺三經太虛的病象，一般做功是不會引起的。有很少數的人做功「前陰漏氣」，也會引起，但仍歸咎于身體原來不好。應當配合藥物治療，並不是難治的沉疴。

（四）吳先生（五十歲左右，記不清），山東省水利廳工作，因患高血壓、動脈硬化、失眠、五次心力衰竭，後入院療養，有半身不遂後遺症。病狀：頭痛、失眠、心

跳、頭昏脹，容易疲勞、半面身運動障礙等。

一九五七年十二月開始練功（強壯功），看蔣維喬老先生寫的小冊子做的，經過一月左右，就開始動起來，在床上坐下後十幾分鐘就拜雙手，拿開盤膝的二足，向後仰臥，先打拳、拜手、扣手，全身按點，用力點會陰穴，用力兩手拉陰莖等共動二十四天靜了。經山東醫院復查，心力衰竭現象有很大變化，心臟器質性變化已有恢復，血壓平穩，心跳恢復，病人很愉快地出了院。

問：病很重為什麼恢復得這樣快？

答：他的半身不遂症，因為血壓高而引起，其氣機自然滯澀而不暢通，他這種動法，正是宣通氣機的對症法子，幸而撞對了，所以好得快。最重要的關鍵在點會陰穴。會陰穴又名「陰庫」，此穴一開，百脈皆通，無意中得了很大的幫助。所以好得快了，但這種法子是有危機的，只可以為調，而不可以為法。

問：按摩時對心區特別多，他自己並未感到不適，為什麼？

答：你所謂的心區，正是膻中，膻中為上氣海，是先後天氣機大會之處，他自行按摩此處，恰合導引手術的原則，氣機流暢，只有舒服，焉得難受。

問：動起來心也跳，氣也喘得厲害，沒有妨礙嗎？

答：動得心跳氣喘，對於氣滯不通暢的人，尚無妨礙，但太過了則會造成第二次中風的危險。如果是「上盛下虛」的人，這種現象，害莫大焉，因為做功的要求，是要清靜而以歸一為旨趣，是要輕鬆愉快，而以如飲甘露，

如灌醍醐為受用的，所以外動和動得心跳、氣喘是不合理的。你統計做功走火的人，都是先因外動，覺得舒服，而發展到大動後就不可收拾，後悔無及了。

問：他將來是否會再動起來？

答：這就看他自己如何掌握了，旁人很難下斷語的。假如他既往症已完全治好了，這種動的僥倖法子，對他今後練功，可以肯定是不宜再用了，因為動是指氣機的「內動」，而不是說拳打足踢的「外動」。即以內動的氣機而論，還要它歸元，入於黃庭，得還丹的妙用，到達「如如不動」的最高境界。如果要用拳打足踢的法門，就該做動功，一樣可以運氣，也可以收鍛鍊筋、骨、皮的好處。何必在做靜功中而要它拳打足踢呢？經論上對動靜功夫，區別很大，所謂「習靜」，「動定雙修」，都是有含義的。在靜功裏面所說的動，如「一陽動」、「意動神到」等等，而是別有所指，是說調伏動的時機和動的微妙作用，絕對不是主張入了坐還要拳打足踢的謬論。

（五）劉先生，五十一歲，在雲城縣委組織部工作，嘉祥縣人，工人出身，三十歲前身體特別健康，一九四九年來因過度疲勞而始頭痛、怕冷、體力漸衰，醫院未下診斷，後來精神失常，十分鐘都支持不住，寫三個字就要錯，曾兩次買到車票站著失掉知覺，等車開走才發覺自己仍站在那裏。體重降到一百零八斤，養病已四五年無效。

做功已九個月，體重現已一百四十多斤，做強壯功，三十多天就開始動，也是前後左右旋轉、打拳、按摩、點

穴，再做不久又開始有熱氣從脊中背向上通行，像氣流一樣，有時也從任脈向上通督脈下來，有時半側齊通有很多熱流一樣，幹事情就動不起來，熱氣也就不來，生氣更不來，害怕驚。曾有個階段大夫說他能得神經病，自己便不敢用功了，病又有反覆才又做功。

問：為什麼已動起來，有了事情就不動了？

答：有了事情就不動，完全是「分心」的緣故。這種病依據經論的道理說宜做動功，不宜做靜功的。

問：是否真可動成神經病，像走火的算不算神經病？

答：走火絕不是神經病，因為走火的人自心清楚，只是身不由己而已，也絕不會動成神經病，只不過比神經病者更難過，因為他心裏清楚，並不糊塗。這類人如果先把氣機引導歸元，有很合理的指導法門，自己堅忍而又精進地再做功夫，則反可獲得很大的成就，因為他比普通練功者熟悉二十部脈道的氣機途徑，更能很好地掌握各部關竅。因此，走火並不可怕，如果有高明的指導，反而是練功的一條捷路了，不過是一條危險的羊腸小路，不是康莊大道罷了。但在善教的人，可以利用這條小路。

問：他願意回到機關推廣氣功是否可以？如可以，應注意哪些事情？

答：這問題太大了，關係整個的衛生政策，也不是容易做的事，但我確同意他這種精神！也希望上級採納，有計劃按步推行。我的意見，應當在「挖掘、整理、試驗、總結、推廣」的次第下來做，由基點而重點，而線而面地穩步前進，並且把佛、道兩門的東西統一起來，經過科學

的整理，而且把道家的丹藥，和培養師資都應包括在計畫之內，這樣做法，可能是有收穫的，你以為如何？

問：**不做功是否病都會復發？**

答：絕不會的。他這種病，應當以藥物為主，功夫為輔，做功尤宜專做動功，不宜做靜功。而做功對他今後的保健作用，有很大的好處。

（六）閻先生，四十九歲，遼寧阜新縣人，因神經衰弱，胃酸減少而入院，病人胃下垂症較重，一九四八年就查出胃在臍下四橫指，主要症狀：失眠、頭暈、無胃酸、食慾不振、食後腹脹，大便多年稀的，日二至三次，小便每日可達二三十次，有時一夜要起十四至十五次，有時幾分鐘就便，精神非常煩躁，做功後很快好轉了，但鞏固得不夠好。

一九五八年一月十五日開始做功，內養功每日四至六次，開始三十到四十五分後來六十多分鐘，一個多月後小腹才熱，食慾增加，入靜好，每次做功可靜到百分之八十左右，胃區打診也向上移了，精神也好多了。但在兩個月左右就又睡眠很壞，頭昏厲害，根本靜不下來，有時呼吸也不通順了，精神又開始煩躁，病也都復發了，後經針刺方好轉。

問：**這樣如果不用針刺是否會出毛病？**

答：根據上述變化，用針療調治他的氣機，用得恰好，同時再能酌予「培下清上」的藥療，則更好了。如果不用針療，病變可能纏綿下去，但也出不了什麼毛病，他

這種初好而後變壞，在做功的火候上，是用得「太過」，不能恰到好處，是最大的原因。以後你對病員「考驗功夫」當中，特別注意及時糾正就行了。

問：為什麼開始靜得好，後來倒難入靜了？

答：這種原因很多，生活起居不當心，呼吸也沒有掌握好，可能引起「分心妄念」，皆可引起，時過境遷，很難斷定。至於制服妄念，佛道兩家都有訣法的，口訣很多，要看病員的「五志為災」，是犯的哪一種，才可以決定所用的口訣。大概佛家「小乘」是專以「治心」為主，道家是以練「黃婆意土」、「三家歸一」為主。二者皆以「歸一」和「清靜」為旨趣的。

問：本來是低血壓，為什麼會變成較高的？

答：這與胃下垂症有關係，因「中氣」虛胃才會下垂，而「中氣」虛也是血壓低的原因之一。練功把氣機調節好了，所以有這種療效。

問：過去有過尿頻，但這次失眠，尿頻更厲害為什麼？

答：一般失眠的人，大多有尿頻的症狀，二者的病理是互為因緣的。尤其在夜間小便次數更多，因為「心腎不交」、「水火不濟」，而心陰擾動於上，刑尅於肺金，使肺氣化燥，而元氣反寒，失去均衡的功用，更難入睡。而又腎陰拒陽於下，腎與膀胱為表裏，不得其「寒水」氣化之用。水火倒置，不得已而敗水於外，所以小便頻數更厲害了。他練功夫，該使用「兩降一升」、「鼻吸口呼」的吐納法，即可解除的。

問：病人是很有修養，為什麼也有安靜不下來的？

答：這很難說，所謂有修養，是從表面上看，很多人內心裏面把心念放不下，在坐中練功，總是念頭多，在「調息」、「治心」的法門中，佛道兩家都有方法可以調伏。另外因病關係而影響清靜的，則又當配合藥物和服餌（飲食療法）。

問：今後應注意什麼？是否做內養功適合他的需要？

答：既然做內養功收了效果，當然可以繼續再做。能配合「小煉形」的吐納法門，去專練「中氣」不足，更加上動功專門去練脾胃二部就更好了。

（七）姜先生，三十八歲，山東牟平縣人，因十二指腸潰瘍、失眠入院，主要是胃病厲害、失眠、食慾不振。

一九五八年四月六日來氣功室，前曾做功兩個月無效。他在一九五七年二月至五月份曾用十內養功治好了胃酸，十一月份因吃地瓜犯病住過一個時期院，他相信氣功，他做的姿勢和檔上的不同，腰弓，胸式呼吸不能使腹肌運動。他說自己感覺氣貫丹田。

問：做功姿勢、呼吸法是否要改變？會不會起反應？

答：他坐的姿勢雖然不合法，但自己感覺氣貫丹田，這是他「用意行氣」的方法，已能心領神會地掌握了，倒是很好的。如果能糾正坐的姿勢，養成習慣，予他幫助更大。不過他弓背胸式呼吸已成慣性，可能一下改不過來，有些不適意的感覺，但不會有毛病發生，當逐漸改過來。

問：再做是否還可收到療效？

答：肯定可以收效，只怕他失去信心，或者功夫做得不夠正確和徹底。事在人為，要看他如何努力了。

問：姿勢、呼吸法與靜的比較，哪個重要哪個次要？

答：法無優劣，各有千秋，用得合理就好，用得不當，好法子也變成了壞口訣了。因為法訣不是絕對的，而是與病理相對靈活運用的。又二者在功夫上是息息相關，互為「因緣果」的，無所謂重要次要，等於機器上的小螺絲釘，能說它不重要嗎？可是沒有它就不行了。這道理請你細細領會，指導人做功關係卻大呢！

（八）郭先生，四十五歲，山東省政治部，因神經衰弱、高血壓三期、肥胖病入院。症狀：失眠、血壓長期在200/120 汞柱左右，精神特別容易緊張，體重過量很大，四至五年不工作。

一九五六年秋天由病友于化琪指導，就開始做功，經過三個月病情有很大好轉，血壓下降到150/80汞柱左右，這時大都到野外海邊做功，半年後血壓完全正常，體重也下降接近正常，坐下很好入靜，自己非常高興。一九五七年十一月接于化琪來信說，室外做功後易受涼，便回家做，結果幾天就失眠厲害，血壓也高上去，一切病都復發了，自己便失去做功信念，後再到外邊做也不行了。

問：室內室外做功還有區別嗎？是不是環境的改變會影響療效？

答：室內外做功，有「用上」的分別，做動功在室外

是可以的，而做靜功則須要在靜室裏了。室外做靜功容易受涼的說法，是符合正確理論的，他這種轉變，與室內外無關，主要的原因，是不能很好入靜而造成的。

問：像他這樣是否還能再恢復，怎樣幫助他？

答：當然可以再做功，但時移勢易，時過境遷，如何指導他再做功卻不可輕率，須診斷他目前的病況，並結合他的身體虛實，才可以決定法門。

（九）魏先生，三十八歲，山東省委療養院病人，因戰爭傷流血多，動過大手術，引起腦病、神經衰弱。症狀：頭痛、失眠、噩夢多，有時幾晝夜不眠，脫髮厲害，有眼花、耳鳴等象，還有初期高血壓，一九五六年血壓170/120，一般在 140/90 左右。

一九五六年九月開始練氣功，看過蔣維喬、胡耀貞、秦重三、劉貴珍、巨贊法師的著作，自用盤膝打坐，自然呼吸，每次二十至三十分鐘。初期有胸悶、腰酸、腰尾椎間有點熱力上下走動（三個月之間）較舒適。一九五七年一月至十月開始有時愉快，有時做功後就煩悶，靜也同時隨便變，血壓逐漸正常，失眠也有好轉，噩夢仍多，頭痛也有，這時熱力可達頂部，小腹也漸熱。十月十四日夜間做功時覺周身甚愉快，除四肢外，同身發熱。十五日晚間坐功，忽覺生殖器有股很大的熱力衝起，發脹，頓時熱力從尾椎經腰椎直上大腦，下到顏面，到上顎處停止。這股熱力很大，由鼻兩邊的上顎向下壓，壓得頭抬不起來，牙張不開，壓一個時間又退回，反覆壓，這樣三個晚上到十

七日熱力由上顎沖至下顎，力量漸變小，下流至胸部不明顯了，後來熱力竄周身及四肢非常愉快，只是胸腹不太明顯，但只從一九五七年十月二十九日後，就因急性下痢（一晝夜二十三次，掉體重十斤）以後，至今未恢復，血壓也又高上了，熱流也微小了，病情也不進步了，體重又降四斤，學了站功後又慢慢血壓下降，現在血壓基本恢復，神經衰弱進步不大，又患上胃腸病。

問：為什麼做功還得腸胃病？

答：照他這種情形來說，大周天的動行，是合度的，可惜不能使氣歸元，還入於「黃庭」，遂造成「前陰漏氣」的現象，深為可惜。至於做功還得腸胃病，其原因肯定有多端，那就須在當時根據病況才能診斷了。但不能說做功的人，就不生病，只能說做功可以大病化小，小病化無，無病保健。

問：鬧痢疾後「美景」為什麼大部消失了？

答：因為痢疾是大傷氣血的，所以氣功的作用會大部消失。但繼續做功，仍然可以恢復，而且會再進步的。

問：氣功一直未停過，自己也仍相信為什麼就不再治病了？

答：這完全歸咎於法門的不完備，因為氣功的口訣，各有專門的用處，不能籠統地都用一種方法來統治百病。並且各種方法，有嚴格的「次第」的，更不能隨便使用，某時期某種「火候」，該用什麼口訣，一點也錯不得。這樣才會有很好的療效。同時有些病，也應該配合藥物治療的。總之，不可一概而論。

第七章 附錄

347

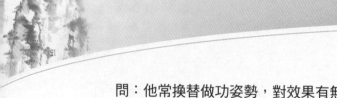

問：他常換替做功姿勢，對效果有無影響？

答：常換坐法，在初學的人，或者「火候」不純的人，是絕對有影響的。如果功夫真正到了爐火純青的境界，卻又沒有妨礙了，所謂「隨心所欲，而不逾矩」。在行住坐臥中，都可以運用功夫了。

問：今後應怎樣辦？

答：①做功夫方面，應研究適合他的身體虛實和病況，而抉擇一種方法去做功。②應該配合藥物治療。

（十）白先生，三十九歲，因十二指腸潰瘍、關節炎、性神經衰弱入院。症狀：胃痛，吐酸，大便潛血三個加號，背痛、頑固性便秘、胃痛礙眠、食慾不振、消化不良、容易疲勞，身體消瘦得厲害，體重不到四十公斤。

一九五六年十一月入院就做功，未配合任何治療，到三個月上，經 X 光透視、拍照，已知完全恢復健康。他做功每日六次，每次四十至六十分鐘，腹也未熱，一週就把病狀消失了，他在做功中還看許多文藝書籍等。

問：不熱不動為什麼一樣治病？

答：習靜功夫，本來是以清靜為最高目的，就是起火發熱，周天河車搬運後，仍要以五氣歸元為最終結果的，只要能真正清靜下來，倒是到「歸一旨趣」的一條捷徑。所以能治病而且療效優越。

問：做功可以看書嗎？

答：文康活動及看書都可以的，不過不能太過，當適可而止。唯有一個很重要的要求，即是要能夠「印照不

留」。看書寫字也是一種鍛鍊習靜的方法，不過一般很難做到「印照不留」、「活潑自在」。因此，還須因人而施了。

問：今後還會出現別的情況嗎？

答：療效得到了，當鞏固它，一切活動不可太過，自然不會發生別的情況。

（十一）繆先生，住天津市。五十一歲，因神經衰弱、十二指腸潰瘍入院，胃痛厲害，經常痛得夜不能眠，便秘，有潛血，出汗特別多，失眠、頭痛、頭昏、多夢、容易緊張（手中要經常拿毛巾）。

經過三個月的氣功，症狀雖有好轉，但病未好即出院了。他做功一點靜不下來，不過在做功中，曾出現過腰中有火筷粗細燙的燙感，燙得很厲害，有時左右交替，現在病人仍胃病很厲害，氣功也還做。

問：腰中起火筷燙感是什麼原因？

答：「起火」後周身運行的道路，有些人不由尾閭關循正路逆運，而從帶脈衝脈走，因為衝、帶、胃三脈同出入於「氣衝穴」。尤其是以胃腸病的病人為多。因此腰中生熱，是常見的事。不過陽明經實症的病人，發熱更高，又因陽明經的本性是屬於「燥金」的，本來熱力就大，再加上功夫逆氣，熱力當然更明顯了。這種情況，應該用導引手術幫助他，熱力太大，衝蕩過猛，又該用調伏口訣了。

問：為什麼他認真做功，病倒未好呢？

答：你何以證明他是認真做功呢？假定他是「真正做」，則不應該「一點靜不下來」，如此看來，只可推論他為「做功是真」，「做法不正」，才合邏輯。

問：他今後應怎樣辦？

答：①功夫應該根據全面診斷，才可以決定如何做法，保持從前做功的優點，糾正他的缺點，補充他需要合理的訣法。②應該配合藥物治療。「氣功萬能說」對這類型的病員說，更不合理。因為治療和保健都是應該對症投方的。

（十二）閻先生，四十歲，因患陽痿、神經衰弱入院。症狀：陰莖四年多從未勃起過、胃下垂、失眠、腸胃消化不好、多夢、頭昏、頭痛、記憶力差得厲害、腦力難集中、食慾不振、便秘、腹脹、吐酸水，經過多年中西醫治療無效。

一九五七年二月開始練氣功，五十多天有變化，他練強壯功，有時食後加一次內養功，三個月中曾有過停止呼吸數分鐘感，有一次腹部縮得厲害，有一次還感小腹向外伸出很長，自己用手去向後拉著，結果張眼一看無有出去。三個月後一切都恢復正常，特別對他家庭團圓，幫助很大。

問：為什麼小腹會向外出？向內縮？遇到這種情況應怎樣辦？

答：小腹向內縮，是五氣歸元的先期現象，可惜沒有高明指導，竟使氣機在丹田氣海中旋轉徬徨，不得其門而

入，不能好好地歸入黃庭，返璞歸真。這種氣機「入庭」「歸元」的機會非常幽微，失去機會，則集匯丹田氣海的真氣，勢必暴漲暴弛，故覺小腹向外伸長，像吹長形氣球一樣。這種道理你根據物理力學的原理去看它，就一點不奇怪了。處理這種情況，有五種口訣，可以收立竿見影的靈效。

問：這樣病人今後怎樣掌握性生活？

答：絕對不可以縱情放恣，應該好好善自珍攝，切實執行「春一（月圓為期）夏三（上中下三旬為期）秋二（朔望為期）冬藏（一點也不能動）」的養生法規。尤其是切忌弄「房中術」，不要聽信「採補」的邪說。按丹道家所謂的「採補」絕對不是指那類淫邪戕生的事。而是「採煉自身大藥」，不是「外求」的東西。就是黃帝、彭祖御女的經與論，其中訣法也不是如此說的，而是「旁門」、「外道」拿來騙人的，做這類邪淫功夫的人，肯定有下列的病：①消渴症（即糖尿病）。②陽強不倒莖長興盛。③面孔紅如塗朱，虛陽上泛。④淋濁與五色帶下。⑤血壓高。⑥膀胱結石或沙淋。⑦腎結石。⑧容易觸電。這些話是有理論作根據，近代科學也可以解釋的，不是危言聳聽，有機會再詳細解釋吧。

（十三）龍先生，五十歲左右，因腸胃潰瘍而入院，有心臟病，神經衰弱。症狀：常頭痛、失眠、胃痛、便稀，還有氣管擴張病。

一九五七年十月開始用強壯功，坐式臥式交替，做功

中曾有過頭痛、腦脹，經過兩個多月後，有一天在床上，自覺到了空中一樣，睜開眼看著也像空中一樣，事實在床上，有時一用深呼吸就吐血，改自然就好了。

問：支氣管擴張的人能否做氣功？應注意哪些事情？

答：據原有症候推斷，龍君的身體必是「上盛下虛」的。因此會有騰空的幻覺。但這種幻覺名叫「雖幻亦真」。因為是「依緣色身固有虛實，以成災難」的。他一系列的做功變化，都是這個道理。他又不可用「起火」和「河車搬運」的法門，只宜於做「行氣歸元」「導火入水」的法訣。

問：他曾有過到空中感，為什麼後來就沒有了？

答：如果不改變調息法子，仍舊繼續做那種吐納功夫，你推測他能「沒有」嗎？

第三節　舊醫案的選錄

廖國雄氣功療養過程彙報記錄

（一九五七年三月三十日下午二時於上海）

前　言

本件係專供研究之材料，曾抄副本兩份，分送廖先生本人及市衛生局陳、齊兩人，以便彼此核對當時雙方記錄有無訛誤之處，並請指導。

又本件解釋各節，係據佛道醫三家經論言之，不無陳

腐落後之譏，宗教色彩過濃之嫌，誠如前次市衛生局召集之座談會中，有人認為走火名詞，系道家迷信之說，不應見於社會主義之科學時代云云。此見如何，姑不置論，我生也魯，雖曾受科學洗禮，而未登堂奧，實不敢以不知為知，牽強附會，妄引科學為之論證也。而足資引據者，唯此陳腐落後宗教色彩之經論而已，然此乃東方獨有之學說，亦哲學與科學之結晶，理論與實踐之產品，實純粹言有部之唯物學說，非神怪荒謬之空論也。蓋以人體色身為依緣，存在實事為對象耳，雖出宗教，宗教非蛇蠍也，雖曰陳故，陳故可以致新也。

吾人鑽研學術，發掘真理，取其精華，除其糟粕，即入污泥，亦樂為之，宗教與我何哉。尤有晉者，西方醫學，與東方醫理，其根本異同之點，在乎氣化，彼則偏於外求，以言有象，我則內外雙賅，以言體用，觀夫人之七情六慾，與生俱存，隨死消失，其為病也，豈細菌作用能括其全哉。又觀夫臨床，金針治療瘧疾，彼之言螺旋菌非奎寧之類滅菌不可者，我則不藥以針癒之，而竟致無菌，又事實之可資證論者矣。更觀夫廖國雄、程思三（哈爾濱來治）諸人之氣功走火病，言其症象，雖有翻跟頭、毀什物、狂歌妄語、奔走蜷臥、真氣外遊、盤旋震踔等等差別，而其氣機遊行之經道，與君心明白，行動不由自主，則皆同而弗異也，此則非西方解剖學之所能解剖，而為東方生理氣化學之所洞知，蓋東方丹家醫道，以氣化立論，法緣於氣功靜坐，而為內視功夫，以知內景氣化之妙有耳，吾人苟能探本求源，了知中西醫學理之異同，而溝通

二者，冶為一爐，以建立新中國之新醫學，豈不快歟，願共勉之。

廖國雄彙報

我因體弱多病，已歷八年，患病多種，頻年治療，迄無效果，故作氣功療法，不意短期之內，反得非常險象，自經本市政府衛生部門委託周潛川醫師診治後，轉危為安。在此一年療養過程中，證明身體日覆健康，迄未發生非常現象，七月份即可恢復工作。茲為發揚氣功本質之功效，避免過程中發生錯誤起見，特將經過情況，作一詳細報告，並請周醫師從學理上做一總結，以供研究氣功療養者之參考，並請市衛生局陳、齊二人帶回作學術之研究，絕非批評任何人之長短，則氣功前途幸甚。

我生於一九二三年八月，去年三月二十七日在市第 X 門診部氣功科根據指導，以自然盤膝坐法，開始氣功療養。

三月二十七日：坐二次，坐中每次背脊中部及下部，均感酸痛，為以前患病時所未有，且睡眠不好，半夜後氣機發動。

二十八日：坐三次，飯後一坐，感覺飽逆，胃不舒適，呃逆時作，惟夜間昏昏入睡七八小時，為多年來所未有。

二十九日：早上坐時，打噴嚏，起坐後，不思早餐。

四月一日：坐時，背脊酸疼加劇，用枕頭厚墊，方能坐住。

三日：坐中左胸下部如被刀刺破，似有傷口固著，很不舒適，連續數天，不見好轉。經指導指示云，恐有肺病，不可吃力，改用臥式治療，當經 X 光檢驗，結果而肺部無病，復經指導，緩慢呼吸，避免著力。

四日：坐時左胸下部雖不覺有傷口疼脹，惟仍不舒適，頗感疲勞。

五日：坐時微咳，小腹發熱，進展頗速。

六日：小腹更熱，有熱如線，下入肛門，折轉至腰背，背上亦發熱，其起氣有如銅絲，上升至頭頂，並及兩臂，呼吸緊促，不由自主，極感疲勞，於是減少坐次，夜間改做臥式，仍感覺呼吸緊促，不易控制，小腹下並有抽動現象，自本夜起睡眠不好。

七日：坐時四肢與眼皮均疼，猶如感冒，疲勞痿頓加甚。

八日：改做臥式，頭感覺略有昏暈。

九日：晨起咳嗽，坐時背後有熱氣上升，並有一線在頭頂盤旋，氣自頭頂下走，分二途，再分三四途，開始小震動，有時在右手左腿上行走，或左手右腿上行走，有時兩手皆行走，從此發生震動，全身酸楚，一次坐畢後，外出吃點心，返家時四肢不適，頭腦昏眩（在開始氣功療養前，曾推拿一個月，繼續迄今，未予中止）。

十日：坐時小腹甚熱，其熱如焚，氣從後行，神志清楚，並覺氣自頭走鼻，往下行動，可坐一小時左右。

十一日：坐時覺有氣三股，如二三指寬，從背上行至頭，改成二股，由前下行，並覺身體小動，指導者云，此

種現象是通三關。

十二日：開始發生極大變化，晨五時半起坐時，舒適安穩，惟整個小腹，漸次熱極，亦如火焚。經一小時後，身體向前後左右擺動，繼而大動，自己能聞擺動之聲，筋骨咯咯作響，凡氣到即動，遍及全身，旋即轉變自為按摩，作自然之拳敲捶掌拍打指撚捏等動作。最奇特之點，是平時手足反摸不及之處，此時亦能及之，即頭頸亦能轉扭三百六十度之圓周角度，全身筋骨，如棉似膠。約經一小時許，又自然恢復盤坐姿態，方欲停坐休息，然已不能自主，忽有氣貫於足趾，起立以足趾尖點地而跨大步，作左右旋轉舞蹈姿勢，莫可名狀。此時已極度疲勞，又自發為類似太極形意等之打拳動作，並向前翻跟斗，又向後翻跟斗，且成為盤坐之姿態。約經兩小時許，始自動停止，仍復盤坐，此時反無疲勞感覺，唯氣不能安，十一時半睡地休止。按此次所經之一切動作，有始有終，每段皆有很好結束，除氣喘外，未有難受疼苦之感覺，午睡甚好。

周醫師解釋

今日在座因氣功走火者，除廖國雄外，尚有孫金濤、任顯樞二位，與廖先生之病狀，各有輕重之別。按氣功走火與癲狂病完全不同，走火者，不由自主，一切亂動亂道經過，氣機停止後，全能記憶，毫不糊塗，而癲狂病則反是也，此不可不辨。他如尤士昭等，亦復如是，歷來誤治，且送入瘋人醫院者，不知幾許矣。茲依據廖國雄上述報告，從經論學理上分析解釋之。

背疼非病，坐時脊椎骨未能垂直合度之故，所坐姿勢，重在脊椎骨之正確垂直，自然穩適，蓋此中有口訣存焉，此乃功夫下手之基，不得口訣，失之毫釐，謬之千里矣。按自尾閭至頸項間之脊椎骨，共二十四節，如有鬆弛或緊縮時，即可導致背脊酸疼。

不能睡眠問題，有關陰陽氣機之升降與盛衰，子午卯酉得氣機化化之平，陽不內斂而外遊，則寤而不寐，陽潛於陰而內守，則寐而不寤，又陽生於子，初氣始動，昨之老陽未潛，今之少陽又生，二氣相加，動力愈盛，此物理之自然規律也，故半夜後氣機發動。

呃逆不思食，為胃土真陽外越，不能潛藏所致，此經所謂虛熱呃逆也，人之後天生化，胃土主之，脾胃之氣機失運，則有呃逆痙厥等患。

左胸下似有傷口固著，為氣滯肱中，左右交旋失度，回環於胸脅，出而不還之故，乳下二指處，肝經之期門，氣機開放太大，不能收閉時，則肝氣左出而不能右入，失去纏道規律，醫道上為肝氣左逆之症，氣功上則為青龍受病，經所謂龍尋虎鬥，戰於玄黃之野也。此後之非常動作，危險情形，均由此病源擴大發展，有以致之，苟能於此時，得高明之傳授，與及時因勢，予以導引術，則無走火之害矣。

熱氣由丹田下經陰蹻庫，由尾閭關挾脊雙關，上至顛頂，再經鼻下行，返歸丹田，為大體合乎規律之河車周天運行。其氣機似一線遊絲走動，為浮支不能歸還裏支之現象，而左腿右手等之相反感應，為氣機左出右入、右出左

入、交叉回環扭抱之作用，猶未超越氣機周天纏行規律之範圍，僅此一點尚不足為病，發熱為功夫過程中應有現象，此經所謂起火也。身體大動，則為氣機外越，不能內還，陰陽真氣失其如環無端回環扭抱之用，為違反正常規律之病象，如能及時循經導引之，尚可恢復安靜狀態，猶未為晚。

坐中不由自主之自己按摩動作，為氣機過度發動所致，惟其神智清爽，在經道上，或拳捶，或掌拍，或指捏，雖屬壞象，尚不為災，蓋遇氣機發展到陽極化陰或陰極化陽壅塞階段，自動用拳捶掌拍指捏，乃陰陽相循，水火相推，自然相應之現象也，惟不由自主，與常有別耳。又在疏導氣機之順道言，以指捏為受病最輕，此皆為氣機壅塞岔亂，為氣功上普遍病象，唯須及時引導如法，始不變災耳。

足趾尖點地，大跨步，左右旋舞，翻跟斗等動作，為肝木氣機從裏支猛出於海眼，乃青龍失其雲行雨施之現象，丹家稱之曰天魔舞，即為此種病徵。又於翻跟斗後，自復盤坐，並結手印姿態，為自動之氣機收斂，係動極返靜陰陽氣機自為牝牡之規律，又因此時陽剛過盛，故反無疲勞疼苦等感覺，到此階段，已為氣功過程中，轉為走火病症之重要關頭，不特氣功成敗之機在此，即生死之機亦在此也。

廖國雄繼續報告

十三日：夜三點做臥式，有熱氣二三指寬，同時在尾

閭骨處，向左右拉開，而又上沖，經背通至顛頂，又感覺身體先從背部縮小，似成一條線。此時自行左右兩側睡，四肢收縮，身向前蜷屈，頭與尾閭相接，盤如胎兒，向左右翻睡，反覆如此。又自覺腦髓及尾閭中，大事振動，同時耳目口鼻等七竅翻動，有如活動機器一般，久而發疼，每一振動，有細氣熱流，周遍全身。漸次感覺疲勞，繼久又覺身體轉變為長大之身，從左側開始，再到右側，身體漸長漸大漸空，胸部有熱線上升，頭不舒適，繼又倒臥，以頭足為支點，拱突如橋形，角弓反張，黎明時，不斷口吐白沫（指導云吐痰是好現象），及下氣甚多，甚感疲勞。又隨時急於小便，隨即起坐，惟於功夫休止後，仍有指寬之氣，游動全身，不能自主，既不能睡，又不想吃，遍體難受，莫可名狀，乃往公園散步，行走時有氣膨脹如環，梗阻於尾閭關處。返家再坐時，有氣盤旋頭頂，大如雞蛋，似欲脫頂而出，當即罷坐。

周醫師解釋

二三指寬之熱氣上沖，經背通至顛頂，此經所謂巨陽之氣因督脈都綱失用，發越過度，背上經道之氣，混合紊亂，不能分經歸流之現象。在正規導引下，仍可分歸各經，返還其常道。

會陽穴，為太陽氣機與督脈之絡穴，氣機發動，在一陽初動而化太陽時，必從會陽穴中衝出，絡於尾閭關及太陽四行之經道，故覺尾閭有拉開之情況。

七竅翻動，為氣機化陽不得，化陰不能，陽氣爭開，

陰氣爭合，陰陽相戰，啟閉失衡之象。苟能導引如法，可徑入黃庭，反可令七竅固閉，而直超清淨境界，省事少力，利莫大焉。唯時機瞬息，可偶遇而不可常求，為廖君深惜之。

身體縮小，蜷盤似胎兒，青城派及天臺宗為龜鹿功，有龜息、鹿息之吐納口訣。凡任督二脈，曾經受病者，必傳此功夫，故在氣功過程中，任督二脈原有病因者，亦必發現此形相也。

自覺身體長大內空諸相，由於氣機之鼓動，遂發生「以幻為真」之感攝，蓋幻景也，由左先大者，為肝氣先動所致，尚為氣功之應有現象，如能調伏其肝肺之氣機，令致中和之道，循軌通行，即無病患。

頭頂不舒，為肝氣升予顛頂，此經所謂厥陰之脈，獨上顛頂也，又曰青龍拏空，亢而弗潛也。要皆氣機運行失常所致。氣如雞蛋，盤旋頂門，為陰陽二氣之化化作用，發生阻隔，既不能從經道順行抱陽下降，又不能逆經道破竅出神，故盤旋泥丸之宮，彷徨失主也，苟能從吐納功夫上予以調整，即可平復。

臥如橋拱及下氣甚多，是氣機壅塞，化陽不能，化陰不得之象。陽勝於陰，則怒弩反張，陰勝於陽，則寒戰蜷縮矣。

白沫經名白血，實非痰也，為五臟六腑之津液。丹家煉津成精之功夫，是將臟腑津液化為甘露，降於華池，今津不成精，反而大吐白沫，耗竭津液，傷及臟腑，陰津愈傷，陽氣更虐，走火現象至此，病患轉深，非小可之變

矣。此際危機，須用氣功導引功夫，兼投藥物，始可挽救之矣。

不做氣功時，仍覺指寬之氣，游動全身，此時已成真正走火之病，蓋氣機不能自還，陰竭於內，陽無所附，真氣外溢，水火分離之兆，地天否象之徵也。

氣臟如環，梗阻於尾閭關處，是氣機游動時，強為控制，將陽蹻關閉住之現象。

廖國雄繼續報告

十三日：指導者囑繼續做功，晚九時半做臥式，初大周天轉動至頭頂處，稍有阻滯，順轉倒轉六七次。天明時有氣細如銅絲，自足底上沖至頭頂，盤轉七八次，繼續多時，不能停止，於是腹拱如橋，津液滿口，大吐白沫（統計一天約大半洗面盆之多）。當日晨九時後，仍小便頻數，停止功夫，將情況報告指導人員。隨即有人前來指導，用「啊」字訣調整功夫，雖覺較為舒適，惟氣仍游動，不能自主，毫無效驗。

十五日：在不得已的情況下，下午往訪主持者，報告經過異狀。經其指示，仍應繼續做功夫，並云要小動，不要大動，但未指示方法。當日五時餘入坐，隨即大動，翻空心跟斗，反覆三十餘個，強為停止後，然又不由自主自行按摩，繼而吐白沫，及小便頻數，隨後成瘋狂狀態，舉家惶駭，乃又報告指導者，後經指導者傳授華嚴字母，及收肛辦法，並服安眠藥等，惟吐白沫更甚，三日三夜，大吐不止，此後一聞收音機聲，心驚肉跳，隨即大動，從此

以後，愈變愈壞，最後周醫師到來，在身上一摸，大動即止，遂即入睡。

二十三日：聞小孩叫聲，又復大動，不能自主，亂打亂說，吃活金魚，打毀傢俱，又見床上棉被，變為一團（住在周醫師診所治療時，亦見此幻象一次），復經周醫師來家診治，隨手止住大動，恢復行動自主，並能回憶所歷失常險象，歷歷在心，毫不糊塗。

周醫師解釋

當大周天轉動時，其浮裏二支，自為牝牡之小周天，如能納入軌道，即可安然無事，惜此時之小周天運行，脫離纏道正軌，致成走火入魔之大病。

細如絲毛之氣，自腳底上沖，本為大小煉形功夫之應有現象。按三陰脈，以腎為生化之泉源，出入於腳心之湧泉井穴，功夫成熟者，三陰脈自足趾足心上行，循河車運行之正軌，得陰中有陽之正用，則為煉津成精之初步功夫，為取坎填離之法訣，為陽火陰符進退之基礎也。苟修此功夫而不得高明之傳授者，不能收內斂還丹之正用，則必口吐白沫，陰陽兩傷，在比量上言之，傷陰尤甚，反召走火入魔之大害，而失祛病延年之初心，遑論修命長生之高望哉。

「啊」字訣是密宗紅教之正傳，「華嚴字母」，為華嚴宗之上法，「提肛倒氣」為丹道家之法門，在氣功上調整氣機、適合機宜，皆可應用，是皆佛道二家之正法，法非不善也，要在用上得其妙諦，非可妄用者耳。竊以承傳

一家之學，已難造其堂奧，況精通佛道二家之密旨，豈易言者哉，願我門下從學諸子，深懷戒慎，而共勉之。

吐白沫愈多，傷陰亦愈甚，尤以二土之陰大傷，則土母生化之機失權，意馬失轡，橫而不馴，以致意神作亂，故亂動、亂說、亂打、亂吃，自心清醒，而無法自制也。

聽收音機聲，心驚肉跳，為肺肝不和，龍虎相鬥之徵，一聞吟嘯之音，而黃鍾不能定律，五音乖亂，氣脈經道十二官弦悉受感應，輕則震盪，重則大動矣。

棉被縮為一團，是肺氣盛發之幻覺，蓋眼根蘊五臟真氣，肺金獨盛時，金形先現，故幻為圓形也。

大動險象，以及吃金魚，毀傢俱等失常動作，源於肝木氣脈之不得歸經，聚於顛頂，橫交於任督，而任督二脈，亦失纏軌。據病源病象，依子午流注經旨，用調伏法門，先止其動，後培其本，故舉手之間，能令廖先生立刻神清氣爽也，其概要有如下述。

第一次治法：時在酉戌之交（七時左右），陰盛之時，又時令正當三月，正春木大動之期，適為金木相剋、龍虎相鬥最劇之際，故先制其右手，運用離經指內力，導引其青龍之氣，隨即導引肝經絡穴，又疏導任督氣機，肺肝兩平，任督歸元，故能止動而入睡，神清而氣爽也。

第二次治法：時在亥子之交，陽生於子，會當三陽氣機發動之際，廖正在旋轉不停時，以龍探爪內力，貼取其督之大會，兼執白虎之尾竅，三陽氣機，應手疏散，故亦能立告平復。

第三次治法：與第二次大同小異，無足述者。

以上治法，因其晝夜時刻之不同，氣機經道之各異，故施救之方法，亦因之而有差別，非可拘泥一式，局限一隅者也，經此施救，雖能解除走火病苦，惟其體素弱，又經走火，真氣大傷，又不宜再功氣動療養方法，復其本原，故用長期醫藥以培其本，原則先以養陰潛陽為法，不吐白沫後，以扶陽為法，皆先湯劑而後丹丸主之。一年以來，健康恢復，深愧知能淺陋，幸中而已。

廖國雄補充報告

病歷：抗戰期間，曾得瘧疾、肺結核、慢性腸炎、痢疾，炸彈震傷腹部後，十二指腸潰瘍，經常瀉肚，神經衰弱，失眠等症。歷年醫治，有已痊者，有已減輕者，終不能恢復健康，故從事氣功療養。自走火迄今，總結一年來之治療成績，體力方面，已恢復到從前之同樣情況，精神方面，已能看大半版報紙，亦始終未再發生過氣機走動情況，惟今年春節後，脊柱酸疼，迄今尚有小部未痊。

意見：依照指導方法去做氣功，而並未違反指導，何故發生走火病患，今後補償走火之損傷，全部恢復健康，治療上應具備何種條件。

周醫師解答

按因是子蔣竹莊老先生之指導，在氣功法上，完全無誤，無可非議者也。要皆廖先生於做功時，求進太急，氣機發越過度，以致運行脫離其應有之規律，為走火之重要原因，當予以適當之醫藥，補救所損之元氣，長期安靜之

休養，以複健康。又按廖先生目前醫治休養之情況而論，在七月份，當可恢復半日之正常工作，惟欲恢復八年以前之健康，則又當別論，而另為之計也。

任顯樞氣功療法醫案第二經過報告

病歷之部

余年近五十，病纏多乖，先期整個消化系統皆病，逐漸至於心臟病，全身風濕性關節炎病，痛苦萬分，蓋有年矣。雖於一九一八年間粗知練內功吐納法，以求內養內助，榮長精神，惜未得明師指導，但知其然，而不知其所以然，盲人摸象，不得端倪，亦為造成此次「走火」之最大原因也。

我的病情，在一九五六年一月間開始，經中西醫診斷，係胃酸過多，慢性膽炎，十二指腸潰瘍等症，經過住院治療後，又經過療養院療養，總其結果，難得療效，於是又開始氣功療法。

氣功療法之部

氣功的開始，於一九五六年三月，有海老友，告以吐納法，早晨立向東方，口念「呵、噓、呼、呬、吹、嘻」六字真言，以行內養功夫。每立三十分鐘，二手輕拳，反貼於腰上，呼出六音，同時雙膝稍屈，計呼吸六六三十六次，舌抵上腭，眼觀鼻準，如是練過二三週，覺得精神稍

安，有時兼練八段錦，打太極拳。

五月初又開始以靜坐法做坐功，但調身調息，只用椅坐，日坐一二次，時間約各半小時，呼吸自然，坐了一向，無所動態。同時氣功療法，又見於報章上已有刊登，大事介紹，如六月刊在《大眾醫學》上，見到關於氣功的一些概論，並有上海因是子蔣維喬老先生之經驗介紹，印行單行本問世，以及唐山療養院說氣功的療效，成績顯著。因此虹橋上工療養院長（金）特邀來蔣維喬老先生，表演了各種姿勢，並述說人身與嬰兒有臍呼吸之基本理論。一九五六年七月出院回家，在家用椅坐，日坐三次，成為正式功課，有時在公園晨坐時，面對東方，太陽初升之時，亦如法呼吸，臍上成凹，形有如拉鋸，每次約坐二小時，直到九月初，有下述的幾點現象變化。

（一）九月十二日，在家坐時，心中默想丹田中應有火龍二條生動，這時丹田稍有熱象，但並無其他，惟少腹有時微脹或下氣（放屁），有時作體運動，其脹稍安。

（二）九月二十日，在晚上坐後睡前，臍下兩側有雞蛋大的二股氣運走，時左時右，又有響聲，按之且疼，坐時總覺得腿脹，膀胱微熱，又因左腿膝下，素有神經疼症，乃去請陶斗元醫師，針灸之後，並談了一些氣功情形，及運動拳術，可以調氣機行血脈等問題。

（三）十月十一日，在公園坐後，立起時，身作寒驚，在人站直時，由身後發出一股冷勁，雙腿戰抖，一直抖戰到頸上椎骨而到四肢，乃回到家中坐時，又坐到半小時後，丹田微熱，熱至雙大腿的後面，然未過膝。

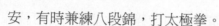

（四）十月三十日，一直到十一月二十六日，每日坐三次，在二十四日的下午，坐中丹田之氣如波卷式，走下穀道，但不下行，僅在尾閭骨間震動，聲音很大，如地震一般，只坐一小時，就不敢多坐了。

（五）十二月十八日，在坐中想通小周天之念，於是每天到時要坐，先守丹田，後守尾閭，坐到一小時後，尾骨內、大腿、坐骨等處，震動聲音更大，以致從背上脊椎骨抖動到後腦頂，全身乍寒，手心更冷。迫不得已，用熱水袋溫之，又在坐後，只有胛子窩裏，出有微汗，晚上睡時，心煩、意躁、神疲、失眠，同時雙腿脹疼、痠楚，而手足總要在床邊上敲打，不得安停，此時心中雖然明白，而不由自主。

（六）十二月二十七日，坐後去運動，不覺將尾骨旁的大筋絡扭傷，二天臥不能動，就診陶斗元醫師，推拿後貼以膏藥，數日後漸癒，因此未做功夫，尚無異狀。

（七）一九五七年一月二日，但能坐不能動，坐時仍現穀道、尾閭及脊椎骨震動，其傷處仍然酸疼，同時增加了心跳、氣喘，於是又請陶醫師推拿後比較稍安。但晚睡時，右睪丸通經處，很覺脹疼，仍難就寢，昏昏入睡之後，又作怪夢，常見大江、洪水氾濫，時而自身又在河中，又現有森林與廟宇等象。

（八）一月十六日，坐到一小時，震動之聲反小了，在沙發上坐時，不一會背上先發癢，即有如飯碗大一團熱氣，沖到背心，背心遂覺硬而不能動。此時疼得不能撐持，心跳、氣急，已無力再坐，於是順靠於沙發上，模模

糊糊欲睡，手足加以鬆伸之後，約一兩小時，其疼稍安，氣遂不見了。

（九）一月二十四日，坐次減少，試坐一兩次，上午反不想坐，氣候很冷，在下午四時坐中，其氣仍沖上背心，但不上項。又因前面腹中有氣，同時又在上沖，於是背後之氣，從兩脅間向前面走，腹前之氣，從兩乳傍走向後面去，於是兩氣相通，纏行於腰脅上，又一氣直沖兩肩窠內，這時疼更難忍，尤其是膽部和十二指腸更痛，坐臥不得，只有站起來，立於靜處，口念「噓」字訣，十幾分鐘，仍不能解痛。如此數日後，又用立勢，用璇璣妙用，做進火退符法，以眼舌向左右上下各轉二十四至三十六之數，此時有口液咽下，覺得胸前之氣衝動，更甚更疼，在眼神停住，意守丹田之時，即欲入睡。最奇怪的，端正站立，也睡著過幾次，但腰之前後，總有氣痛，留住不安，有時用太極拳升降開合的方法行氣，也不能解除痛苦。

（十）二月十日，仍然堅持再坐，其氣仍然前後衝動，除開肺部不疼之外，全身皆疼，痛到糊塗時，似睡非睡，眼中似乎有白濛。在白濛中，見到鼻準生白，再注意一看，有三種顏色，先見金黃沙色和淡青色，及白色。在白色中又像有耳朵出現，這時氣已稍平，但小腹時左時右，有大小氣流動，注意一下，就不見了，可是腹脹不能睡，只得又坐，於午後三時，丹田熱後，昏昏欲睡，冥心之時，尾閭癢辣辣的，一氣沖上頭頂，而項硬如鞭，不得轉動，胸前同時也有氣上沖右側，這時坐勢不能支持，又是氣喘、心跳，二者交併，不得已用四隻枕頭睡於床上，

手足皆緊抱一團，似睡非睡之中，面向右睡。迷矇之時，在頭頂有氣一大團，脹痛如剝，不能忍受，時而頭頂長大了，急需用手去摸，但手不能動，心慌意亂，約十幾分鐘，不覺鼻聞有香味，在迷矇之時，強自鎮定，心想五龍捧聖，鼻下生花，睜眼一看，鼻尖上一枝梅花似的，長約三四寸，剛剛一想，鼻尖上如有一個大電燈泡開亮了一樣，脹痛非凡，這時一身蜷縮更緊，大約二十幾分鐘以後，稍覺輕鬆，滿身皆微汗，就坐起來，胸中痞滿而噯氣，覺得氣分二支，又走入右側，肝臟腰脅等處仍疼，到吃晚飯時稍安。

（十一）二月二十六日，每天仍坐一次，坐後有時氣從額上下來，在鼻孔兩旁等處發癢，癢後胸前皆滿脹，有時背心脹疼，牽至二側，一天到晚都脹疼，但輕重不一，睡時手足總是蜷縮緊抱，翻來覆去，難以睡覺，以致筋骨皆如繩捆索綁，疼痛難受。到了白天，總想站立，不想坐臥，在站時舌抵上腭，看鼻準有時濛濛欲睡，自口中有津液三四口咽下，但暖氣胸脹而疼，若久站到一二小時後，又覺稍安，於是就以三丹田掛線法，抱一守中，以為養身療病，不願其再動，然無寸效也。

（十二）三月十五日，行走坐臥，身體都不能歪曲一點，經常有氣在背心上留住，同時肝部膽部均疼，有時雖以太極拳降氣，也不過一時之計，不能全面救濟，又有時氣在四肢，下到足趾尖，或手指尖，但背上終歸住氣生疼。於三月二十八日，得由王元泰兄，介紹見了周潛川大醫師，用氣功導引術，將我氣機留住之處，運用無上法

門，導引一次，並抑制其氣機，立刻平復，以致今天未見再衝動了。當時又承贈服降龍丸十粒，其氣更穩，在引導後氣機已經分經歸元，在正經道上走了，不過偶有氣喘，又由於臍中呼吸常常引起兩脅脹疼，到現在氣機轉動，已自動合乎規律，上通鼻息，或十手指或十足趾等等情況，然不特並不難過，無亂動之情，反覺愉快適意。每早晨起，及小便後，皆聞得檀香香氣，令人神清氣爽也。小結上文約吃苦三四個月之久，一經解痛，銘感無極，特將走火經過詳細情況作一報告，並請求周先生作一總結，公諸社會，以為研究氣功療法的參考，以免走火者的增加，阻礙了氣功療法的推廣前途，埋沒了東方獨有的寶貝。

任顯樞錄于滬上江寧路一四八八弄十一號一九五七年

中醫師周潛川先生關於本案之講述

門人葉滌生、葉同昆筆記

醫　事　因　緣

任顯樞，係一紡織人才，以歷年患病，未獲療效，乃採用氣功療法，因法訣之訛誤，指導之無人，遂致造成「走火」危機。當其初病也，先就診於同門陶斗元醫師，初聞我師於氣功之成就，又借王元泰先生之特介，得獲求治於吾師之門，頓令氣功「走火」險症，豁然而癒，實非偶然也。吾師於醫經授受之餘，於氣脈功夫，亦嘗授以

動定雙修之訣，且博採佛道兩家之長，取精去粕，以授我等。溯自丁亥以來，成就者不乏其人，更常借醫事臨床，諄諄教誨，寒暑不倦，任顯樞醫案，斯其一也。茲就本案，聆師講述者，分條縷記，以寄告同門，凡我同門，其共勉諸！

上師語錄記實

（一）坐中默想火龍二條，丹田稍熱，少腹微脹下氣，於運動後，反趨安適等情，按諸經論教理所示，及實際經驗印證之，此種靜坐法，實犯氣功之大忌，亦世間之訛傳也。時師以此種法門傳人，借誇神奇，不卜害人幾許矣，尤以初步入手功夫，如此下手，不啻引火自焚，可深誡哉！此經論所謂「著意」之危機，其機危之又微，謬以千里矣。又按意守丹田，法非不良，惟其在用上有其一定之機宜，非可妄用耳！蓋意守之而氣遂結，雖能令丹田生熱，取巧一時，然真氣結固不行，失活潑自在之大用，且氣屬陽而喜條達，最忌遏鬱，故令少腹雖熱而反發脹也，陽氣被鬱而不甚，尚有外開之能，故令下氣也，從陽之性，動以利其勢，故於運動後，其脹反安也。任君犯功夫之大忌，從此下手，自召走火之苦厄者，不抑冤乎！

（二）臍下兩側，有雞蛋大兩股氣，左右運走等情，按此種現象，係自第一項淵源而來，此即訣所謂「太乙氣化衝任督，三流同出陰蹻庫」。蓋丹氣發動，不得法訣，遏於丹田，不得分支以作周天運行，動靜失其相因相顯之用，靜既不能內返黃庭，動又不得外出蹻庫，此走火危機

之關鍵也。苟有高明指導，應手可癒，功夫進境，順且易矣。

（三）身作寒驚，先背脊冷戰而後及乎四肢等情，按此現象，即經論所謂陰陽交戰，戰於玄黃之野也，又謂熱深厥亦深也。蓋真熱內遏於丹田，太、陽、少三陽之氣，不得化化之還丹妙運，失其衛於外表之大用，致令厥、少、太三陰氣機獨盛於外，故現寒戰而成厥逆也。又太陽氣脈，為三陽之主氣，其經循行後背，直上顛頂，又督脈循行脊中，為三陽之都綱，總督三陽，循經纏行，週而復始，茲既陽遏於內，陰盛於外，督脈失用，故令冷戰，先發於背脊，後及四肢，此纏度自然之規律，而現乖象者也，凡功夫失手至此，當宜停止，須依止善知識，求教挽救，不可妄坐矣。

（四）丹田之氣如波捲式，走下穀道，尾閭震動巨響等情，按此現象，仍係前因引起。雖屬駭人，然不足為怪，苟能得善知識指導，衝開尾閭一關，則不特不致為災為病，且能循經運行也，蓋此種現象，尚不失為自然規律之發展，唯因其真氣遏鬱太甚，其勢暴烈，故令震動而生巨響，與功夫之常道現象，有輕重之別而已，此不可不知者也，其安危之機亦在此也。

（五）坐中想念小周天，尾閭、脊椎、腦頂大震動，全身乍寒，手心更冷，只腋下出汗，煩躁不寐，手足敲床不停等情，按此現象，乃走火之正式開始也，丹經所謂陽勝於陰則發熱，陰勝於陽則發寒，此陰陽偏勝，不得中道之謂也。又按練氣真實景界，最忌有此大寒大熱之象，而

合乎自然發展之規律者，非語言文字可以形容，茲姑強立二名以形容之，名之曰溫日涼，庶近之似之矣。

此經論所謂如飲甘露，如灌醍醐之義也。又按手心更冷，以下各狀，乃心陽厥逆於外，被遏於內，君火被擾，有以致之，再進一步，則為「入魔」，較之「走火」為害，更趨嚴重矣。又按只有腋下出汗一節，為此種危機，不幸中之大幸，苟無此一點汗出，則轉趨入魔悲境矣，蓋腋下為心臟氣脈出入之穴道耳。又按此穴名曰「極泉」，左右雙穴，丹家又名之曰「午門」，實二而一也，其餘諸象，參照前講。

（六）因運動傷筋，無足論者。

（七）增加了心跳氣喘，睪丸脹疼，夢入水中，見森林廟宇等情，按此種現象，為真陽被遏，火衰而水泛之徵，水火相推，恩害相承，失既濟之道遠矣。此時為肝氣乘脾，腎反逆肺，三陰之氣機太過，其走火之勢，更上一層樓矣，詳見黃庭經、中藏經、內經等講述中，茲不贅及之。又按睪丸脹疼一點，關係頗大，良以三陰之脈，入毛際，下絡陰器，為行經纏道之正軌，苟得其訣竅，則無此現象，即令有之，可依法調伏，亦不為災，此丹家正宗之密授也。丹經所謂藏銀丸，函玉杵、斬白龍等法屬之。唯外道旁門，視此為畏途，犯之者必致莖長興盛，重則失丹，多年苦功，毀於一旦，此亦練氣士不可不知者。

（八）震動聲音反小，繼則背先發癢，隨之有熱氣如碗大一團，夾脊上沖，背心硬直而極痛等情，按此現象，為陰陽相戰，得天地陽時之利，陰氣稍煞，真火得舒，噴

而外出，循經纏行，督脈彰用之徵，惟以真熱被遏太甚，陽乃衰而不足，陰則依然有餘，故令熱氣成團，不得分經如線，循軌運行，且反為陰掣，逆陽下降，而陽則仍奮其負陰上升之用，力爭上游，遂致形成僵局，硬不能動，疼極難忍，心跳氣急之情也。

（九）氣仍沖背，同時腹中有氣上沖，背腹兩氣，交叉纏行於兩脅，又上沖肩窠，以及正立入睡等情，按此現象，為大小周天，纏道運行，乖誤失度之大患，氣機順逆從違，各逞其性，走火災怪，亂愈甚矣。衝帶二脈，失其鎖鑰之用，任督兩脈，乖其抱負之性，故令氣機背腹同衝也，肝木肺金二氣，左出右入，右出左入，循行身之兩側，胃脈之旁，上下皆入於「缺盆」，會於「肱中」，此其常軌也，故令二氣交叉，纏行於兩脅，上沖肩窠，唯此一點現象，尚合乎自然規律之運行，惟「遲」、「速」失度，「脹」、「痛」乃生耳。又改立勢，進火退符，意守丹田，正立入睡一節，此經論所謂「昏沉」之兆，非真睡也，復按任君功夫下手，誤用意守丹田於前，茲又誤之於後，不啻釘上加釘，固之又固，一之為甚，其可在乎，故令昏沉似睡，氣留生疼也，此又一知半解，妄施法訣，禍福無門，唯人自召耳，學者凜誡之。

（十）氣仍背腹同沖，全身皆疼，唯肺則否，鼻端生白，耳朵出現，腹脹難睡，項硬如鞭，手足蜷縮一團，頂脹如剝，鼻聞香味，鼻上生花，又如燈泡等情，按此諸種災怪，雖曰多樣，實屬一因，要皆氣機大亂，陰陽二氣，各極其極，天地否象也，又肝主宗筋，而司痛覺，肝氣橫

發，逆乎筋絡，所謂青龍乖張，故全身皆痛也，又肺笥開提，而主鈞衡，金性靜止，不知痛而能商音，所謂白虎蜷伏，全身皆疼，故只肺部不疼（肺臟雖臃腫而吐膿血，亦不疼痛），而又手足緊抱，蜷縮一團也。又垂簾視鼻，鼻端生白，乃「修觀」法門，佛道二家，各宗各派，皆極重之，尤以佛家天臺宗最精此法，佛說安槃守意經，宣教甚明，苟用之失當，不得訣法，則真反化幻，幻景叢生，故見金黃青白等色也，唯有耳朵出現一點，尚屬正常，蓋土金二臟，子母根苗，氣機相感，丹家「修觀」，有此合法之境象耳，又頭頂大氣一團，脹疼如剝，頭頂長大一節，乃陽升不潛，水拒火入，真氣盤旋於泥丸之官，破竅不能，下還不得，故全身僵直有如石木，此危機之最甚者也。苟破竅神亡，則一命嗚呼矣。又鼻為脾之苗，脾在五志主意，在五氣主香，意動而心神邀，經論喻之曰拴意馬。竅開而真氣露，金章謂之為氣香蘭。意之所祟，幻象隨之，故現鼻上生花也。唯鼻嗅香味一項，邪正攸分，為坐中之常有，淫麝核清，兆脾府之燥濕，二香之別，否泰天淵，此練氣家所當同知，而不可一系視之也。

（十一）氣從頷下走挾鼻傍，胸前脹滿，身側牽疼，手足蜷縮，筋骨繩綁，喜立惡臥等情，按此現象，係源前因而來，龍動而虎伏，故現索綁繩捆，喜立惡臥也，肺失開提，脾主四肢，肺脾交困，故現手足蜷縮抱緊也，兩側牽痛，少陽經脈之所循也，氣從頷下循鼻之兩旁，乃會「頞中」，過「迎香」，左右交叉，榮於唇口，下入胲中，為周天運行之正道，故現頭頂反不痛脹，而肱中則否

滿也。

（十二）經過氣功導引治療之後，氣機分經歸元，走火問題，已基本解決矣，迄今因呼吸而引起兩脅脹疼，及偶有氣喘現象者，良以任君素有十二指腸潰瘍，慢性膽炎之症，當從藥物施治，氣功無與也。

治療導引術

（一）先導引肝脈，而又先疏少陽，和其表理之氣機，解其陰陽之爭戰。

（二）次安心脈，引火歸元，潛陽入陰。

（三）再次以推雲行雨法，燥脾陽而引氣歸中。

（四）最終以舉鼎法，開提肺氣，使氣分經。

（五）贈養陰藥十丸，每日一粒，宏功夫與藥餌連鎖之用。

程思三氣功療法醫案第三
我學習氣功療法的經驗教訓
程思三

我患神經衰弱症多年，一九五五年以後逐漸加重，一九五六年冬突然轉劇，頭部昏眩，走路已發生困難，整日無故感到恐懼，腸胃神經疼痛，腹脹，惡食，大便不通，耳鳴心跳，腰痠腿疼，口苦失眠，隨即由哈去京治療，兩月後略有好轉，接著就學習氣功療法，此種方法類似北戴河氣功療養院傳授的內養功，但比內養功複雜，半月後功效顯著，但一個半月以後，覺得耳鳴、心跳反而加劇，我

隨即停止練習，停止後舊病復發，雖經中西醫治療，依然無濟於事，我乃根據《因是子靜坐法》一書自行練習，不數日，身體開始微微搖動，一星期後乃大動不已，不僅上身各部作出許多樣式的動作，並且發展到全身劇動，在室內亂蹦亂跳，拳打腳踢有時兩手像機輪轉動，有時像拳術中的各種解數，其中還摻雜著各種舞蹈姿勢，這些動作都不由自己神經支配，但到一定時候我自己還能控制，不得已便停止練習氣功，這時不但舊病仍舊復患，而且每天從口中吐氣，不能自制，情況比較嚴重，我立即赴上海請蔣維喬老先生（因是子）給糾正偏差，他告訴我「動」是氣功療法必經過程，以後必然會自動停止。

之後，每天繼續練習，每天三次，每次近一小時，靜坐時「意守丹田」（即把思想集中在肚臍下約一寸多的地方），半月後感覺精神大振，頭昏頭痛均已消失，睡後不但不失眠，連做夢也大大減少。食慾增進，大便暢通，腦力亦有增強，惟全身動搖非但未能停止，而且逐漸加劇，動作亦逐漸複雜，除了各種舞蹈和拳術的動作以外，還有全身從頭到腳的按摩，並且按摩得非常細膩，幾乎每根神經都被按摩到，此外，嘴、眼睛、舌頭都會作各種花樣動作，這些動作都很有規律：左動三十六下，右必動三十六下，這樣繼續靜坐二十多天。

一日，靜坐不久，突然一股熱氣從尾閭通過脊背直到頭頂，又從頭頂由兩頰通過胸部直達丹田。這股熱氣力量極大，使周身發生劇烈的震動。我隨即請教蔣先生，蔣先生說這叫「通三關」，是極好的現象。自此以後，每次練

功身體不由自主地由床上跳到地下，繼續作各種更劇烈的動作，動作花樣繁多，數不勝數。

又一日靜坐不久，突然跳到地下，拼命旋轉，轉數十轉後昏倒在地，復又爬起，向反方向旋轉，又昏倒於地，與此同時，口中不斷哈氣。這樣旋轉哈氣達五小時之久。翌日，我已筋疲力盡，如得一場重病。

我見勢不佳，急忙請教蔣先生，當時蔣先生亦感驚慌，隨即將我介紹到×××老先生處。×老先生用氣功手法給予治療，起初幾次有些微效，以後即不靈了。×老先生教我意想從會陰穴收氣入於膻中。我如法做功，愈做愈壞，於是×老先生則改為藥物治療。這以後，越治病勢越重，最後幾天，氣在周身亂動，力量很大，痛苦實在難以忍受，不僅走路不能，連說話亦頗困難，每天無故恐懼萬分，神經有失常趨勢。後經上海市衛生局介紹到中醫師周潛川先生處治療。周醫師用氣功導引方法，並配合藥物治療，每次導引後，痛苦顯然減輕，十餘天後，痛苦大部解除，能自由行走，能看十五分鐘日報，兩月後跑步自如，能打一套十三式的太極拳，每日還能看半小時日報，同時飲食復常，睡眠也安穩了。

為了把最後一點殘餘氣機平息，以解除最後一點痛苦，周醫師以「伐毛洗髓」的氣功導引方法，進行了近一小時手術，以後即指導我一種活潑自在的靜坐法訣，連坐三夜，第一夜前十分鐘兩肩微動，後十五分鐘安靜下來，第二夜搖動減少，氣機不斷往「黃庭」歸元，但反抗力很大，起初腹部拼命鼓動，後來氣機歸入黃庭，最安靜的時

間約五分多鐘，第三夜極其安穩，坐了五十分鐘，身體沒有發生搖動，氣機迅速地不斷吸進「黃庭」，三夜以後，氣機又繼續安定，估計用功一百天，不但氣機能完全平息，本病亦能痊癒。

我的病症情況，氣功療法經過，就是如此。

中醫師周潛川先生對本案臨床施術之講述

門人葉滌生葉同昆萬石君記錄

釋病歷章第一

程思三係由哈爾濱遠道來此，其多年病歷以及氣功走火經過，程君已為文述之，其言詳且實矣。茲據其所云，分別釋之，以為從學諸子鑽研之資，並就管窺之愚，以供氣功走火患者之參考，更藉以請教於十方賢者，竊以氣功療法，為中國獨有之寶藏，唐山與北戴河氣功療養院總結，療效燦爛，非偶然也。而走火事故，層出不窮，適為氣功療法前途之大病，佇看後之患者，行將裹足不前，視為畏途，不益有冤於氣功療法乎！夫氣功療法，法非不良也，要視指導者功夫之如何耳！精純淺薄，相去天淵，弊竇之生，蓋緣於此也。希陳齊諸人，彙報領導，有以計之！

程思三報告，頭部昏眩、無故恐懼，耳鳴心跳等十四症，據中醫學理論之，乃陰陽極虛、水火相逆、弱症之最

者也。復按太淵六脈，陽浮而陰散，趺陽雙候，卑滯而阜弦，獨取龍門，見龍亢而風反南，別診虎窟，訝虎蜷而雨逆北，任督失於海瀆，坎離乖填，衝帶誤其降升，水火未濟。統觀診脈情況，氣脈之虛，莫此為甚，而陰陽兩虛，在比量上論之，陰分尤虛也。在性量上觀之，陽之所以虛，緣陰之宿虛也。又在現量上推之，陽之逆上而不潛，反成有餘之局者，因陰之宿虛於下，為不足之病源也。

據前論證，於藥物治療，以養陰潛陽為療程之主旨，以培土生金、壯水滋木為制方之法訣。更從陰陽之性，早進丹丸，夜服湯劑。凡投降龍丹兩濟丸五十餘粒，湯藥八十餘帖，配合外用氣功導引術，以引導真氣分經歸元，於兩月後，復教程先生練習動功，以利機關而健筋骨，最後更教其恢復坐功，予以合法之指導，俾其終身宏保健之用，總計治療時間約三月，基本告定矣，後之自養，唯程君珍重之！

釋氣功走火章第二

按程先生氣功療法走火報告，察其內容，經過曲折，醫歷三人，法用多種，毫無寸效，愈治愈危。當其初來顧我施治也，首望其形色，千金柱倒，頭首偏垂，面目黧黑，耳輪焦枯，皮膚失澤，毛髮蝟張，手足強而步履蹣跚，脊椎弓而俯仰失度。次聞其聲音，似蟄蟲之低鳴，斷續亂奏，若弛弦之喑啞，宮商失音，呼吸不及肝腎，汗出離宮，吐納逆於膻中，手冒胸際。再問其所苦，一如報告。終切其脈道，已見前篇，綜上四診所及，此誠危急存

亡之秋也。我生也魯，不學無術，臨此重症，感慨繫之，既同情程君之無辜受難，又凜我今後更不見諒於人，忐忑於中，人天交戰，終以程君為國家人才，為社會建設，救存一分元氣，最後決定不顧一切，接受此一艱難任務，是非榮辱，聽之而已。茲據程君所云，別釋如：

一按：開始氣功療法，半月後功效顯著，但一個半月後，耳鳴心跳，反而加劇一段，係氣機發動，游行於外，所謂假精神也，而非真效也，又真陽不潛，虛陽擾動君火，故耳鳴心跳加劇也。

二按：照因是子靜坐法，不數日由微動乃至大動不已，花樣百出，以及舊病不特不減，且口中吐氣，不能自製一段，係因自行練習，指導無人，誤用法訣，以致真氣發動，不能歸元，周天纏度，失正隅之規律，來去遲速，大會小會，相交乖誤，究其動象，屬龍虎交爭也。唯口中吐氣，不能自制一點，本屬陰虛於下，陽逆於上者，嚴重時應有之徵，而為氣功所引發，速其病禍耳。雖不能苛責於氣功，然其症因之而益危矣。

三按：「動」是氣功療法必經過程，以後必會自動停止一段，係指導上之大誤，此論不可從也。蓋氣功之所謂「動」，非言外景象莊之「動」，乃言內景真氣之「動」也，即此內景真氣之「動」，包括「先」、「後」天氣機分合之「動」，亦以氣功之初階學人而言，尚非上乘真諦也。苟功夫火候純青者，由清淨境界而入初定，乃至如來大定，名為「如如不動」，以此觀「動」，則大謬矣。雖然如此，氣功療法，尚不必求此高深之義也。茲再退步言

之，夫氣功之用於療病，無異於丹道家之祛病延年，長生久視，所謂「命功」之修持也。據諸經論，與師師相承，命功原有嚴格之次第，精微之口訣，三千六百門，八萬四千法，法法圓通，始足以為人師，苟執一法，囫圇授人，不啻享北人以米，南人以麵，強之食之。其不病者有幾人耶？又按氣功之修持，概別為「動」「靜」二功，皆以修內景為宗，而以由「動」入「靜」，先外景而後內景，為正傳之次第，動功以練外景，舒筋骨而活血脈，用奠內景之基也，靜功以練內景，調氣機而壯臟腑，操氣化之用，得歸一之趣，清靜無為也。至若進火退符，大小煉形，周天運行，飛精入腦，如是法門，乃專言「內動」之修煉，「命功」、「用」上之區別也。綜觀上說，「動」義云何？可以了了於心矣。噫！余之言此，豈饒舌哉！唯賢者教我！幸甚！

四按：意守丹田，雖見療效，然大動加劇，舞蹈按摩，五官七竅，左右轉動，很有規律一段，此種現象，與第一案廖國雄大同小異，已見前解，茲不重出也。又按左動三十六，右必三十六一節，乃氣機左出右入，右出左入、交叉纏行之常道，惟氣機過甚於肝肺二經，有以致之，此經所謂龍虎為病也，是亦物理力學之規律，猶鐘錶之左右擺動耳，苟能及時因勢，予以合理之導引術，並糾正吐納口訣，立可解除，而趨正軌。總上病因，要皆誤用「意守丹田」之後果，其說詳見任顯樞案中，可復按之。

五按：熱力極大，通三關云云，跳到地下，左右旋轉，達五小時，昏倒哈氣一段，乃前因之發展耳，第以其

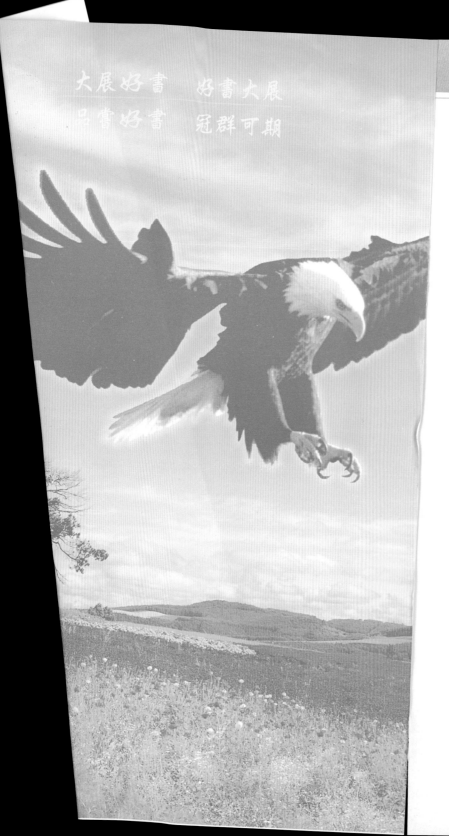

人體魄，陰虛於下，陽逆於上，故現「地旋」動作，而不「翻跟斗」，此與廖國雄之所以有別也，各項理論，復按前講可耳。又按所謂「通三關」也者，據諸經義，與實際印證，乃氣功之心法，別有密傳，非顯義也。夫人之色身，氣脈「本通」，修煉者「固通」，不修者「亦通」，二者之「通」，在「體」上相同，而「用」上則異，蓋不修者之氣機運行，從天地陰陽氣化之正運，以為運行之規律，遠觀之則顯示於春生夏榮，秋收冬藏，近擇之則蒙瞳於晝寤夜寐，眠食動止，良以習而不察，慣而失覺，不能指揮自身之氣機運止，猶魚之在水，忘其身之在水中，而不能須臾離水也。若煉氣家則與此相反，逆而修之，依法行持，握氣運之機括，損其有餘，益其不足，執其兩端，以求中道，察其矛盾，以除偏差，故能常住春風之中，得煦和氣機之溫養，而致祛病延年之效也。又人之氣機，營衛全身，「通」則安泰，「塞」則病否，觀夫外因風寒，內因情慾，氣機感受，必為病災，且氣機流注，表裏相傳，臟腑受病，此氣機「通」、「塞」之證論也。苟有人焉，「三關」不通，必待修而「通」之，則吾不知其太初受孕，太素生形，氣機盈滿，降而誕生，經義之謂何也？更不知「三關未通」之凡夫，又何以亦享修齡？而練氣家「三關已通」，反致走火之厄耶？此余之大惑不解，又事理之證實，而未敢苟同者也，凡辨事理之是非，莫離乎辯證，要宗乎唯識，此中真理，不難得之！縱令百家之說，口舌生蓮，若公孫龍之白馬詭說，以此繩之，當證其自語相違，不伐自破也，然余之言此，抑將有人責我為公孫龍

第七章 附錄

第二乎！言下凜然！

六按：意想從會陰收氣入於肱中，愈治愈重一段，乃係誤用法訣所致。復按內景功夫，所謂「小煉形」、「大煉形」者，有此一法，然非以「意」、「想」行之，實別有密傳之口訣，專有「啟」、「閉」之門戶也。諒為程先生所誤解，訛而練之，遂令衝、任、督三脈，逆結亂竄，氣機愈壞矣。

氣功導引術及藥物治療章第三

氣功導引術：

（一）先解龍虎之爭，次開衝、任、督之結。

（二）引陽入陰，迫火投水，補益土官。

（三）開提肺氣，鎖插帶脈。

（四）引氣歸元，循乎日月。

（五）最後導以動功，先健筋骨，復教靜功，用壯臟腑，經過療效，詳程君記載。

藥物治療：

（一）以養陰潛陽，為療程之主旨，以培土生金，壯水滋木，為制方之法訣。

（二）從陰陽之性，早進丹丸，夜服湯劑。

總結三個月施治，基本已定，再繼續予以適當之休養，且需繼續服藥至今年冬至節，為一療程，再服藥至明年春分節，又為一療程，則程君健康可以復舊矣。

一九五七年八月三十一日

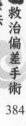

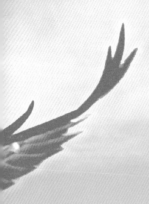

大展好書　　好書大展

品嘗好書　　冠群可期